CTから学ぶ
胸部単純撮影

酒井 文和 著
Fumikazu Sakai

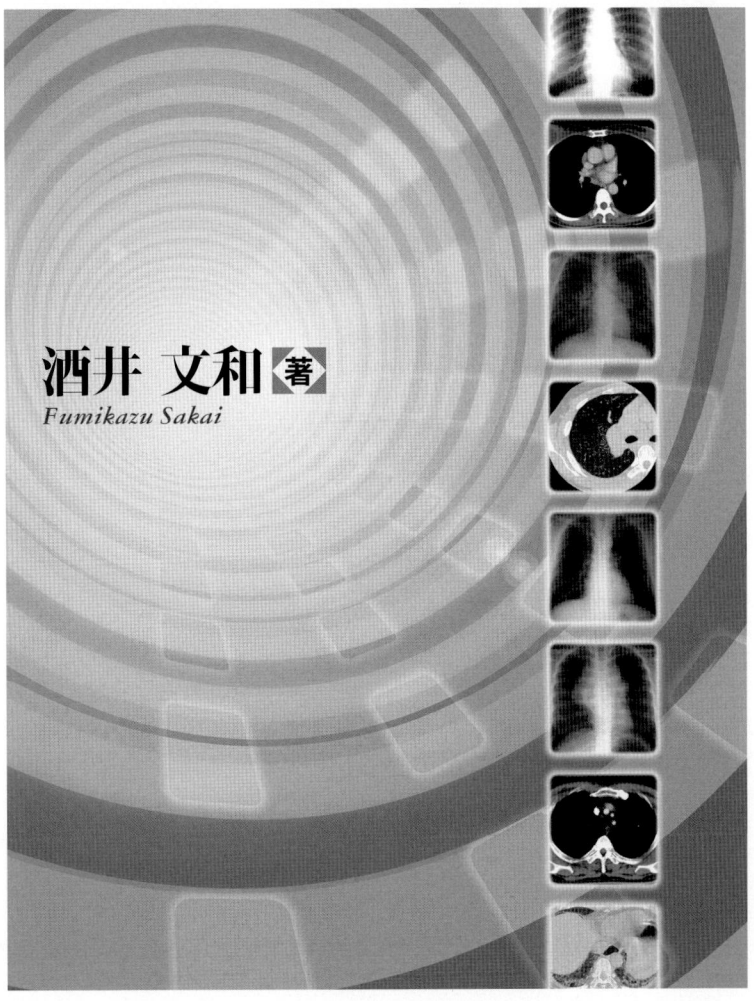

克誠堂出版

序言

 今回，"CTから学ぶ胸部単純撮影"を発刊することになりました．本書は日本胸部臨床に"CTから学ぶ胸部単純読影講座"として連載したものに大幅な加筆訂正を加えたもので，「症例から学ぶ胸部画像診断」の姉妹編です．最近ではCTが長足の進歩を遂げ，胸部画像診断の場でもCTがその中心的役割を担うようになってきています．もちろん肺癌を中心とする肺野結節陰影の診断においても，またびまん性肺疾患の診断においてもCTは必要不可欠な診断法であることは確かです．しかし，高画質のCTが手軽に撮影できるようになり，ややもすると単純撮影が軽視される傾向が見え隠れします．もちろん単純撮影にはそれなりの限界があることも確かですが，また逆にCTにない優れた点もいくつかあります．

 筆者が何回か放射線専門医試験の試験委員を務めた経験から，最近の若い先生方の単純撮影の読影力は確かに低下しています．CTの読影はすばらしいのに単純撮影の読影となるとからきし駄目という受験者が少なからずいます．増加の一途をたどるCT検査に追われて単純撮影に接する機会が減っているのだと思います．これは憂慮すべき事態だと思います．もし将来われわれが胸部単純撮影をすべて捨て去ることができる時代がくればそれはそれでいいのかとも思いますが，これから講座の中で述べていくように，当面はわれわれは単純撮影を捨て去ることはできないと思いますので，少なくともここしばらくは単純撮影の読影力をなんとかして養っていかなければなりません．

 CTがこのように多用されるようになると自分で意識して単純撮影に触れるようにしないと単純撮影の読影力は上がりません．また適当な指導者がいつも傍にいてくれるとは限りません．筆者の経験からいえば，そのような時には胸部CTをみたら必ず単純撮影を振り返ってみてみることが最も推奨できる自習方法です．本書では胸部単純撮影に現れる所見をできるだけCTに基づいて解説していこうと思います．しかし，本書はあくまで読者の自己啓発のきっかけにすぎません．若い先生方は是非日常の臨床の中で，CT所見を胸部単純撮影に還元して見直すという作業を繰り返し行ってください．その過程で必ず読影力はアップしていきます．

 始めは胸部単純撮影の必要性と胸部単純撮影を読影していくうえで知っておいた方がよい基礎知識をできるだけ分かりやすく述べたいと思います．もちろんこの基礎編で解説することの本当の基礎は臨床医にとってあまりにも専門的なことです．読者の先生方が胸部単純撮影で何か困ったと思って放射線診断医や放射線技師と話し合い相談する時に，できればある程度基礎的な事項を分かっていていただくと大変話が通じやすいのです．卑近な例を挙げれば，車を運転する時になぜ車が動くのか，その基礎の概略を知っておくことは決して無駄ではないと思います．それがなければ，いざ何か故障や不明の事態が発生したときに応用はききません．本文ではおのおの単純撮影読影の問題点となる領域について読影のポイントや落とし穴などにつき症例を中心に述べていくつもりです．

 本書が，胸部単純撮影読影のトレーニングの一助となるとともに，胸部単純撮影のおもしろさ，奥深さに気がつかれる契機となれば幸いです．

平成20年6月

酒井　文和

目次

第1章	基礎編 読影をする前にちょっと知っておいたほうがよい知識Q&A	1
第2章	胸部単純撮影を読影するうえで有用なサイン シルエットサインの原理とその応用　基礎編補追	11
第3章	肺野結節陰影	21
第4章	無気肺と均等陰影（1）	33
第5章	無気肺と均等陰影（2）	45
第6章	無気肺と均等陰影（3）	59
第7章	斑状陰影，気道病変	77
第8章	間質陰影	91
第9章	肺野の明るさの異常	105
第10章	縦隔（1）：正面像のチェックポイント	121
第11章	縦隔（2）：側面像のチェックポイント	137

第12章	縦隔（3）：縦隔腫瘍の診断	157
第13章	肺門陰影の読影	173
第14章	心大血管陰影の読影	189
第15章	肺野の異常陰影 　　肺血管陰影の読影	205
第16章	胸壁と胸膜の異常（1）	221
第17章	胸壁と胸膜の異常（2）	239
第18章	胸壁と胸膜の異常（3）	255
第19章	ポータブルフィルムの読影	271

第 1 章

基礎編：
読影をする前にちょっと
知っておいたほうがよい知
識Ｑ＆Ａ

CTがこのように進歩していると胸部単純撮影は必要ではなくなってしまうのではないでしょうか？

異常所見の発見率とその所見の有無に関する信頼性について，CTは胸部単純撮影をはるかに凌いでいます。これはCTの高い組織間コントラストと断層画像により重なりのない画像が得られる能力によります。このようにCTが進歩した時代における単純撮影の役割をどこに見つけたらよいでしょうか。

筆者の私見では，単純撮影では病変の大きな目でみた分布や肺の容積変化がより直感的に理解しやすい点があります。特に上下方向分布は横断画像でのみみると意外に理解しにくいものです。例をあげればびまん性肺疾患における肺容積の変化の経過などは明らかに単純撮影を見比べるのが最も理解しやすいと思います。もっとも最近のマルチスライスCTを利用して冠状断，矢状断の再構成画像が比較的簡便に得られるようになり，CTでも病変の上下方向の分布がより分かりやすくなってきたことも事実です。

また断層像のみでは断層面に対して斜めに位置する病変進展が理解しにくく，これを補う意味で全体像を示す重積像である単純撮影が有用です。この代表例として肋骨の病変があげられます。CT像のみで肋骨病変の広がりを完全に理解することが難しいのはよく経験することでしょう。このようにCTによる断層像のみでは理解しにくい部分を補う意味でも単純撮影の有用性はまだまだ大きいと考えています。

単純撮影がCTに比べて圧倒的に有利なのは放射線被曝量と検査コスト，検査時間などの検査の手軽さです。ヘリカルCTの時代になり，CTの被曝量の計算にいくつもの方法が出現しやや複雑になってしまいましたが，おおざっぱにみてCTは単純撮影の100～400倍程度の放射線被曝量とされています。もちろん選択するスライス厚や撮影パラメータにより被曝量は大きく異なり，一概には言えませんが最も多い場合は1,500倍という計算もあります。いずれにせよ胸部撮影では，CTの被曝は単純撮影に比べて2～3桁ほど多いようです。ちなみに検診CTでもその被曝線量は単純撮影の10～20倍程度で胃の検診時の胸部被曝とほぼ同等とされています。

Lancetに掲載された放射線被曝の発癌リスクの増加に関する論文は新聞などでも話題になっています(Berrington de Gonzales A, Darby S. Risk of cancer form diagnos-tic X-rays ; estimates for the UK and 14 other countries. Lancet 2004 ; 363 : 345-351)。もちろんこの論文ではCTの利点，すなわち病気を的確に診断できるという利点をまったく考慮していない点や医療被曝のような低線量被曝の発癌リスクを原子爆弾被爆者のような高線量被曝と同様に扱うというモデルの正しさについての検証がないなどかなりの問題を含んでいます。この論文の言うように医療被曝による発癌が本当に全発癌の3～4％を占めるかどうかは分かりませんが，日本では他の先進諸国に比べて医療被曝が多くそのかなりの部分がCTによっていることは事実で，あまりに気軽にCTがオーダーされることに対する反省は必要です。最近では米国でもCTによる被曝が大きな問題となっており，この点では，日本の方がすすんで(?)います。被曝の影響は小児では極めて重要で無視できない発癌のリスクになります。検査コストは胸部について言えば単純CTでも胸部2方向撮影の約10倍以上です(保険診療で胸部2方向は250点程度，胸部造影CTは3,600点程度，細かい条件の差で多少増減しま

第1章 読影をする前にちょっと知っておいたほうがよい知識Q&A

す）。

　もちろんCTの被曝量にしても検査コストにしても最近の技術進歩を応用してその低減化が進められていますが，単純撮影もCRやflat panel detectorなどの技術進歩が著しく，さらにcomputer aided diagnosisなどの診断支援システムの開発が進みつつあり，CTと単純撮影の被曝量の差が許容範囲に入ることは，近い将来には，考えにくいように思えます。以上筆者の私見も入っていますが，われわれは胸部単純撮影を当面捨て去ることはできないというのがその結論です。したがってこのような読影講座が成立することになるわけです。

どうもうちの病院の胸部単純撮影の質があまりよくないようです。放射線科とも話し合っているのですが，今後どのような点に注意していけばよいのでしょうか？

　まず考えてみたいのは診断的価値のある単純写真とはどのようなものかということです。当たり前のことですが，病変がよく分かる写真ということでしょう。もう一つ一見してきれいな写真というのがあります。一般的に言えばきれいな写真は診断的価値の高い写真ということでよいのでしょうが，これは必ずしもいつも正しいとは限りません。例えば，低圧（撮影管電圧が70〜80kVp以下）で撮影すると肋骨がきれいに見え一見すると大変きれいな胸部単純像に見えます。しかし，単純撮影がもし肺野をみるために撮影されたとしたら，肋骨陰影は肺の結節を見るためにはかえって邪魔になる障害陰影です。肺野をみるのには肋骨がきれいに見えない，つまり肋骨が飛んでしまうような条件がよ

いのです。肋骨を不鮮明にするのには撮影管電圧を120kVp以上にした高圧撮影が適しています。すなわちきれいな胸部単純撮影像が診断的価値の高い画像かどうかは慎重に考えなければなりません。ちなみに肋骨病変などの骨を評価する場合はより低圧で撮影する方がよいのです（この場合は技師に肋骨撮影とオーダーしてください）。

画像の基礎的事項とその意味

　少し画像の基礎的事項とその意味について説明したいと思います。なじみの薄いことですが，我慢して少しお読みください。一般に放射画像の画質を表す要因としてコントラスト（対比度），鮮鋭度，粒状性があげられます。またこれらの画質に影響を与える要因として撮影装置などハードウェア，フィルムなどの感光材料，読影方法，CRでは画像の表示条件などがあります。これらの要因を細かく記述することは本書の目的を超えますので，画像を扱う医師として知っておくべきこととその臨床的意義に限って解説します。さらに細かい技術的な側面は必要があれば放射線診断医か診療放射線技師にお聞きください。

　コントラスト（対比度）は白黒の対比がどれだけついているかということを示す指標になります。つまり病変部と正常部のコントラストがより明瞭についているということに相当します。鮮鋭度というのは，被写体の輪郭がどれだけ鮮明に描写されるかということで，簡単に言えば鮮鋭度の悪い写真はピンぼけ写真ということです。ピンボケ写真では細かいものほど見えにくくなりますので，もう少し別の言い方をすればどれだけ細かいものまで見えているかということになります。粒状性というのは写真のノイズ（あらさ）を表しており，感度の高いフィルムで夜間撮影するとあれたノイズの多い写真になり

3

ますが，この画像のあらさ指標です。粒状性が悪いと細かいものが見えにくくなると同時にコントラストも悪くなります。この3つがすべて優れているのがよいわけですが，実はこの3者は互いに独立したものではなく互いにtrade offの関係にありますので，即ちどれかをよくしようとするとどれかが悪くなってしまうという関係にあります。ある程度撮影の目的により使い分けなければなりません。すなわち例えば肺野の淡い結節陰影を見つけようとすれば，コントラストと粒状性を大事にしなければなりませんし，肺野末梢の血管陰影のような細かい構造をよく描出しようとすれば鮮鋭度を重視しなければなりません。実際にはこれらがうまく組み合わせられるように適当なフィルムの特性や機器の特性，撮影条件を設定することになります。

1）画像のコントラスト

　はじめにコントラストについて述べます。この理解のためにはフィルムの光学的濃度（optical density O. D.）という概念を理解していただかなければなりません。光学的濃度は分子に入射光の強度，分母にそのフィルムを通過した光の強度をとり，これを10を底とする対数にしたものです。すなわちフィルムをシャウカステンにかけ，後方から光を当て，10％がフィルムを通過した場合にそのフィルムの光学的濃度は1.0ということになります。もし1％が透過したら光学的濃度は2.0です。光学的濃度が高いということはその部分が黒いことを示し，低いということは白いことを表しています。きれいに撮影できた胸部単純撮影像で肋骨や横隔膜に重ならない肺野の部分で光学的濃度はだいたい1.0くらいです。

　胸部単純フィルムではどれくらいの濃度差があるかといいますと1,024あるいはこれ以上の濃度差（階調）からなっているといわれています。これを濃度階調12bit（2の12乗，すなわち1024階調）といいます。これからは人間の目および視覚認知に関する視覚生理学的，視覚心理学的な機能についても理解しておく必要があります。肺野の異常陰影について考えてみましょう。肺野の結節陰影が結節陰影として認識されるためには，読影者にその異常陰影の部分のフィルム濃度が，周辺と違いこれより低い（白い）と認識されなければなりません。人間の網膜のコントラスト分解能（白黒の違いがあると認識できる最小の濃度差）は光学的濃度で0.02～0.03程度とされます。しかし，このコントラスト分解能は対象物の大きさや背景の濃度や輪郭の鮮明さなどに依存しています。すなわち，濃度差が認識できる対象物には極大値があり，適当な背景の濃度と対象物の大きさの時に最も認識しやすく，背景の光学的濃度が極端に低い（白い）あるいは高い（黒い），また対象物があまりに小さいあるいは大きいものでは濃度差が認識しにくい，すなわち異常と認識されにくくなるということになります。これがあまりに白すぎず，また黒すぎないフィルムが読影に適しているという理論的根拠になります（適切な条件では，肺野の濃度は1.5～1.8以下になるべきであるとされます）が，肺野の異常陰影を見つけようとする場合，実際上は低濃度部すなわち白っぽいところ（横隔膜や心臓，肋骨に重なるところなど）で病変が見落とされやすいことを示しています。また低圧撮影では横隔膜や心臓に重ならない肺野は観察至適域に収まるのですが，横隔膜や心臓に重なる部分の濃度が低く（白く）なりすぎ観察に不適になってしまいます。高圧撮影では横隔膜や心臓に重ならない部分は多少高濃度に（黒く）なりますが，横隔膜や心臓に重なる部も白っぽいがなんとか読影可能な範囲内に入り全体として読影可能な領域が広くなります（**図1**）。とはいっても現在の技術では，心臓や横隔膜に重なる肺野も重ならない肺野も同様に至適濃度範囲内に納めることは困

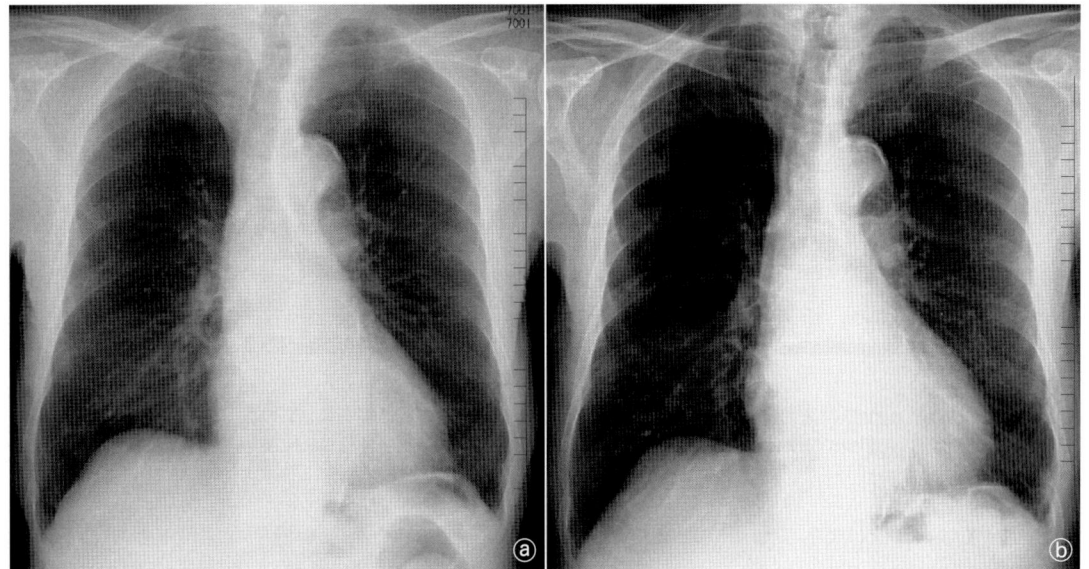

図1
同一の被写体であるが⑧の高圧撮影のフィルムでは，縦隔や横隔膜に重なる部分などを（→）含めて肺野の広い範囲が読影可能な濃度域に入るのに比べて，⑥の低圧撮影では，肺野の濃度は至適域に入るものの心臓や横隔膜，肋骨に重なる肺野が読影できにくくなる。

難で，どうしても低濃度部分での病変の発見率が悪くなりますので，できるだけ低濃度部の読影に注意を払う必要があるのです。

　もう一つ視覚認知に影響を与える要因は背景の複雑さです。すなわち背景（邪魔となる陰影，いってみればノイズです）が複雑であるとこの部分に異常陰影（信号）があっても目立ちにくいのです。このことをconspicuicy（目立ちやすさ）といいます。たとえば肺尖部では骨がたくさんあり背景が複雑です。このためここに異常陰影があってもなかなか発見しにくいことなります。これは純粋に視覚生理学的問題です。これらの病変を見つけにくい部位はより注意して読影しなければなりませんが，このような事実を知っておくことは病変を見落とさない一種のコツを体得するのに役立ちます。

　視覚心理学的な問題では，病変を一個見つけて満足してしまい，そのほかにある病変を見落としてしまうこと（error of satisfaction）などがあげられます。また横隔膜や心臓に重なる部分にも肺があることを意識しないとこの部分に注意がいき届かず見落としの原因になります。

2）画像の鮮鋭度と粒状性の問題

　次に鮮鋭度と粒状性の問題について触れます。X線フィルムではどの程度細かいものまで見えているのでしょうか。最近のデジタルカメラの普及によりピクセル（画素）数などの話が理解していただきやすくなりました。すなわち画像は多数の点の集まりなのですが，点の大きさをピクセル（画素）サイズといい，胸部単純撮影では60〜100ミクロン程度（0.06〜0.1mm程度）といわれています。すなわち胸部X線像は大体0.1mmの点の集まりと考えればよいでしょう。ふつう胸部単純撮影のフィルムは33.6×33.6cmの大角サイズのフィルムで撮影されますからX線フィルムは約3000×3000ピクセルすなわち約900万画素からなっていることになります。市販の高級デジタルカメラなみの高精細な画像であることが分かります。

　これら粒状性や鮮鋭度には種々の要因が影響を与えます。例えば，X線管球の焦点の大きさ

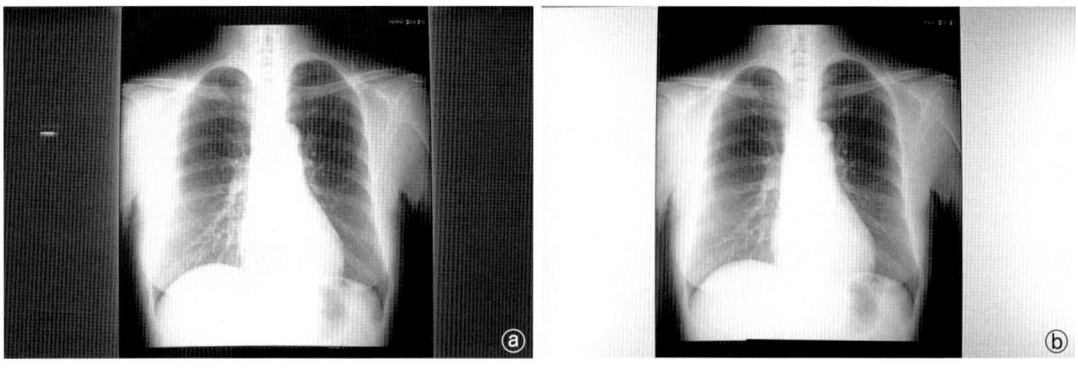

図2
ⓐのように余分なシャウカステン（フィルム観察器）の光は消して読影すべきである。
ⓑのように余分な光がついていると読影の邪魔になってしまう。

が大きいと陰影がぼけてしまいます。また撮影時間が長いと心臓の動きが入りやはりぼけが生じます。焦点の大きさは1.0mm以下であることが望ましく，また撮影時間は，心拍動の影響を考えると20〜50msec程度が適しています。この時間内に肺野の濃度が適切な範囲の光学的濃度に収まるようなX線の量を曝射できる管球の容量が必要です。先に述べましたように粒状性が悪いフィルムでは画像全体が荒れた感じに写りますので，小さな淡い陰影や細い血管陰影など細かいものが見えにくくなります。散乱線が多くなっても鮮鋭度や粒状性が低下します。また些細なことのようにみえますが，増感紙（フィルムに密着させて使用するが，実際にはX線を受けるとこの増感紙が発光し，この光がフィルムを感光させる）が汚れていたり，増感紙とフィルムの密着度が悪かったり，現像液が古かったり汚かったりするとこれらの鮮鋭度や粒状性，コントラストが低下します。フィルムと増感紙の選択も重要ですが，現在のところ，胸部撮影ではいわゆるニューオルソフィルム（Fuji UR-1 など）と希土類増感紙の組み合わせがもっともよいと思います。

　では実際に画質を評価する場合どのような点に注目したらよいでしょうか？　一つは肺野の濃度です。肺野の濃度が白すぎることなくまた黒すぎることもない適切な濃度を示すこと，また心臓や横隔膜に重なる低濃度部も読影可能すなわち肺血管陰影などが十分に見えることが必要です。もちろん何にも重なっていない肺野と低濃度部の肺野を同一の濃度にすることはできませんので，低濃度部では病変の発見率が落ちるのはある程度やむをえないことです。細かい構造がどの程度見えているかでは肺野末梢の血管陰影の見え方をチェックするのがよいでしょう。肺野末梢の血管陰影は胸壁直下1横指の範囲では見えませんがこれより中枢部の肺血管陰影がぼけて見えにくいようであれば，画質を改善する余地があります。増感紙の汚れやその他のノイズの有無は被写体の写っていないフィルムの端で見るとよいでしょう。この部分では基本的には真っ黒になるべきなのですが（実際にはフィルムの"かぶり"といわれる現象でわずかに白くなります），この部分であまりに濃淡が目立つ時には何か原因があると思って追求しなければなりません。臨床医の行うべきことはこれらの点をチェックして必要であれば放射線科に改善を要求することです。前述しましたが，これらの画質には種々のハードウェアや撮影条件，フィルムや増感紙，グリッドの選択など，大きな問題から些細ともみえる問題など複雑な要因がありますので，細かいことは実際には放

読影をする前にちょっと知っておいたほうがよい知識Q＆A　第1章

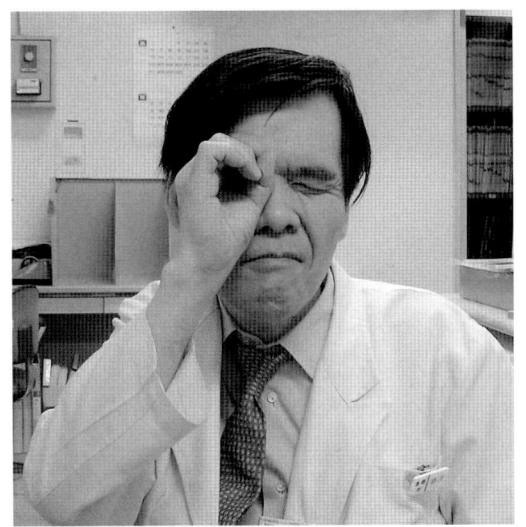

図3　望遠鏡のように手眼鏡で余分な光を遮断し，目的とする部位をみる。

ますと，臨床医側として注意すべきことは，心臓や横隔膜に重なる部位を含めて肺野が適切な濃度に入っていること，細かい構造の代表として末梢の肺血管陰影（胸壁から1横指内側まで）が，また大きな構造の代表として心臓大血管の辺縁などが明瞭に見えること，フィルムの端などで余計なムラなどのノイズのないことなどなどがチェックポイントになるでしょう。また肋骨は肺をみる場合は障害陰影であることは十分わきまえていないと一見して肋骨のきれいに見えている写真をよい写真と考えてしまう危険があります。

放射線診断医や診療放射線技師に具体的にご相談されることをぜひおすすめします。

3) 読影環境の問題

　最後になってしまいましたが，シャウカステンは十分明るいものを用いてください。観察器の照度が低いと当然病変の発見率は低下します。余分な照明は消して，やや薄暗い部屋でシャウカステンの明かりも不必要な部分は消した方がよいのです。このためにはフィルム観察器は1枚ずつ消したりつけたりできるものがおすすめです（）。もしこれができないシャウカステンしかない場合は，余分な光を真っ黒なフィルムや黒い紙で覆って観察されることをすすめます。場合によっては手で余分な光を遮って読影するのも有用です（）。図3に示す方法は筆者がUCSFに留学中にWebb先生に教わった方法で簡単で意外に有用です。微妙な陰影を見落とさないためには網膜の順応状態を考慮することが重要ですから読影に際しては余分な光をカットし，しかも注視する部位には十分な照度があることが必要だからです。

　話が大分長くなりましたので，最後にまとめ

Q

CRの導入を考えています。どのような点が重要でしょうか？

A

　最近は基幹病院を中心にCRが普及してきました。CRで特に注意すべき点を中心に解説します。まずCRとはどのようなものでしょうか？CRではフィルムのかわりに何らかのX線を感知する特殊な物質を使ってこれを検出しそのまま電気信号に変換して，はじめからデジタル化した情報として画像化するものです。従来のカメラとデジタルカメラの関係とまったく同じで，画像は一見して従来のフィルムで得られた画像とあまりかわりません。X線診断で利用されているものは主に輝尽性蛍光体を利用したもの（FCR®，Radius®など）と平面検出器 flat panel detector（FPD）方式があります。近い将来，FPD方式が主流になるであろうといわれていますが，まだ価格が高いのが難点で，現在は輝尽性蛍光体方式が主流になっています。ご存じのようにフィルムは多くの資源を使いますので，今後の医療経済の面からもCR化の流れ

は歴史的な必然で，これをとどめることはできないと思います。フィルムを出力しなくてよくなれば医療費の大幅な低減ができます。厚生労働省はすでに画像の電子保管を公式に認めており，保健診療上CR加算やフィルムレス加算が算定でき，CRやフィルムレス診断導入の方向で医療機関を誘導しています。

　CRの長所はどこでしょうか？　最も大きな利点は画像の保管が電子的に行えるので，フィルム管理の煩わしさとフィルムを保管する費用や人件費がカットできる点です。当然フィルムの散逸や紛失といった問題はまったくなくなります。フィルムを使わないモニタ診断では医療材料費の低減化が可能です。診断面では，種々の画像処理が行えるので画像が見やすくなる点があります。例えば低濃度部（横隔膜や心臓に重なる白い部分）の異常陰影などをより明瞭に表示することができます。また，ポータブル撮影などで撮影条件の悪いフィルムも読影可能な条件に表示でき，再撮影がほとんどなくなるといわれています。もちろん，写っていないものはいくら画像処理をしても見えません。あくまで見やすくすることができるだけですが。あまりに画像処理を強くかけると人工的な画像になってしまうので，あまり強い画像処理は行わず従来のフィルムに近い条件で出力してこれを読影することをおすすめします。逆に妊婦の撮影などで，画質をある程度下げれば大幅な被曝線量の低減化が可能です。

　最近では，コンピュータを利用して異常陰影の候補を選ぶなど診断支援システムの向上が進み，このような診断支援システムを使うと研修医などの初心者でも見落としが減り，専門医なみの読影成績が上げられるという報告や過去の画像を引き算して，変化している部分を強調することができるなどの報告もあります。CRであればこのようなコンピュータ支援診断が可能です。最近の平面検出器(FPD)ではコントラスト分解能が非常に改善され，従来のフィルムなどに比べて画質がずっと向上していますので，淡い陰影などの微妙な病変の検出率が上がるといわれています。

　では欠点はなんでしょうか？　まず導入にあたって初期費用がかかるということです。保険診療で算定されている種々の加算も初期費用に当てることができます。これらの加算やフィルム管理に要する諸費用や人件費のカット分と導入初期費用を比べると最終的にはCRのほうが安上がりになりますが，規模が大きくなると初期費用は決して安いものではありません。またCR画像をフィルムに出力して見ている限りはあまり問題を感じないのですが，フィルムをやめてすべてモニタ診断に移行する場合にはモニタ診断に慣れるのに少々時間がかかることや，モニタ診断での診断能の問題があります。モニタ面の照度が低いので異常陰影の検出率が下がるのではないかと危惧されていたわけですが，この点は読影者がTVの表示条件を変えるように表示条件を変化させて観察することでほとんど補うことができます。

　大きな目で見ればある一定以上の規模の病院でのCR化は今後も進み，この流れはとめることはできないと思います。CRの欠点もいくつかあるわけですが，CRに慣れれば日常診療上は大きな問題点はなく，むしろその利点の方が圧倒的に多いと思います。実際の導入にあたっては，やはり経済的な観点が最も重要になると思いますので，どのような目的でどの範囲をCR化し電子化するのかを考えcost effectivenessを冷静に評価することが必要です。

　検診の間接フィルムを読影するのに何か特別な注意は必要でしょうか？

CT検診がいくつかの地域で行われていますが，まだ検診の主体は間接撮影によるものです。間接フィルムによる検診読影や検診で発見された異常陰影の扱いについて特に注意しなければならない点についてお話しします。

　現状では検診の最も大きな目的は肺癌の発見です。間接撮影の検診時にどの程度の所見を癌疑いとしてチェックするかは実際上大きな問題です。あまり多くの例，例えば20％以上の例を精査に回してしまうとcost effectivenessが悪く実際の運営上大きな問題になります。またあまりに精査症例を絞ると見落としの原因になります。一般的には5〜10％程度を精査にまわすのが，病変の発見率とcost effectivenessの折り合うところではないかと考えられています。実際の読影上は比較読影をきちんと行うことが最も重要です。比較読影をきちんと行えば，5％以下の要精査率でも肺癌の見落としが増加することはないといわれています。

　検診で異常陰影を指摘され受診された患者さんの直接撮影を行うと，陰影が分からない，あるいは非常に見にくくなっているという経験をお持ちの先生も少なくないと思います。こうしたことは実際にはまれではないのです。間接撮影は画像が小さいので，間接フィルム上で異常陰影の大きさが人間の眼のコントラスト分解能の最も良好な帯域に一致していること，また間接撮影のフィルムが末梢の肺結節陰影の発見を目的に設計されているのに比べて，直接撮影用のフィルムは汎用目的で設計されており，肺野の結節陰影の発見にはやや劣ることなどがその原因といわれていますが，正確なところはその原因は不明です。原因は別としてこのような事実があることは確かですから，間接異常陰影の直接撮影フィルムで異常所見のないときには，その対処には慎重にならなければなりません。少なくとも読影時には間接フィルムを同時に取り寄せて比較して見た方が安全です。少なくともどこがチェックされた部位かは知ったうえで読影すべきでしょう。

ポータブル撮影の読影で注意すべき点はどこでしょうか？

　ポータブル撮影は重症の患者さんに撮影されることが多く，撮影条件がよくなく，また臥位撮影であったり，吸気が不十分であったりし画質が劣ることが多いものです。それゆえに撮影をする放射線科として配慮すべきことは，与えられた制限の中で最良となるように努力しなければならない点です。

　読影時に注意しなければならないことはこれらの条件のために診断には限界があるということです。すなわちequivocalな所見がみられることが多く所見を本当に意味づけてよいかどうか迷います。このような時には，胸部ポータブル撮影の，その診断過程における役割などの臨床的状況を考慮しなければなりません。例えば，胸部外傷で大動脈損傷による仮性動脈瘤，縦隔血腫という病態があります。この病態では疾患の早期診断を行わないと死亡率が非常に高くそのoutcomeは重篤です。その胸部単純X線所見は縦隔血腫による縦隔陰影の拡大です。しかし，撮影条件の不良や吸気状態の不良などでポータブル撮影では，しばしば縦隔血腫がなくとも縦隔陰影が拡大して見えることがあります。このように制限のあるポータブル撮影が診断の重要な分岐点になる状況では読み過ぎは許され，たとえ次の診断手段であるCTや血管造影が正常の結果に終わろうとあえて所見をとり

すぎてもよいとされています。

　もちろんポータブル撮影のほとんどは臥位撮影で，CTRも立位の50％までに対して55％まで許されます。また正常でも上肺野の血管陰影が太くなってしまい，肺血管陰影に太さによる左心不全の診断がしにくくなりますし，胸水も少量ものは分からなくなります。また臥位正面像での気胸の診断はchallengeの一つです。

　ポータブル撮影を読影する際に覚えておくべきことにICUでの胸部単純像の読影の特殊性があります。いろいろなチューブ類やモニタなどの正常位置，それによる合併症などの知識が必要になります。また挿管され調節呼吸が行われている患者で換気条件が異なる時には注意が必要です。すなわち吸気位が一致しないと肺野の異常陰影が変化してみえてしまいます。またPEEPを加えると実際には改善していなくとも肺野の異常陰影は一見して改善してみえます。このような点に特に注意が必要になります。

　正面側面撮影以外の単純撮影法はどのようなものがありますか？　どのようなときにどのような撮影法をオーダーしたらよいのでしょうか？

　再三お話ししているように肋骨の病変を観察する場合には低圧撮影が適しています。また正面以外の両側の斜位撮影も有効です。この場合は肋骨撮影とオーダーしていただければ分かります。肺尖部を単純撮影で評価するのに有用なのはそのままの名前ですが肺尖撮影です。これは正面撮影で，X線束を下方から上方にふって撮影し，肺尖部の肺実質と鎖骨の重なりを防ごうとする方法です。これと逆に横隔膜と肺陰影に重なりをさけるためにX線を上方から下方にふって撮影する方法を肺底撮影といいます。肋骨と肺の小さな病変の重なりを避けたり，肺内で腹側か背側にある陰影かあるいは肋骨の病変か肺野の病変かなどを判断するために，正面像でも通常の後前撮影と前後撮影を比較する方法や，わずかに斜位をつけた撮影なども時に有用です。また側臥位撮影は少量の胸水や気胸（立位になれない患者）の検出に有用です。通常胸水の存在を疑う側を下にして撮影します。また気胸を疑う患者では，気胸を疑う側を上にして撮影すると，胸水や気胸は，胸壁下に帯状の陰影や透亮帯として認められます。

　胸部撮影は通常吸気で撮影されますが，呼気での撮影が有用なこともあります。呼気撮影が有用なのは，気胸，肺気腫，気道閉塞を疑う場合などです。腫瘍や気管支異物により気道閉塞があると空気が入っていくが出てはいかないという現象（air trap）が起きることがあります。この場合患側の肺野あるいは罹患部の肺野は明るくみえますが，この所見が呼気時により明瞭となることから気道の閉塞の可能性を疑うことになります。

第 2 章

胸部単純撮影を読影するうえで有用なサイン

シルエットサインの原理とその応用
基礎編補追

症例

症例 1　43歳，女性。乳癌疑いで外来を受診。胸部単純正面像（図1 ⓐ）を示します。どのような所見がありますか？

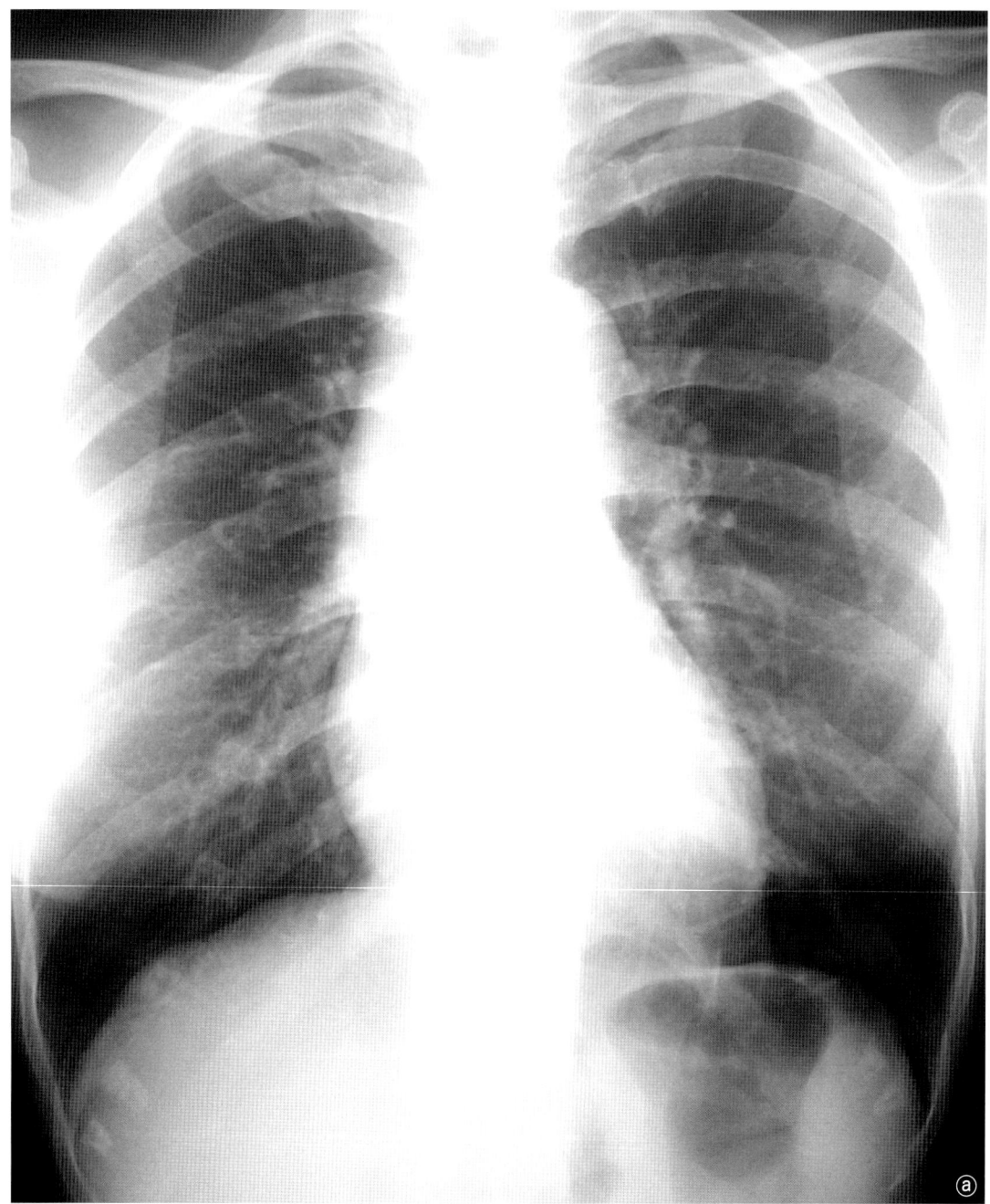

図1

症例の解説

症例 1

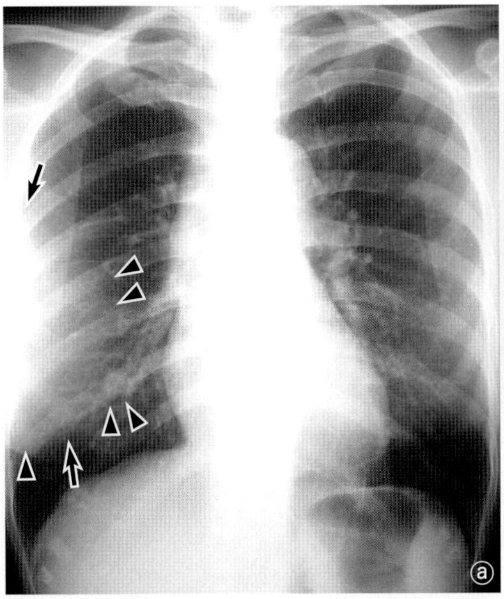

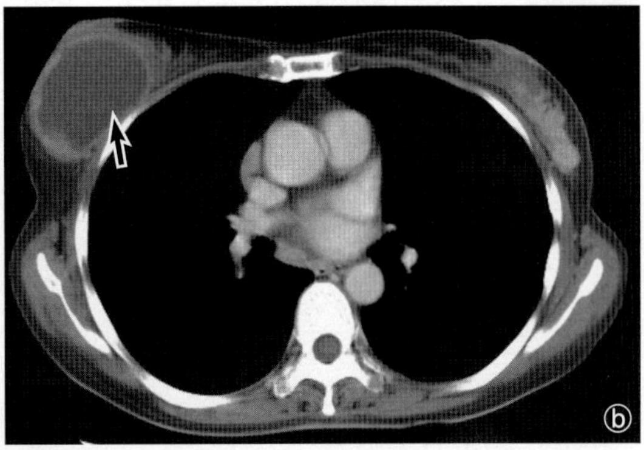

図1

胸部単純正面像（図1 ⓐ）では，右胸部に異常陰影が見られます（➡）。腫瘤陰影を形成し，その外側縁は明瞭（▶）ですが，内側縁は不明瞭（▷）でいわゆるincomplete border signを示し，体外あるいは胸壁に接する陰影が考えられます。これはCT（図1 ⓑ）を見れば明らかですが，腫瘤の外側縁は体外の空気と腫瘤の境界がシルエットは明瞭（▶）であるのに対して，内側縁は腫瘤と胸壁が軟部組織濃度でその境界がシルエットアウトしていることが明瞭です（▷）。同時に腫瘤の内側縁では正接の効果が失われていることも辺縁が不明瞭化する一因となっていることがわかります。

症例

症例 2

32歳，男性。霧視を主訴に来院。胸部単純像で異常を指摘された。胸部単純正面像(図2 ⓐ)を示します。どのような所見がありますか？

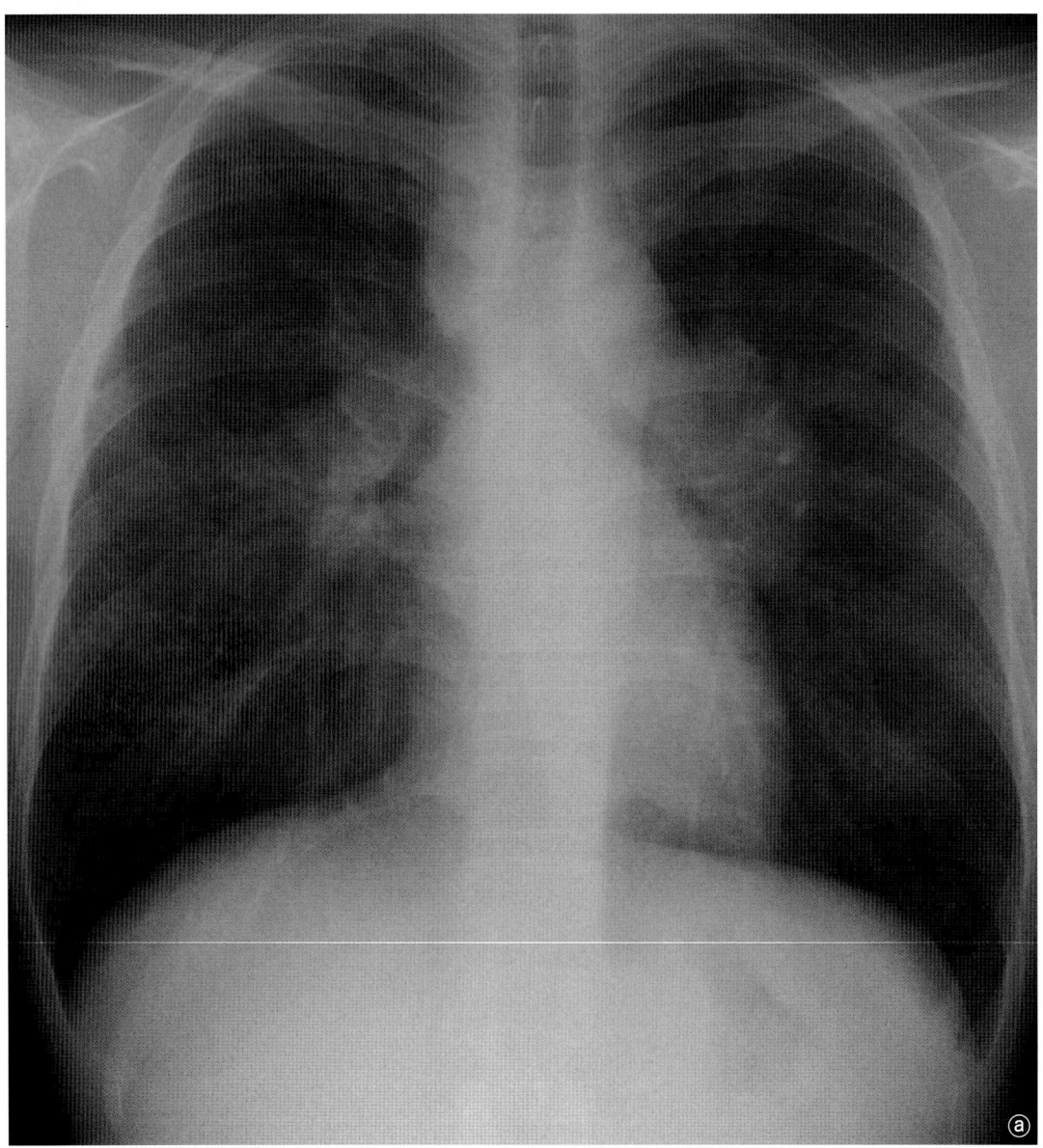

図2

第2章 シルエットサインの原理とその応用

症例の解説

症例 2

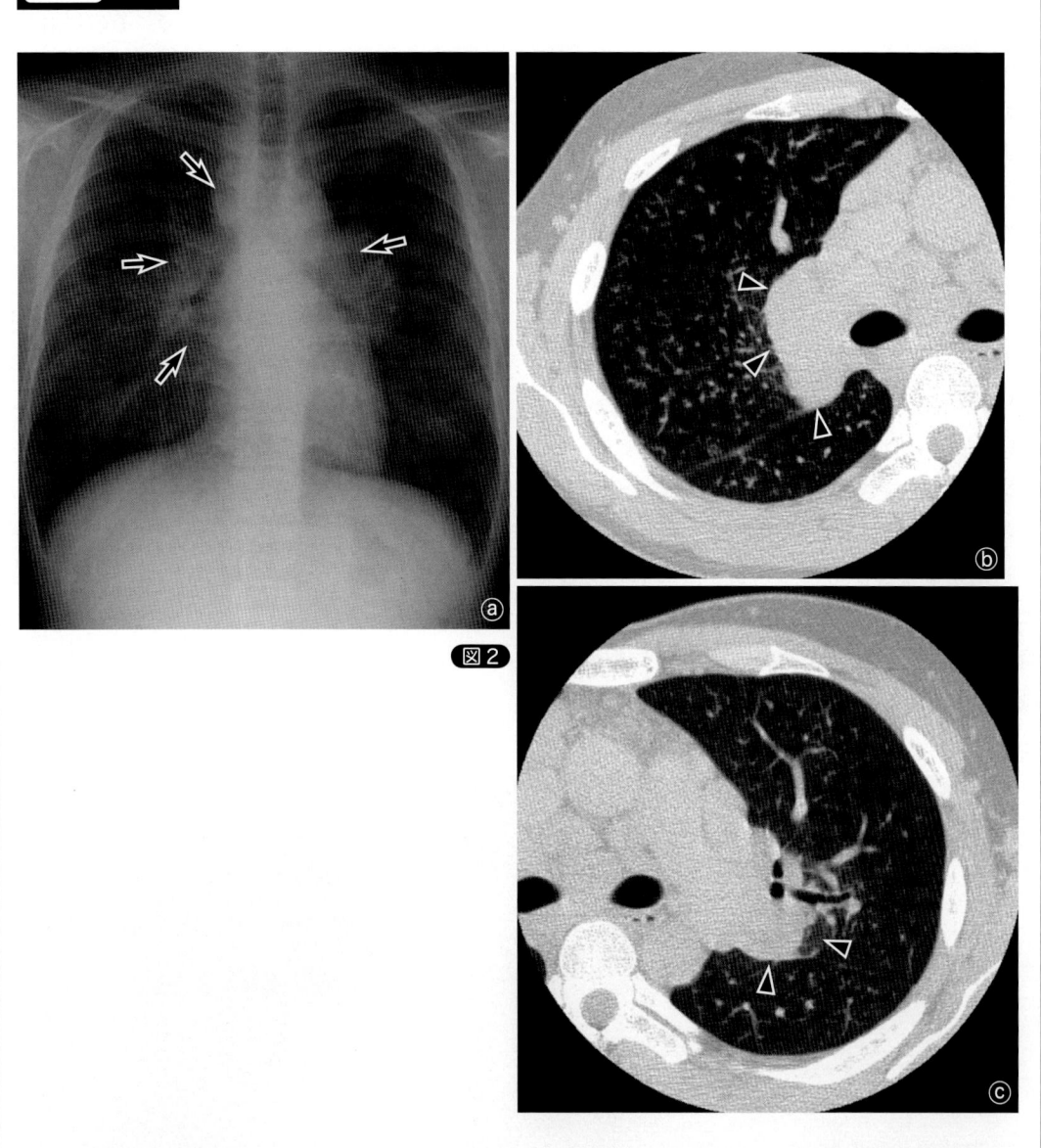

図2

胸部単純撮影（図2ⓐ）では肺門縦隔の著明なリンパ節腫大（→）が認められ，診断はサルコイドーシスと考えられます。肺野には異常陰影は認められませんが，肺門リンパ節の輪郭はやや不鮮明となっており，hilar haze といわれる所見を示しています。これをCT（図2ⓑ, ⓒ▷）でみると肺門周囲の肺実質病変がみられており，この陰影が肺門輪郭の不鮮明化の原因と考えられます。

1 シルエットサイン

あまりにも有名となったシルエットサイン（Felson. B）ですが，まず今回はシルエットサインの基本に戻ってその意味を考えてみたいと思います。シルエットサインというと右中葉の無気肺による右心陰影下部の消失をすぐに思い出しますが，実はシルエットサインはもっと奥の深いサインで，胸部単純撮影の読影にあたって病変の存在部位やその広がりを考えるときにはいつも考慮していなければならないサインです。

シルエットサインを最初に提唱したFelsonのオリジナルの記載では，"X線像で水（軟部組織）の濃度を示す組織が実際にその境界に接しているときには，その境界は見えなくなる"サインとして定義されています。その代表例として右中葉に接する右心縁下部が，中葉病変で不鮮明化することがあげられます。これはシルエットサインの一つの応用にすぎません。実は境界が鮮明に見えるためには，さらに軟部組織と空気の境界面がX線の入射方向に対して接線を形成していることが必要です（これを正接tangentの効果といっています）。これは山を麓からみるとその稜線が線として認識できるのに，飛行機にのって頂上の上空から見ると線として認識できないという例えで，その理由がよくわかっていただけると思います。視線が稜線に平行であるために稜線はわれわれの眼に線として認識できるのです。

実際の読影の中で異常所見を認めた場合には，その病変がどこに存在するのか，どのような進展をしているのかの診断の解析にシルエットサインが活用できます。また種々の疾患や病態で報告されている所見もシルエットサインの考え方からの解釈が可能です。これらは各々の項目で詳しく触れることにますが，今回はいくつかの例をあげてその活用の仕方を考えてみたいと思います。

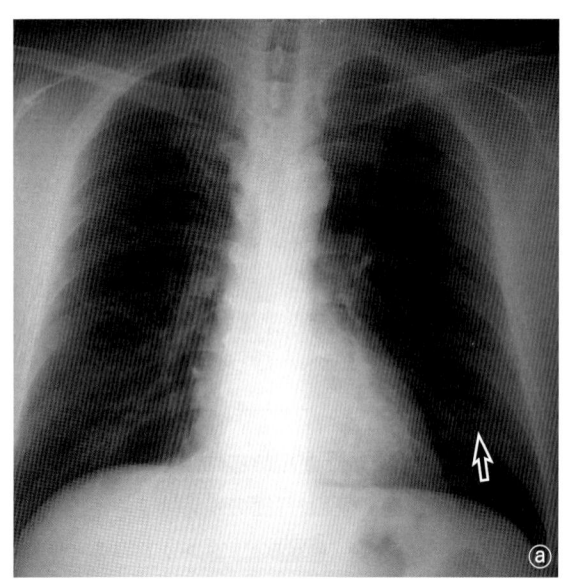

ⓐ乳頭陰影（➡）

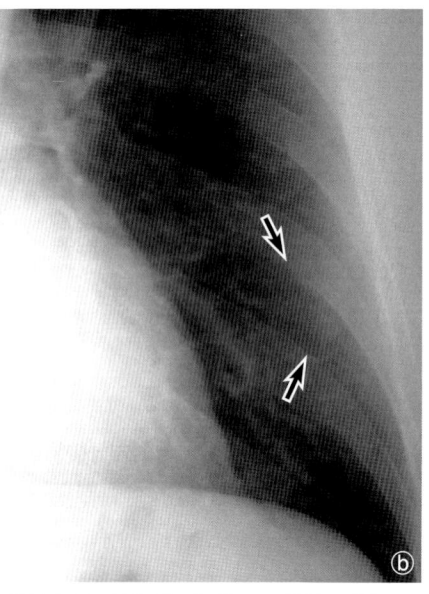

ⓑ拡大図では陰影の辺縁の一部が不明瞭になるincomplete border signが見られる。

図3

シルエットサインの原理とその応用 第2章

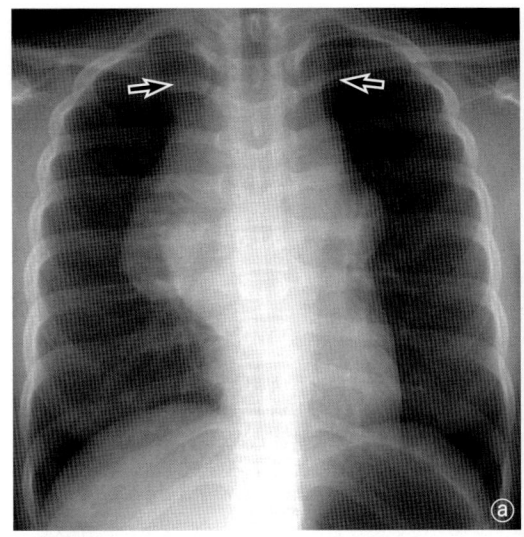
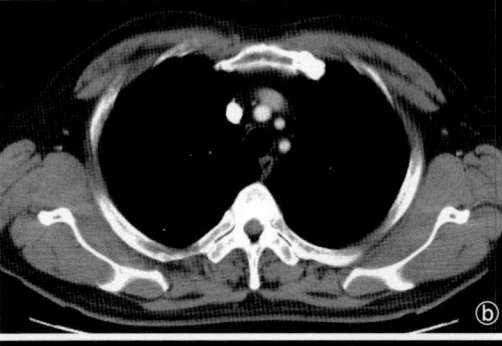
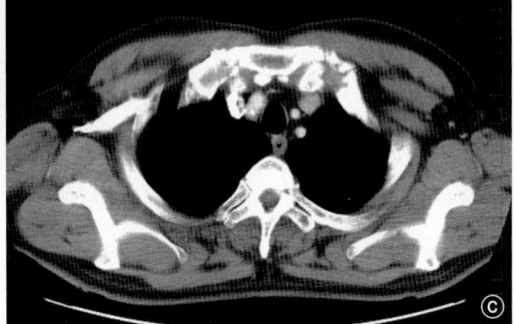

図4
ⓐ前縦隔腫瘍：両側前縦隔におよぶ腫瘍の外側辺縁は鎖骨付近で不明瞭となっている（➡）。
ⓑ正常縦隔上部のCT像：前縦隔は血管の前であるがその辺縁は肺の空気に接している。
ⓒさらに上部のレベルのCT像：前縦隔はもはや前胸壁と接してしまい，その辺縁は肺に接していない。しかし，後縦隔，中縦隔の外側辺縁はまだ肺の空気に接している。

2 Incomplete border sign

図1に示す症例のように胸壁に接する腫瘤はその辺縁の一部が追えません。これも胸壁に接する部分で腫瘍が肺との接触面を失うためにその辺縁の一部が追えなくなることがあります。これをincomplete border signと称していますが，実はこのサインは胸壁と腫瘍の間に成立するシルエットサインにほかならないのです。CTを見るとこのことがよく分かります。ときに乳頭陰影が肺野の結節陰影と鑑別困難なことがありますが，乳頭陰影や乳房陰影もよく見ると辺縁が一部で不鮮明になっており，incomplete border signを呈していることになります。これと同様の原理により胸壁に接する腫瘤は辺縁の一部が追えません。これは腫瘍が胸腔内にあろうと体外に突出する胸壁腫瘍であろうといずれでも成立することになります。

図3ⓐに健康診断で左下肺野に結節陰影を指摘され，CT検査のために来院した患者の胸部単純撮影を示します。胸部CTでは肺野に異常陰影はみられませんでした。もう一度胸部単純撮影（**図3**ⓑ拡大図）で結節陰影をよく観察してみると結節陰影の内側が外側に比べて不鮮明でいわゆるincomplete bode signが認められます。またこの結節の存在部位が第5前肋間であること，よくみると左側のほぼ対称と思われる部位に同様の結節陰影がありそうなことなどを考えると，単純撮影からも乳頭による陰影である可能性が高くなります。被曝を考慮すればCTの前に鉛などによるnipple markerをつけて再撮影したほうがよかったと思います。

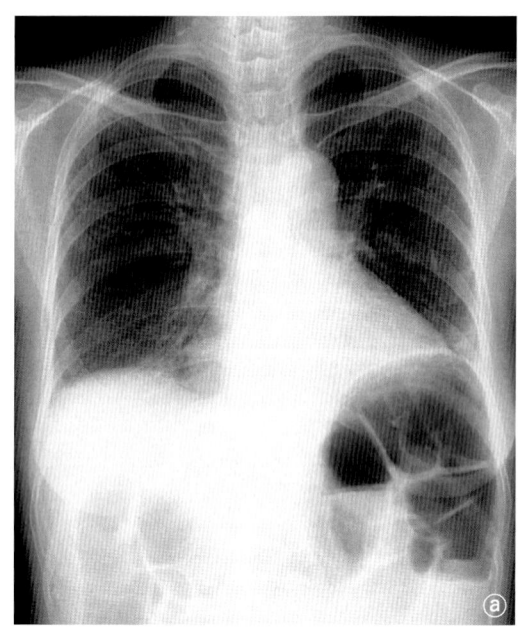
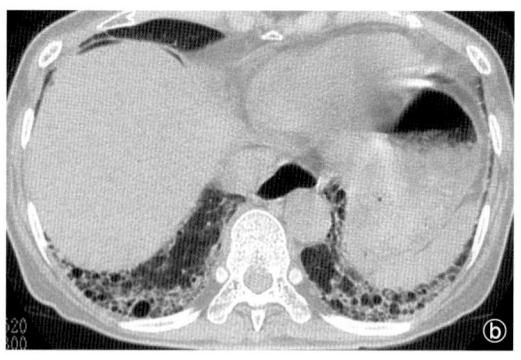

図5
ⓐ間質性肺炎例：胸部単純撮影で両側横隔膜のシルエットがやや不鮮明となっている
ⓑCT像では横隔膜に接する肺病変のためにシルエットサインの原理で横隔膜の陰影が不鮮明になっていることがわかる。肺に含気が残存しているのでシルエットが完全に消失してはいない。

3 シルエットサインの縦隔病変診断への応用

また縦隔腫瘍でいくつかの有名なサインがあります。最も代表的なものは前縦隔腫瘍に見られるcervicothoracic signがあります。これは胸部正面撮影で前縦隔腫瘍の外側辺縁が鎖骨付近で追えなくなるサインです（図4ⓐ）。このサインは中縦隔や後縦隔の腫瘍では認められません。なぜ前縦隔腫瘍でこのようなサインがみられるのでしょうか？それは縦隔上部のCT像を見てみれば理解できます。縦隔も上部に向かうに従って、前胸壁と後後壁の距離が短くなります。前縦隔は縦隔大血管の腹側よりの部分と定義されますから、この領域はほぼ鎖骨の高さで前胸壁と癒合してしまいその外側辺縁は肺の空気と接しなくなってしまいます（図3ⓑ）。しかし、中縦隔と後縦隔はまだ肺と接しています。前縦隔に発生した腫瘍はこの高さで肺との接触面を失い、シルエットサインの原理でその外側辺縁が追えなくなります。すなわちこのcervicothoracic signは腫瘍と前胸壁の間のシルエットサインからその成り立ちを説明することができます。

4 シルエットサインのびまん性肺病変診断への応用

もちろんシルエットサインはびまん性肺病変診断にも応用できます。肺血管陰影の輪郭は通常比較的鮮明にみえます。これは軟部組織濃度を示す肺血管陰影が肺野の空気に囲まれて存在しているのでその輪郭が鮮明にみえるのです。しかし、肺の含気が何らかの原因で低下すると、次第に肺野のX線吸収度が上がってきます。このために肺野や肺門の血管陰影の輪郭が次第に不鮮明になっていきます。たとえば、初期の肺水腫などで肺野のすりガラス陰影が目立たない場合でも肺門の血管陰影の輪郭は不鮮明になってきます。もちろんこの現象、hilar haze "肺門のぼけ"（図2）がみられる理由は肺野のわずかの異常陰影ばかりでなく血管周囲間質の浮腫性肥厚により肺血管に輪郭が不整になることも関与しています。このhilar hazeと呼ばれる現象はサルコイドーシスの肺野病変でもみられますので、肺実質陰影、間質陰影を問わずに起こりえます。同様に肺炎などで肺野にすりガラス陰影や浸潤影が見られる場合にはその程度に応じて血管陰影の輪郭が不鮮明化したり、血管

陰影が異常陰影内部でマスクされ同定できなくなります(図5)。

軟部組織と空気の境界面における正接の効果が消失して境界面が不鮮明化する例として，肺外腫瘍の辺縁がある方向から見ると鮮明なのに他の方向から見ると辺縁が鮮明に見えない例があげられます。

このように各種の疾患でさまざまな所見が報告されていますが，その所見がどうして生じるかを考えてみるとシルエットサインから説明可能なものが実に多いのです。シルエットサインを始めて提唱したFelsonの偉大さが身にしみて実感できます。しかし本当にFelsonが偉大であったのは，彼の仕事のほとんどはCTのない時代に行われていたということなのでしょう。今後の連載の中でサインの生じる機序を考える際にシルエットサインは極めて有力な武器ですので随時取りあげていきたいと思います。

第 3 章
肺野結節陰影

症例

症例 1

67歳，男性。結腸癌の経過観察中に多発肺結節陰影を指摘されました。胸部単純正面像（図1 ⓐ）を示します。肺転移と考えられる結節は，どこにいくつありますか？

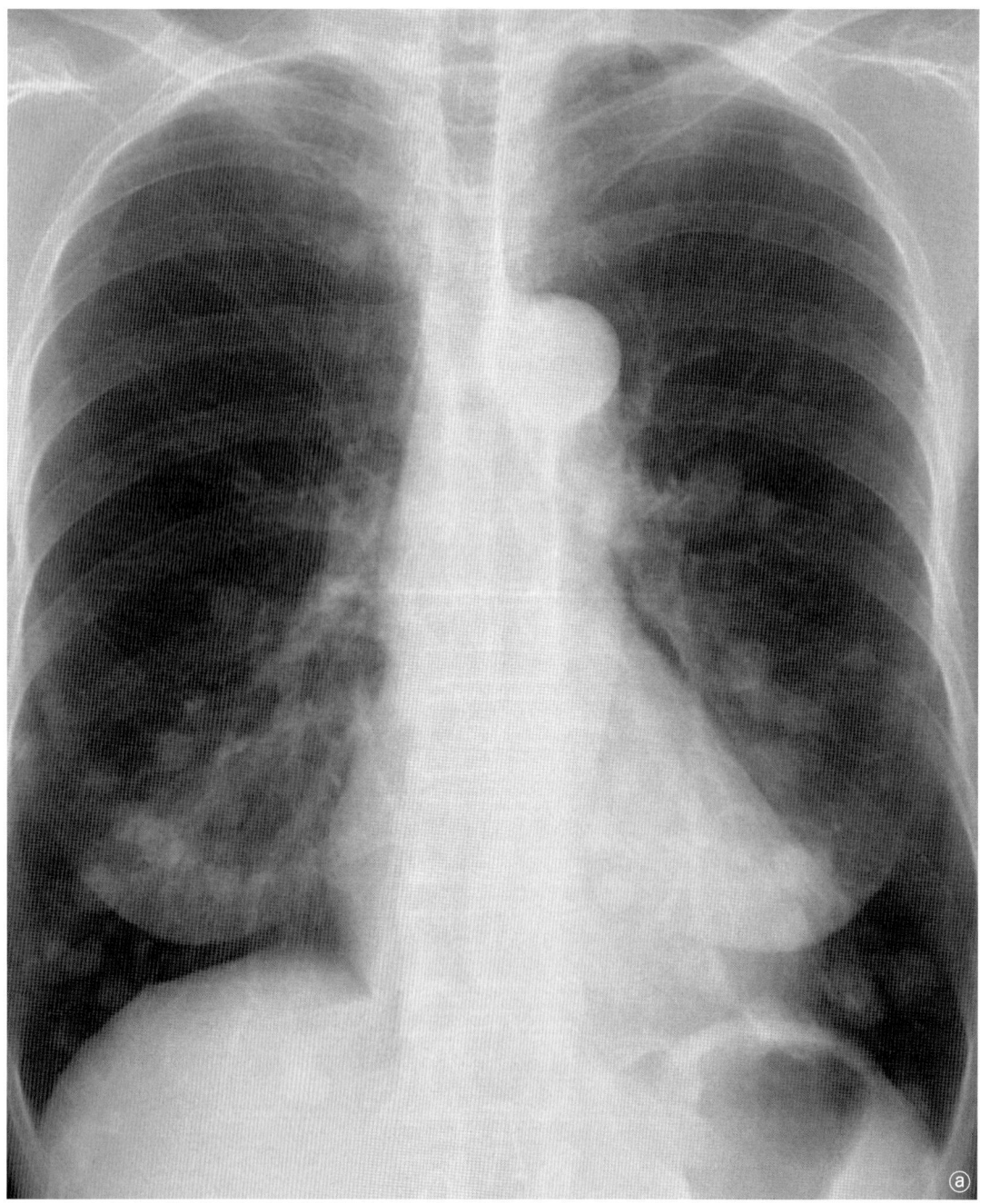

図1

肺野結節陰影 第3章

症例の解説

症例 1

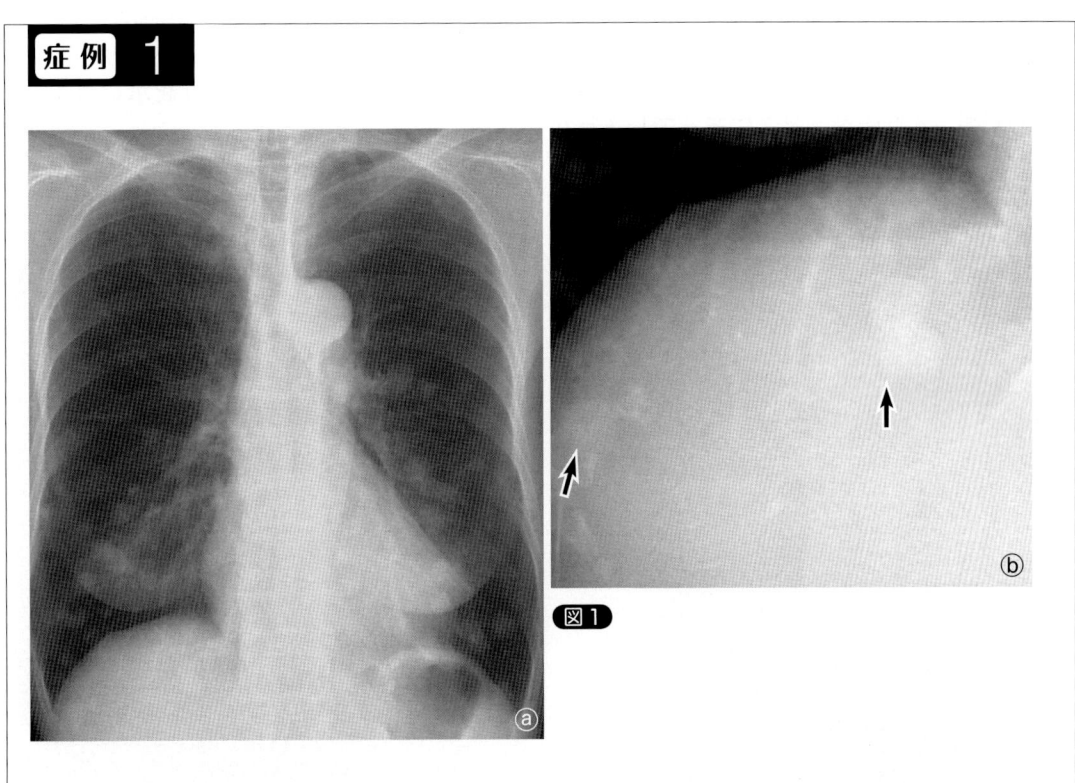

図1

【横隔膜に重なる結節陰影】
　本症例では両側下葉肺野優位に多発性に1cm程度の結節陰影が認められます。注意すべきは横隔膜や心臓に重なる部分にも多発性に結節陰影が見られる点です（図1ⓐ）。横隔膜に重なる部分のみを切り出した画像で見ると，横隔膜に重なる結節陰影がより明瞭に認められます（図1ⓑ）。

症例

症例 2

72歳，女性。膀胱腫瘍の経過観察中の胸部単純正面像（図2 ⓐ）を示します。異常所見はどこにあるでしょうか？

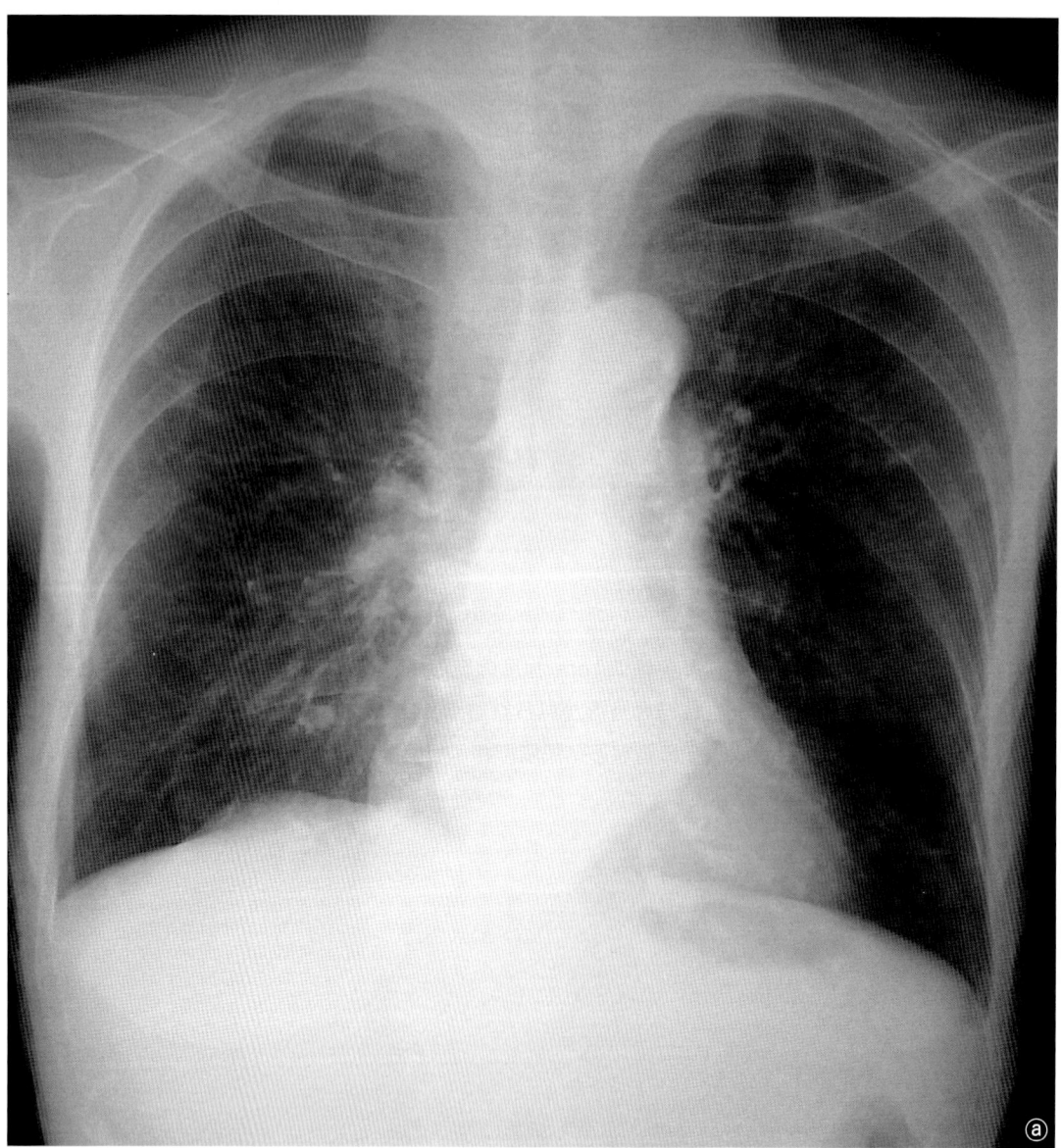

図2

症例の解説

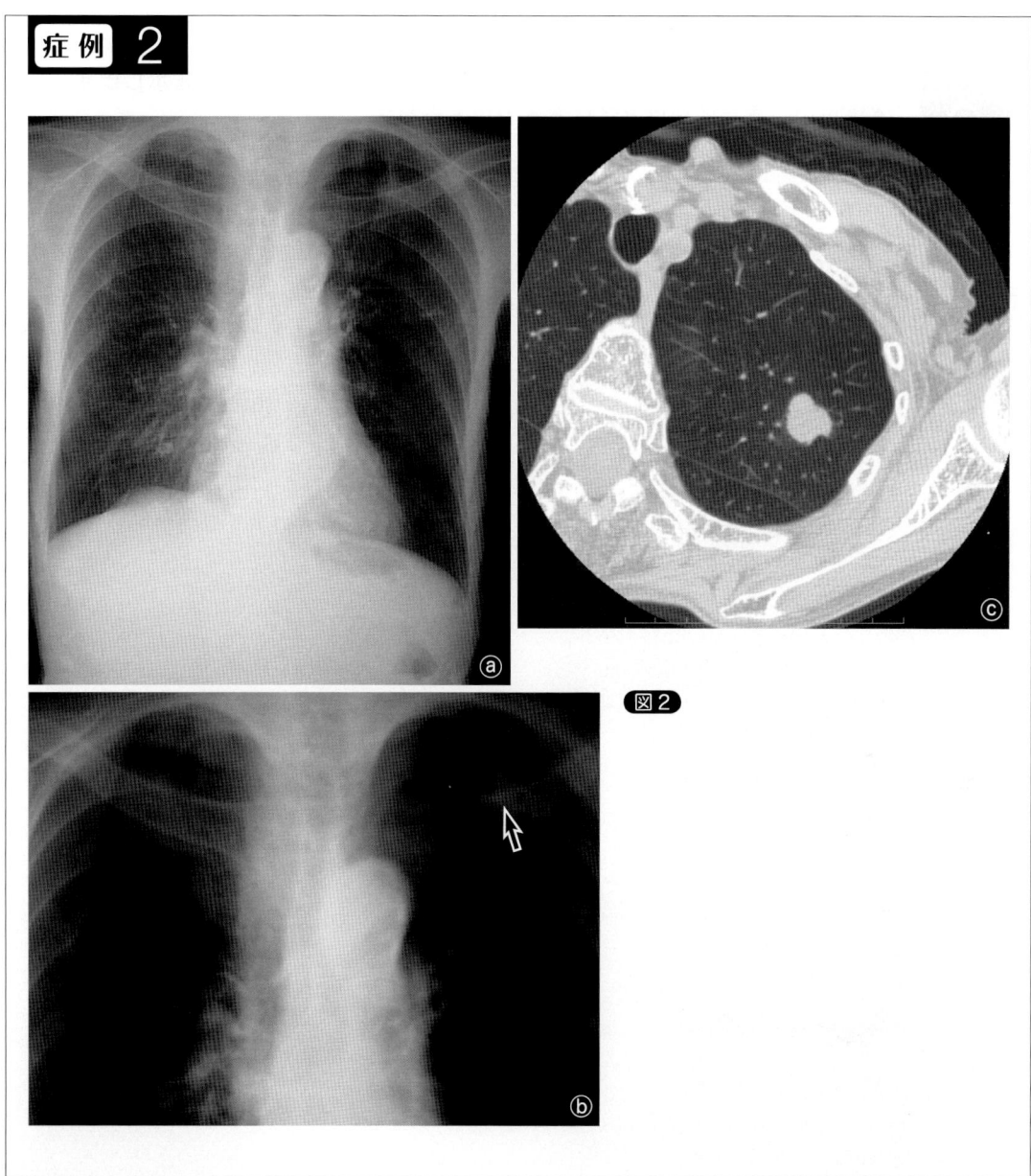

症例 2

図2

【肺尖部の結節陰影】

本症例では，左鎖骨に重なるように結節陰影が認められます（図2ⓑ➡）。CT（図2ⓒ）でこの部位に明らかな非石灰化結節が認められ，転移性肺腫瘍または原発性肺癌と考えられます。肺尖部，ことに鎖骨に重なる異常陰影や肺尖部内側よりの陰影はしばしば見落とされるので，読影にあたっては左右をよく比較して慎重に読影しなければなりません。

症例

症例 3
45歳，女性。胸部異常陰影を指摘されて来院。胸部単純正面像を示します（図3ⓐ）。異常所見はどこにあるでしょうか？

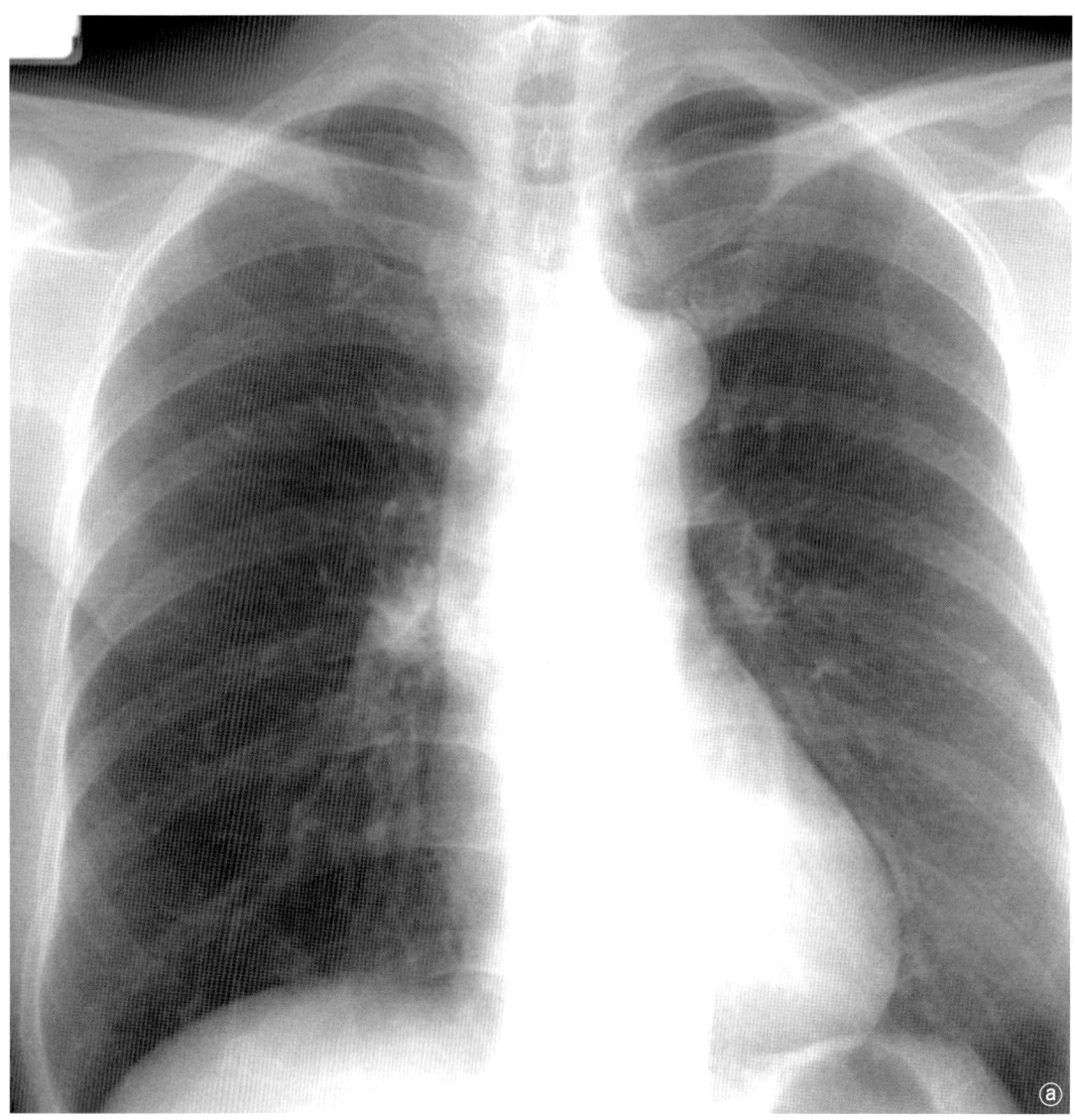

図3

症例の解説

症例 3

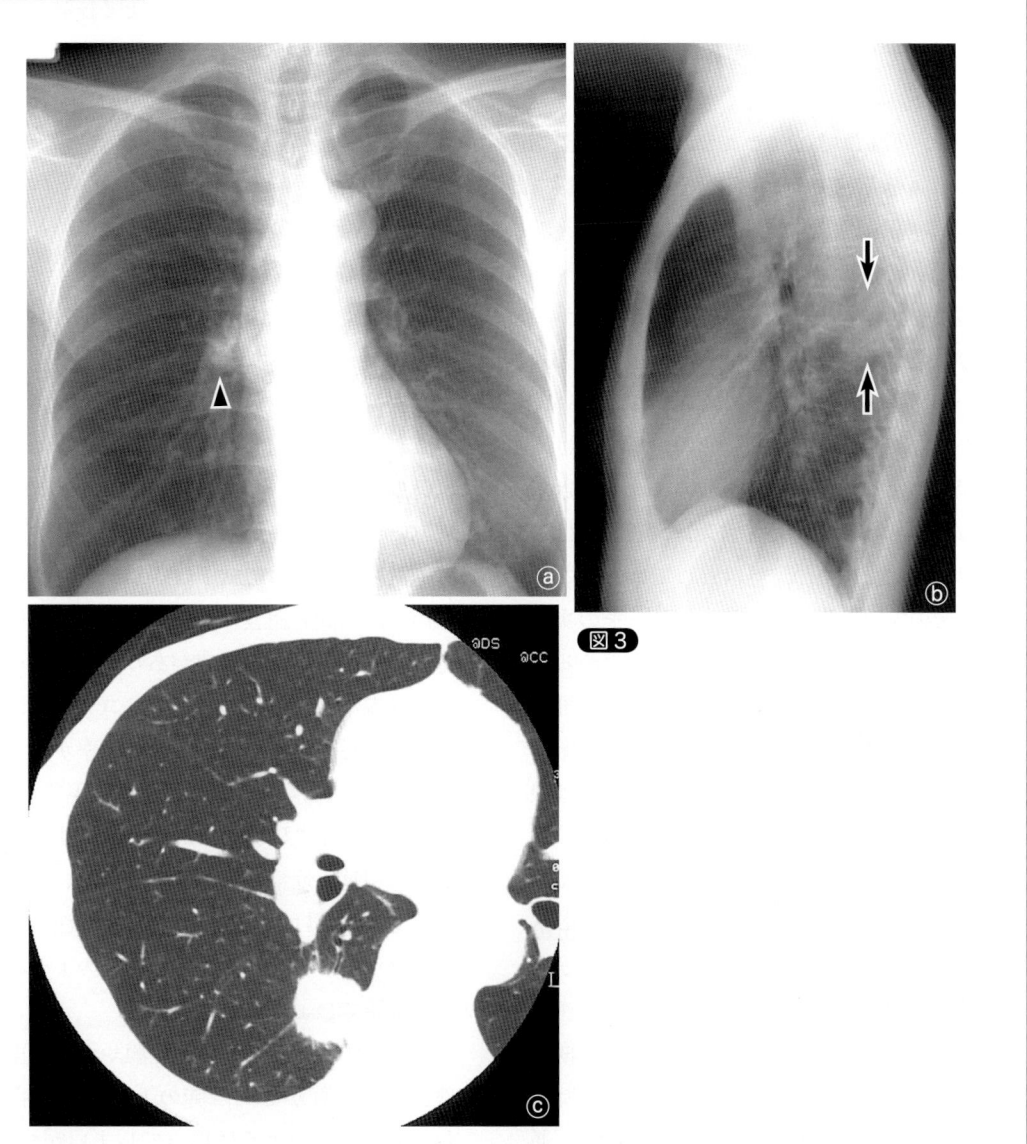

図3

【肺門陰影に重なる結節陰影】

　胸部正面像（図3ⓐ）では，右肺門陰影部の濃度が左に比べて（➡）異常に低濃度である（白い）（▶）ことが目に付きます。胸部側面像（図3ⓑ）では，椎体に重なって結節陰影が認められ（➡），胸部CT（図3ⓒ）で同部位に肺癌の存在が確認されます。肺門に重なる結節陰影もしばしば見落とされることがありますが，これを見落とさないためには肺門陰影の形や大きさばかりでなくその濃度に注意すべきです。

1 はじめに

　肺野結節陰影の診断には，その検出と良悪性の鑑別診断を中心とする質的診断，経過観察などいくつかの側面があります。これらはいずれも単純撮影よりもCT検査を行ったほうが精度確度ともが高い診断が可能です。

　しかし，第1章で述べたように被曝量や医療経済的側面を考慮すると，すべての単純撮影をCTで置き換えることは現時点では不可能です。また肺転移の診断に限っていえば，CTで早期の転移巣を発見することがその患者の生命予後に結びつくか否かのevidenceは黒色腫や腎癌など一部の腫瘍を除き得られていません。さて，このような時代に肺野結節陰影の診断における単純撮影の役割はどのようなものになるべきでしょうか？　私見を交えて言えば，第1にはその限界をわきまえつつ，見落としてはならない結節陰影の検出に努めることであり，その次には，できるだけ精度の高い経過観察に努めることになるかと思います。結節の良悪性の詳細な鑑別診断には，高分解能CTを含むCTの撮影が必須であり，単純撮影による鑑別診断には限界があるといわざるを得ません。

2 単純撮影における肺野結節陰影検出の注意点

1）肺野結節陰影検出の限界

　当然のことながら，野口A型やB型の早期腺癌のようなスリガラス濃度を呈する小さな肺癌は，単純撮影での診断は困難です（図4）。通常の充実性発育を示す，石灰化を含まない結節陰影はその大きさが10mm程度であれば，条件がよほど悪くない限り単純撮影でもその存在は診断可能です。5mm程度の石灰化を含まない結節が発見できるかどうかは，後から述べるような種々の条件により異なりますが，この辺が現在の単純撮影の限界かもしれません。もちろんすりガラス濃度を示す結節についてはさらに検出が困難になります。

　肺野の淡いあるいは小さな陰影を見落とさないようにするのによい方法は，左右対称であるべき部位に左右差がないかをよく比較することです。読影の際には目を上下に動かすばかりでなく左右に動かすことも重要と考えてください（図5）。

2）肺野結節陰影が見落とされやすいところ
視覚生理学的盲点と心理的盲点

　単純な不注意による見落としは別として，結節陰影が見落とされやすい部位があります。それは，横隔膜や心臓，あるいは肋骨（特に前後の2本の肋骨の重なる部位）に重なるいわゆる低濃度部位（白くみえる肺野）の病変と肺尖部の異常陰影です（図1，図5，図6）。いわゆる低濃度部の肺野で結節陰影が発見されにくい理由は，人間の網膜のコントラスト分解能には背景の濃度により極大値があり，低濃度（白い）部や極端な高濃度（黒い）部ではコントラスト分解能の不足による結節陰影の認識率が低下するためです。これは純粋に生理学的現象であり，個人の注意深さにはよらない事象ですが，このような視覚生理学的に認識されにくい部位の病変をできるだけ見落とさないように注意しなければなりません。このためにはどのような読影法が重要でしょうか？

　ややもすると初学者は横隔膜や心臓に重なる部位には肺野がなく，肺の下縁は横隔膜で終わっているかのように思ってしまいがちです。しかし，側面像を見れば明らかなように横隔膜の下方にもまた心臓の背側にも肺が存在しており，その肺野は面積で言えば胸部単純撮影上の肺野面積の約20％に相当するといわれています。つまり単純に計算すれば，これらの低濃度部の病変を見落とすと約20％の病変を見落とすことになってしまいます。

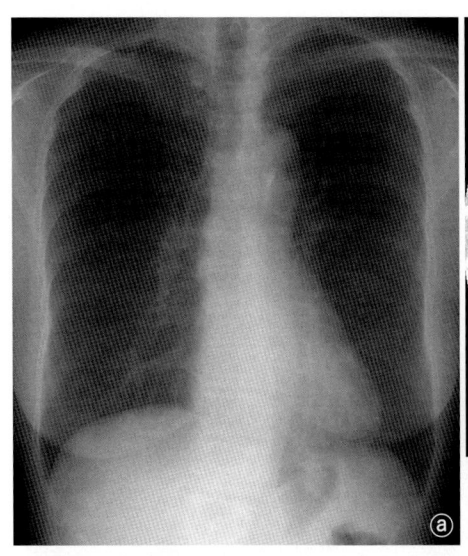

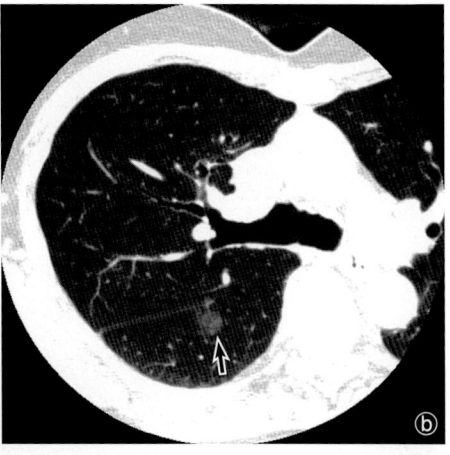

ⓐ 胸部単純撮影ではretrospectiveにみても異常を指摘できない。

ⓑ すりガラス陰影のみからなる小さな早期腺癌（➡）である。

図4 野口B型早期腺癌例

　低濃度部の病変を見落とす第1の要因はこの部分に注意の行き届かない心理学的な要因なのですが，低濃度部での眼のコントラスト分解能の低下により病変が見にくいという視覚生理学的な要因も大きく作用しています。低濃度部での眼のコントラスト分解能の低下を補う方法として，網膜の順応を利用する方法があります。網膜にはこれに入る光量によりその感度が調整される神経回路が存在し，一種の感度の自動調整を行っていることが知られています。われわれの視力の大部分は網膜の中心小窩部に集中する網膜錐体細胞によっているので，中心小窩部の光量により網膜の感度が調整されています。われわれが対象を注視する場合，頭と眼球を移動させて注視する対象を中心小窩部にもってきている（これを中心視といいます）ので，低濃度部に網膜の感度を合わせるのは低濃度部を注視すればよいことになります。すなわち結論は極めて当たり前ですが，低濃度部を注意してみること（注視）が網膜の順応状態を低濃度部にあわせ，視覚生理学的な盲点を補う方法になります。こ

のことは同時に視覚心理学的にも低濃度部の病変を見落とさない方法につながることになります。CRではこのような低濃度部が見えやすくなる画像処理を行っているために低濃度部の病変が見えやすくなっています。また読影にあたって，シャウカステンからの光以外はなるべくこれを遮断したほうがよい理由は，余計な光が網膜の順応状態を狂わせるからです。したがってシャウカステンは一面ごとに点灯できるものがよく，それが不可能であれば，余計な光は真っ黒のフィルムなどで覆う，あるいは手でこれを覆い隠すなどして読影すべきであると第1章のＱ＆Ａで述べた理由はここにあります。

　もう一つの病変を見落としやすい部位は肺尖部です（図2）。肺尖部はしばしば肺癌の見落としが見られる部位ですが，なぜ肺尖部で異常陰影が見落とされやすいのでしょうか？

　われわれが異常陰影を異常陰影として認識するためには，これが背景より目立って見えることが必要で，これをconspicuicy（目立ちやすさ）といいます。Conspicuicyが高いため

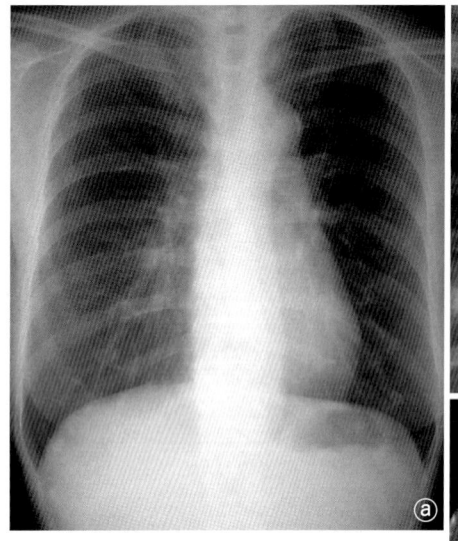

図5 左上肺結節
ⓐ胸部単純像では左肩甲骨内側に重なって結節陰影が見られる。左右差をよく比較すると結節陰影を見落としにくい。
ⓑ病変部拡大結節陰影を➡で示す。
ⓒCT像で病変が明瞭(➡)で，陳旧性肉芽腫性病巣と考えられる。

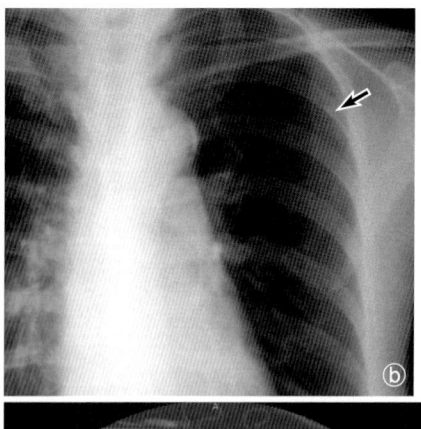

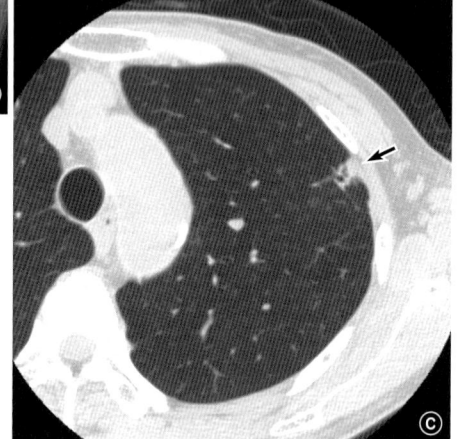

には，異常陰影(信号)が背景となる陰影(雑音)に比べて目立つことが必要です。肺尖部では，肺の異常陰影を発見するのに雑音となる背景の陰影，ことに骨の陰影が複雑で多数あるために，異常陰影があってもconspicuityが低くなってしまいます。肺尖部の陰影を見落とさない方法は左右を比較しつつ注意深く，頭の中で骨を除いて見る以外ありません。同様に肺野結節陰影のうちで正面像で見落とされやすいものに，肺門陰影に重なる結節があります。これは結節陰影が肺門陰影に隠されてしまい不明瞭になるものです。肺門に重なる小さな結節陰影は胸部単純正面像での発見はなかなか困難なことが多いのですが，なるべくこれを見落とさない方法として，肺門のチェック時に肺門の大きさや形態の異常のみならずその濃度の左右差や濃度の上昇に注意するとよいでしょう(**図3**)。このことは肺門陰影の項目で詳しく述べます。

多数の読影を行っていればある一定の確率で結節陰影の見落としは起こり得ますが，単に不注意としかいえない見落としが存在することも事実です。なぜ見落としが起きるかの要因はさまざまであり，一概にその原因を決定することはできませんが，上記のような部位が見落としが起こりやすいことを知ったうえで読影すれば，かなりの症例で見落としを予防することができると思います。

3 結節陰影の経過観察における注意点

結節陰影について種々の検査を行っても確定診断にいたらずに経過観察にまわされることも少なくありません。このような症例の経過観察にあたって特に注意すべきことは何で

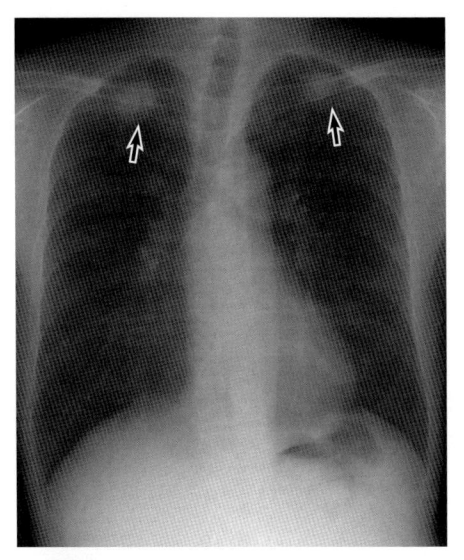

図6 石灰化結節
両側鎖骨に重なる石灰化結節陰影（➡）を示す。
慢性腎不全患者に発症したNocardia症の最終診断であった。

しょうか？一般的には画像所見が2年間まったく変化がなければ結節は良性と考えるという 2 year rule が良性，悪性の鑑別診断上重要であるとされます。しかし，この2 year ruleには例外も多いことを知っておくべきです。肺癌であってもdoubling timeが非常に長いものでは一見して2年間あまり増大しないものがあることや，集束傾向を伴う末梢性腺癌では，結節内部の瘢痕組織による集束と腫瘍の増大が相殺され，一見してあまり増大していないように見えることがある点です。どのような結節にどの間隔で経過観察の画像診断を行うべきかについては信頼に足るevidenceはなく，主に各人や各施設の経験に基づいて行われているのが現状です。画像的，臨床的に良性結節が強く疑われる場合でも1年に1回の単純撮影による経過観察を勧める報告がありますが，これについてもevidenceがあるわけではありません。

4 結節の良悪性の鑑別診断

　結節の悪性の鑑別診断の着目点はCTと単純像でまったく変わりません。ただCTの方が精度よく行えるということだけの相違です。良性の結節でより見られやすい所見としては，辺縁が明瞭で整，結節中心部や結節全体にわたる石灰化巣などいわゆる良性の石灰化像を有すること，結節周囲の気道散布陰影を伴うこと，結節に関与する気管支壁の肥厚や拡張など気道病変を示唆する所見があることなどがあり，逆に悪性を示唆する所見として辺縁が不整でいわゆるスピクラやノッチを伴うこと，石灰化はあってもわずかに結節の辺縁部に見られやすいこと，気道散布陰影を欠くことなどがあります。ただし，今あげた所見は，そのどれをとっても良性でも悪性でもみられうる所見，単独の所見で良悪性を精度よく鑑別することはなかなか困難ですので，これらの所見を症例により種々重みづけして，また経過観察や臨床症状，検査所見などを加えて総合的に判断しなければなりません。もちろん良性で見られやすい所見がたくさんあれば画像的にはより良性結節らしいということになります。単純撮影でかなりの確信度をもって良性結節といえるのは，結節全体にわたる石灰化を含む結節や過誤腫に特徴的な層状あるいはポップコーン状の石灰化を含む結節でしょう。

第 4 章
無気肺と均等陰影(1)

症例

症例 1

67歳，男性。血痰，咳を主訴に来院。胸部単純撮影正面像（図1ⓐ）と側面像（図1ⓑ）を示します。胸部単純撮影の所見と鑑別診断を述べてください。

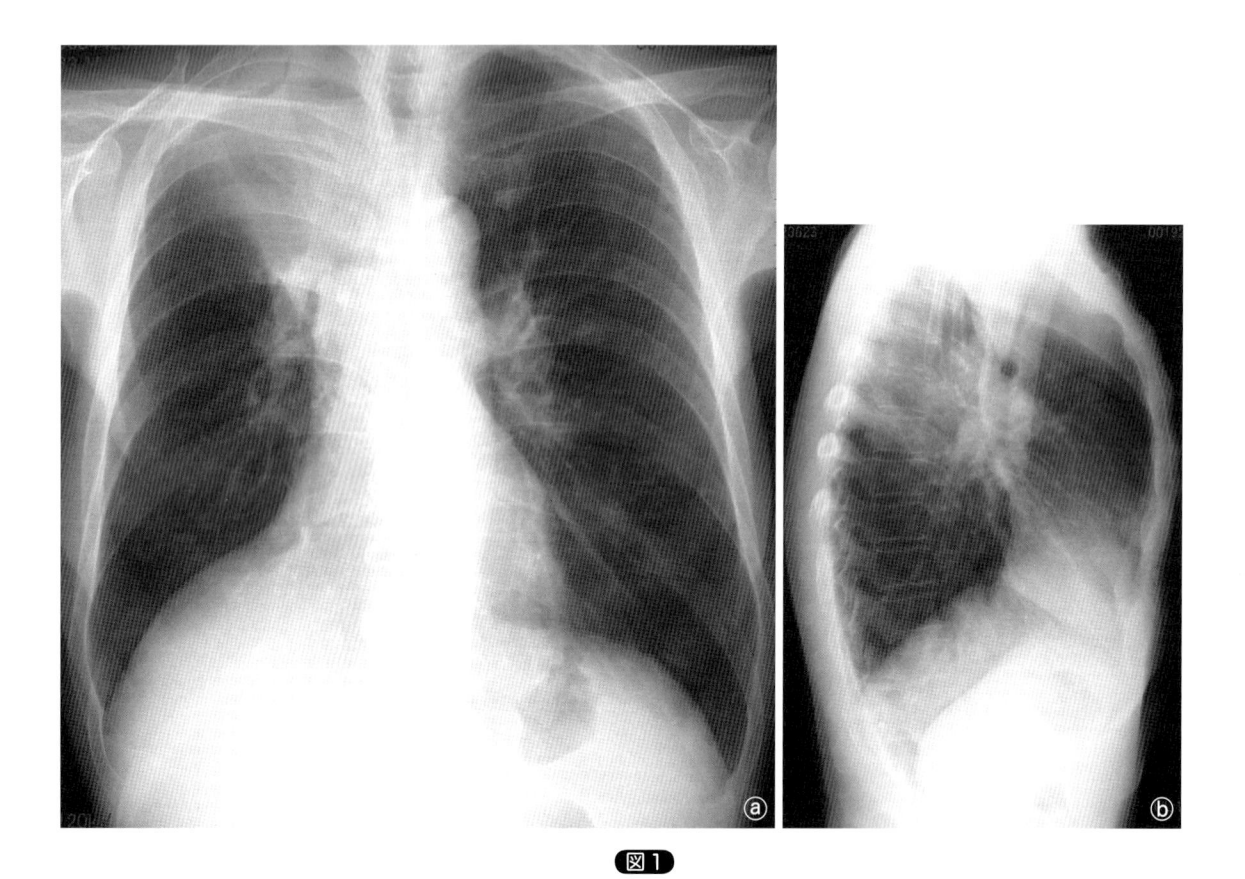

図1

無気肉と均等陰影(1) 第4章

症例の解説

症例 1

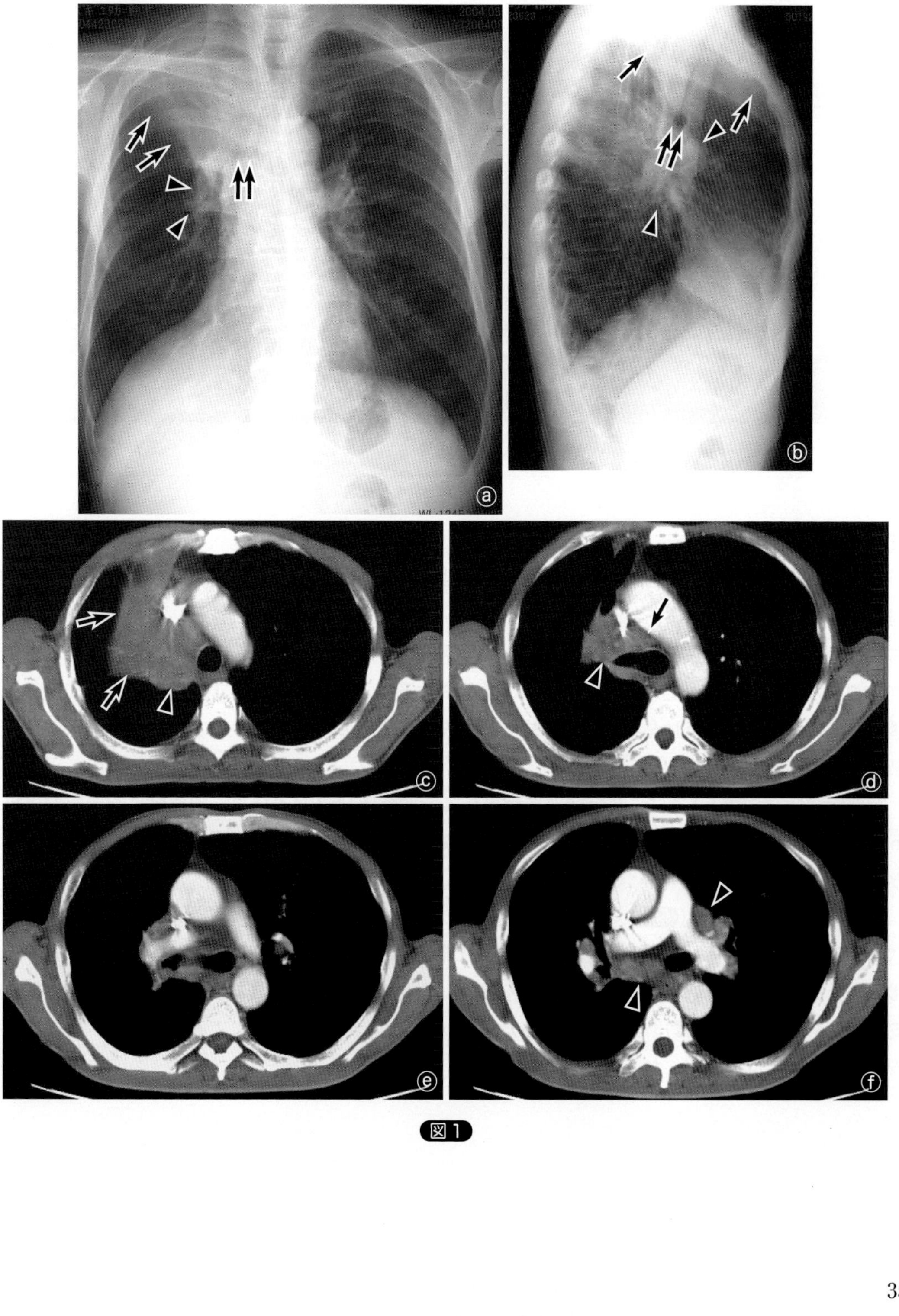

図1

症例の解説

図1

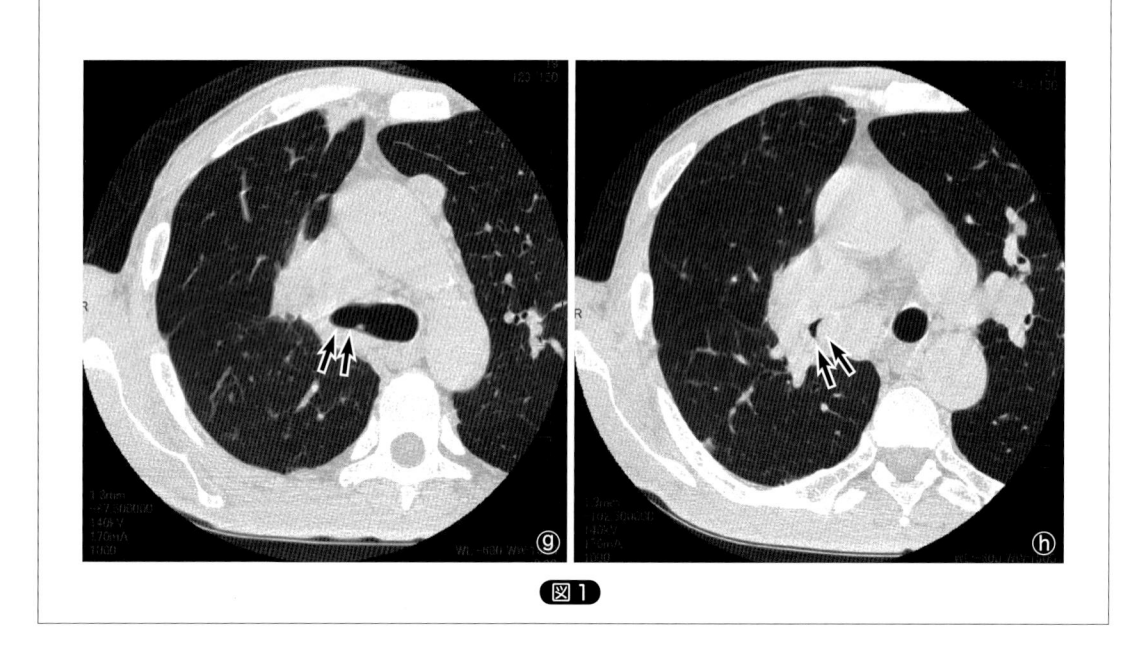

【右上葉無気肺】

胸部正面像（図1 ⓐ）では，右上葉の無気肺による楔状の陰影（➡）を上肺野内側よりに認めます。同時に肺門部腫瘤（▶）がみられ，この両者によりいわゆるGolden S signを示しています。正面像で右主気管支の透亮像は狭窄し，上方に変位して見えますが（⇛），これは右上葉の容積減少と右主気管支内側下方の腫瘤による上方への圧排両者の要因によることが考えられます。無気肺内部には気管支透亮像は認められていません。横隔膜は挙上し，右肺の容積減少が明らかです。また両側肺門リンパ節腫大も認められます。

胸部側面像（図1 ⓑ）では，右肺門部に相当して腫瘤陰影（▶）がみられ，無気肺に陥った右上葉の下縁（➡）が認められます。上方に変位しほぼ水平に走行する右主気管支の透亮像が円形の陰影としてみられます（⇛）。

これらの所見はCT像（図1 ⓒ～ⓗ）で確認されます。肺門部の腫瘤（図1 ⓒ，ⓓ）と右傍気管リンパ節，分岐部リンパ節（図1 ⓕ）左前縦隔リンパ節（図1 ⓕ）の腫大が高度です（▶）。また同一レベルで右上葉気管支の閉塞にいることがわかります。また右肺門部腫瘤により右主気管支から中間気管支幹は狭窄しています（⇛）。無気肺に陥った上葉は軟部組織陰影（➡）としてみられます。また右主気管支の走行は，ほぼ水平になっています。

無気肺と均等陰影(1) 第4章

症例

症例 2

76歳，女性。咳，喀痰を主訴に来院。胸部単純撮影正面像（図2ⓐ）と側面像（図2ⓑ）を示します。胸部単純撮影上の所見と鑑別診断を述べてください。

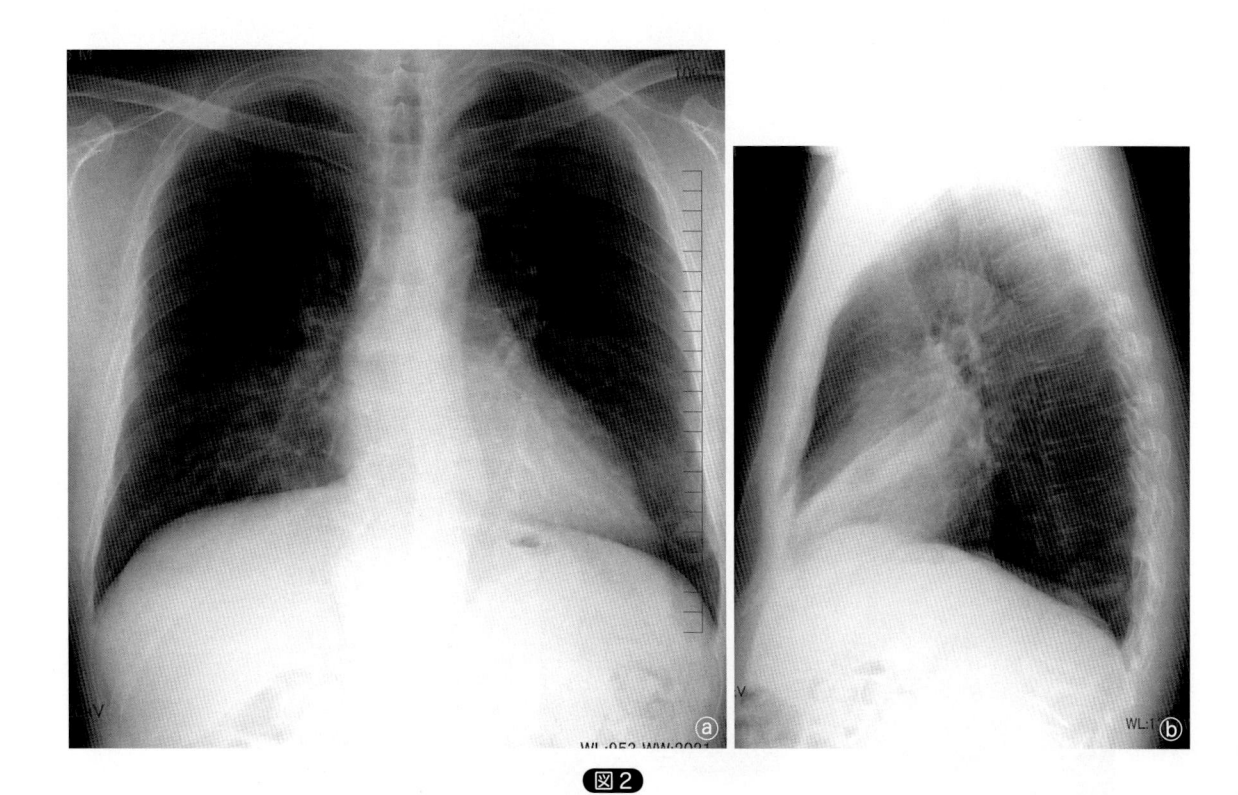

図2

症例の解説

症例 2

図2

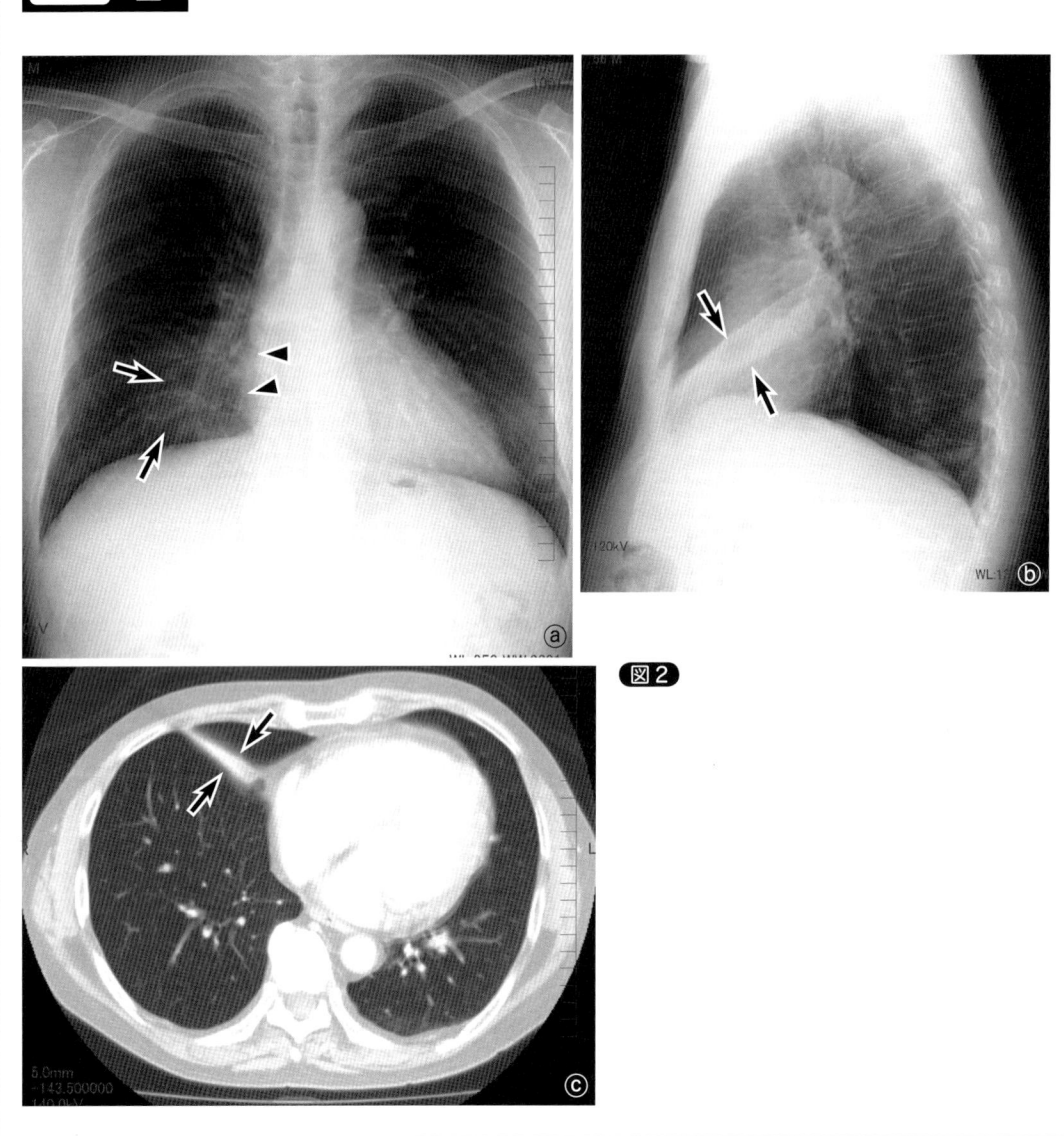

【右中葉無気肺】

胸部正面像（**図2**ⓐ）では，右心縁下部がシルエットされており不明瞭化しています（▶）。これに接して異常陰影（➡）が見られます。

胸部側面像（**図2**ⓑ）では，心陰影に重なって帯状の陰影（➡）が見られ，典型的な右中葉の無気肺です。このために右上葉の成分は下垂しています（⇉）。

CT像（**図2**ⓒ）では，右中葉の無気肺と考えられます。無気肺陰影は右心縁に接しています（➡）。

第4章 無気肺と均等陰影(1)

症例

症例3

65歳，男性。4年前に結腸癌の手術を受けた既往がある。4カ月前に右上葉の肺炎で近医に入院。症状は改善したが，陰影が残存しているといわれ精査のため来院。
来院時の胸部単純撮影正面像（図3ⓐ）と側面像（図3ⓑ）を示します。胸部単純撮影上の所見と鑑別診断を述べてください。

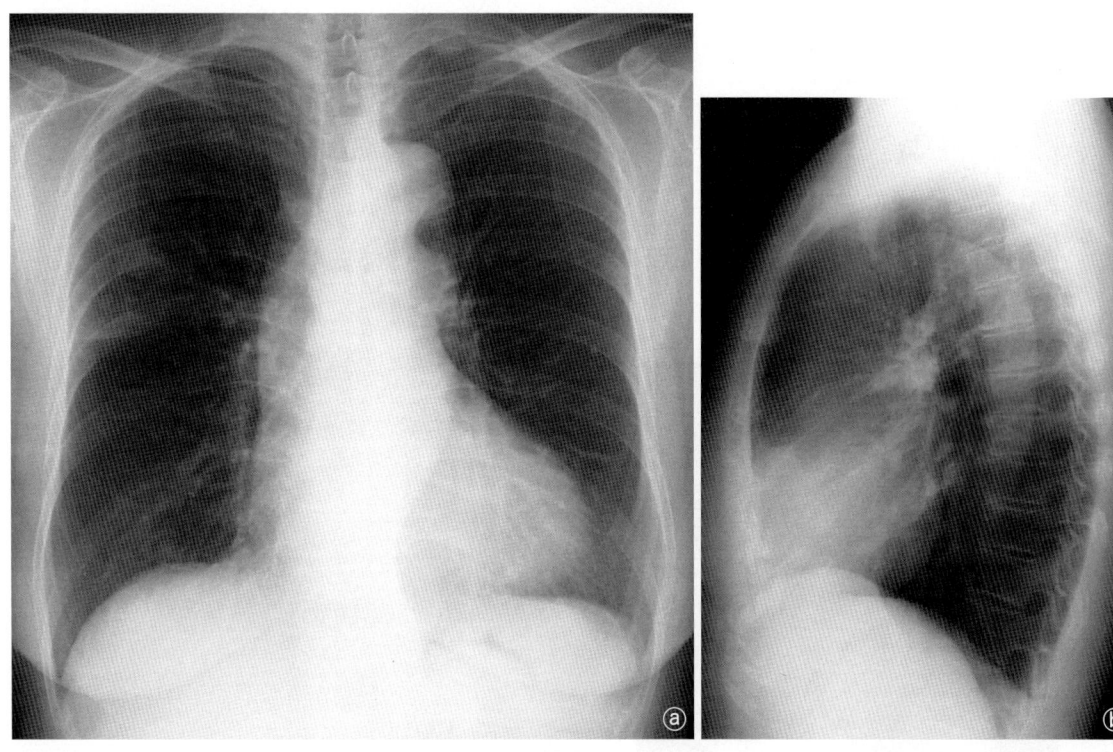

図3

症例の解説

症例 3

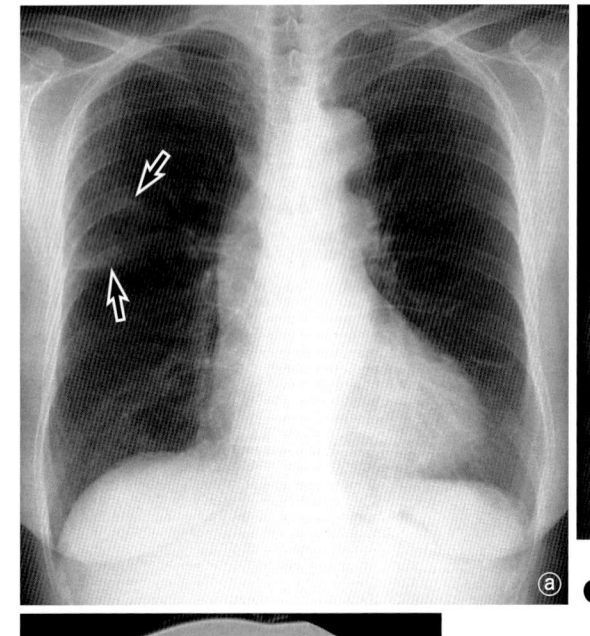

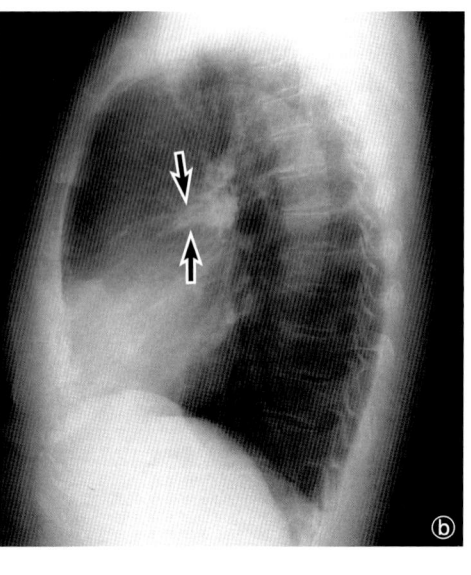

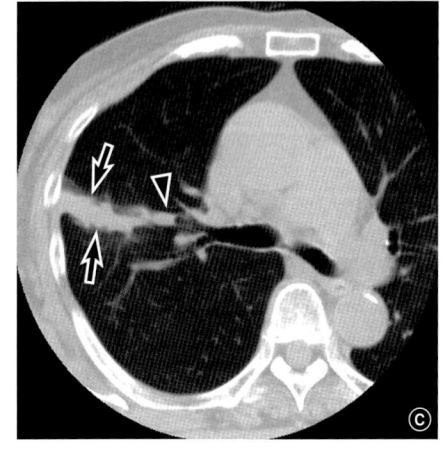

ⓐ ⓑ ⓒ
図3

【右上葉区域性無気肺】

胸部正面像（図3ⓐ）では，右上肺野外側よりに胸壁に底辺をおく楔状の異常陰影（➡）が見られます（➡）。

胸部側面像（図3ⓑ）では肺門に重なる異常陰影に相当します（➡）。

CT像（図3ⓒ）では，右上葉S^3bの亜区域性陰影（➡）ですが，右上葉B^3a亜区域気管支は閉塞し（▶），気管支内腔の閉塞性病変が疑われます。気管支鏡下の生検の結果，大腸癌の気管支壁内転移 endobronchial metastases でした。

1 はじめに

ここでは，無気肺の診断を扱います。無気肺は英語ではatelectasis（発音はアテレクタシスです）といいますが，肺の容積が減少した状態をいいます。これに対して容積の減少しない肺胞充填性病変を浸潤影（consolidation）といいます。Consolidationの訳語は肺硬化ですが，あまり適当な訳語ではなく浸潤影や融合影と訳されることが多いようです。もっとも最近では，肺胞充填性病変でなくとも背景の肺血管陰影がマスクされるような濃厚な陰影をconsolidationといってしまうことが多いようです。すなわち，Consolidationははじめその病理学的背景を意識して使用されていたわけですが，最近ではその病理学的背景を問わずに純粋に記述用語として使用されることが多くなってきています。わずかな容積減少を伴うような濃厚な陰影を無気肺とよぶかconsolidationと呼ぶかはなかなか難しいことになってしまいますが，その辺は程度問題ですが，個人の主観が入る余地があることになります。

2 無気肺の原因と病態

無気肺の原因は大きく分けて，気管支の閉塞によりその末梢肺の含気減少が生じる無気肺（閉塞性無気肺）と，中枢部の気管支が閉塞していないにもかかわらず肺容積の減少を示す非閉塞性無気肺に分けられます。成人での閉塞性無気肺の原因の多くは肺癌ですが，幼少児では気道異物などが多いとされます。非閉塞性無気肺の例は胸水の圧排による受動性無気肺（passive atelectasis）（図4）や気管支拡張症などの肺実質の慢性破壊性肺疾患による肺実質の荒廃，肺胞surfactantの欠損などによる肺胞の虚脱など種々の原因があります。臨床的に重要なのは肺癌がその原因の多くを占める閉塞性無気肺の診断にあります。すなわち，無気肺をみたら，閉塞性かどうか，中枢部の気管支の閉塞を伴うかどうかの診断が次の重要なステップになります。閉塞性無気肺は原則的には区域気管支より末梢では起きにくいとされています。これは葉間には葉間胸膜が存在していますが，区域以下では区域間胸膜は存在せず，肺胞間にはKohn孔などのいわゆるcollateral air driftが存在しているために，区域気管支より末梢で気管支の閉塞が起きてもその支配域で無気肺が起きにくいためです。もちろん実際には症例3のように区域性無気肺も起こりえますが，原則的には閉塞性無気肺は葉気管支より中枢で起きると考えてください。閉塞性無気肺と非閉塞性無気肺の画像的鑑別は，中枢側気管支の開存性の有無と，無気肺内部の気管支透亮像の有無，肺門部腫瘤の有無などによりますが，この診断にはやはりCTあるいは気管支鏡が必要とされることが多いと思います。

無気肺の存在診断では，中途半端な無気肺は誰も見落とさない，見落とされる無気肺は極端な無気肺あるいはわずかの無気肺，非典型的な無気肺だということが大切です。無気肺の章では無気肺の基本的な所見，典型的な無気肺の所見，見落とされやすい無気肺とこれらを見落とさないためにコツといったものを述べてみたいと思います。

3 無気肺に見られる胸部単純所見：典型例と非典型例

無気肺に見られる所見は，無気肺に陥った肺組織による濃厚な陰影とそれにより生じるシルエットサイン，無気肺により2次的に生じる正常構造の偏位に大きく二分されます。典型的な無気肺では，無気肺となった肺組織が比較的濃厚な陰影として見られるので見落とされることが少ないのだと思います。

無気肺は肺の容積減少として定義され，通常

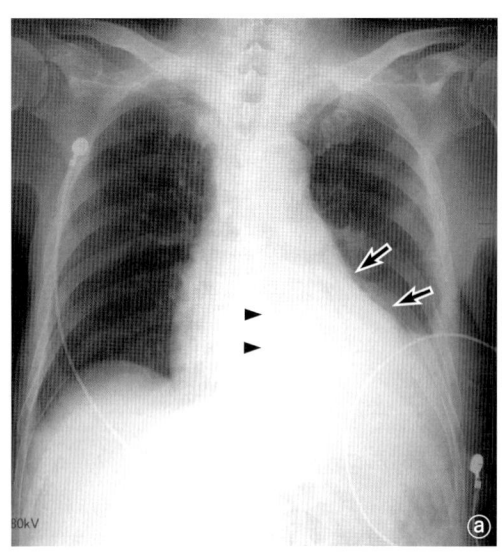

ⓐ胸部正面臥位像では，心臓の陰影に重なり濃厚な異常陰影がみられる（➡）。また下行大動脈のシルエットは消失している（▶）。

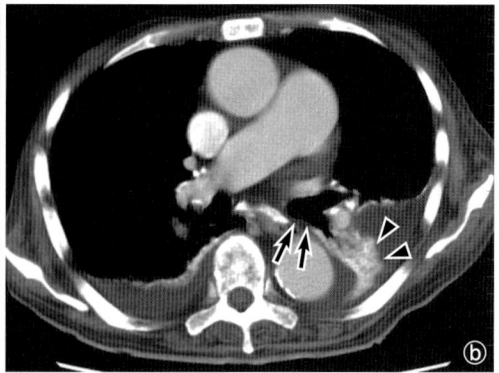

ⓑCT像では大量の左胸水がみられ，左下葉は胸水のために圧排性無気肺に陥っている（▶）。左下葉気管支は閉塞せずに開存している（⇒）。下行大動脈のシルエットの消失は胸水と左下葉の無気肺のためと思われる。

図4 受動性無気肺（passive atelectasis）

は含気減少による種々の程度の濃度低下を伴います。無気肺が生じると無気肺におちいった肺葉の接する縦隔大血管や心臓，横隔膜のシルエットが消失します。例えば右上葉では縦隔上部右側（**図1**），右中葉では右心縁下部（**図2**），右下葉では右横隔膜，左上葉では左心縁，左下葉では下行大動脈と左横隔膜のシルエットが消失するのが典型です。

　無気肺に陥った肺の容積減少が高度になると正常構造の変位が生じます。通常は正常な肺で占められている空間が代償性にoverinflateした他の肺葉で置き換えられます。肺門陰影や縦隔陰影，横隔膜などの構造が肺の容積減少に伴って変位します。例えば右上葉の無気肺では，右中葉と下葉の上部が上方に挙上，また右肺門陰影が上方に挙上します。S^7の区域間胸膜により形成される横隔膜のテント形成（Juxtaphrenic peak sign）が見られることがありますが，横隔膜の挙上などはあまり目立ちません。右上葉の血管陰影が消失するために，右肺門部から上方に広がる上葉の血管成分がなくなり，右肺の血管は中葉と下葉の成分のみからなるようになり，右肺野では血管陰影が減少し肺野が明るく見えます。これらの所見が典型的な無気肺の所見ですが，非典型的な例や極端な無気肺では所見が非典型的になります。少ないとはいえ区域性無気肺も生ずることがあります。Juxtaphrenic peak signの例を**図5**に示しますが，このようなpeakを横隔膜にみた場合は逆に上葉の容積減少（無気肺）がないかどうかをさがすことが大事です。

　無気肺が高度になり，無気肺に陥った肺葉の容積減少が高度になると無気肺自体はmediastinal wedgeと呼ばれるような扁平なきわめて薄い構造になり，胸部単純撮影では認識できなくなります。このような場合には当然のことながら心縦隔大血管のシルエットも一見正常に保たれますので，患側肺野の透過性亢進や肺野血管陰影の減少が正常構造の偏位無気肺発見の契機になることが多いと思います。

肺門部腫瘤による閉塞性無気肺で見られる典型的な所見に Golden S サイン（図1）があります。これは右上葉を閉塞する肺門部腫瘍の辺縁が外方に凸の陰影を形成し，また無気肺に陥った上葉が無気肺側に凸の陰影を形成するので，この両者でちょうどＳ字状の辺縁を持つ陰影を形成することによります。肺門部腫瘤による右上葉の閉塞性無気肺の所見とされます。また閉塞性無気肺と非閉塞性無気肺の鑑別点として無気肺内部の気管支透亮像の有無や中枢部気管支の開存性の有無があげられますが，これらが単純撮影ですべて描出できるわけではない点に注意が必要です。

以下に各肺葉の無気肺の典型像と非典型的所見について述べます。

1）右上葉無気肺（図1）

右上葉無気肺の典型的所見は前述しましたが，心陰影右縁上部のシルエットの消失，右肺門陰影の挙上，右横隔膜のテント形成（Juxtaphrenic peak sign：図5），右肺野の血管陰影の減少や，肺血管陰影の偏位などが挙げられます。右横隔膜のテント形成はかつて肺間膜により生じるとされていましたが，現在は S^7 の過剰分葉による下葉副裂あるいはこれに相当する比較的長い小葉間隔壁により生じるとされます。肺門部は上方に挙上し，上葉の肺血管は同定できなくなり，その代わりに右中葉，下葉の上部が上肺野から肺尖部を占めるようになります。右上葉気管支は正面像では右肺動脈陰影の上部，側面像では気管に重なる円形の透亮像として見られますが，この陰影が不明瞭化したり軟部組織陰影が見られるようになります。右上葉の無気肺が高度になると，右肺は容積減少が進行し，右肺尖から右縦隔上部に薄い構造物としてのみ認められるようになります（Mediastinal wedge）。このような状態では右縦隔上部のシルエットサインはもはや陰性となります。右肺門の挙上葉は高度になり，右上肺野は右中葉と右下葉 S^6 の過膨張により明るく

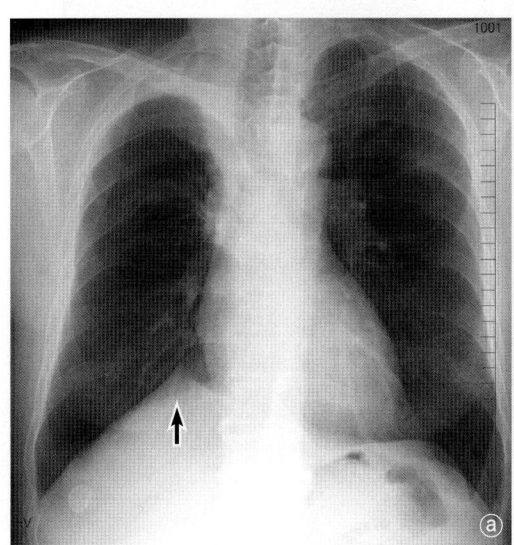

ⓐ右上無気肺例であるが，右横隔膜テント状のピークを認める。いわゆる juxtaprenic peak sign（➡）である。右肺野は容積が減少しているのに明るくみえる。また右肺内は陰影は挙上している（▶）。

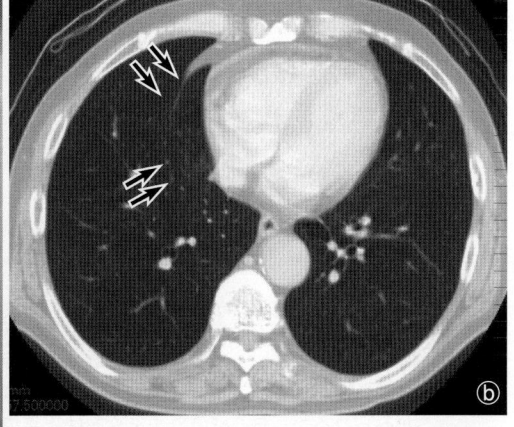

ⓑ S^7 の区域を分ける下葉副裂あるいは区域間胸膜が（➡）が juxtaphrenic peak sign の原因であることがよくわかる。

図5 Juxtraphrenic peak sign

見えるようになります。

また右上葉の一部が無気肺に陥るすなわち区域性ないし亜区域性の無気肺例を 図3 に示しました。本例は結腸癌の気管支壁転移による S^3 の区域性無気肺の例です。また右上葉無気肺ではまれですが無気肺に陥った肺組織がその重みで下方に下垂して左上葉の無気肺様に前胸壁下に帯状の陰影を呈することがあります。

2）右中葉無気肺

右中葉は右心縁下部に接して存在するので，右中葉が無気肺に陥ると右心縁下部のシルエットが消失します。容積減少がさほどなければ，正面像で右心縁を基底に置く三角形，側面像では心陰影に重なる帯状の陰影を形成します。右中葉の容積減少の進行にしたがって，右上葉の主に S^3 の成分が下方に広がり，中葉の無気肺により生じた死腔を補うようになるので，B^3b や A^3b が下方に下垂したかのように見えます。なお肺尖撮影を行うと，X線束は無気肺に陥った中葉組織の最も厚い部分を通過するので，正面像ではわかりにくい無気肺組織をより明瞭に示すことができます。

右中葉の無気肺においても，無気肺が高度になると無気肺陰影は胸部正面像ではまったく同定できず，側面像でわずかに心陰影に重なる帯状ないし索状の陰影を示すのみとなります。このようになると右心陰影下部のシルエットも明瞭に同定でき，単純撮影から無気肺の診断を下すことが困難になります。また心陰影に接しない S^4 の無気肺では右心陰影のシルエットは消失しない点にも注意を要します（図6）。

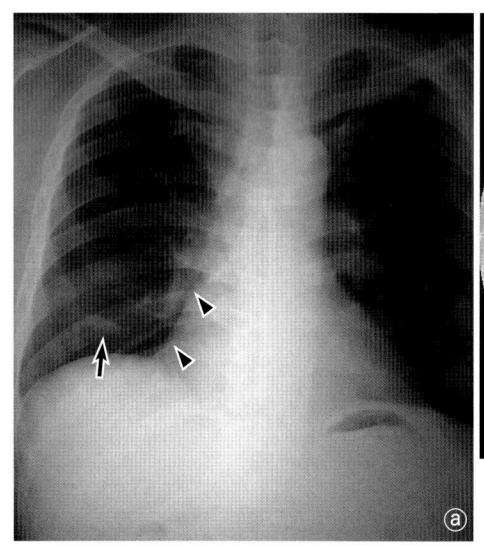

ⓐ胸部単純正面像では，右下肺野に異常陰影（➡）がみられるが，右心縁のシルエットは正常に保たれている（▶）。

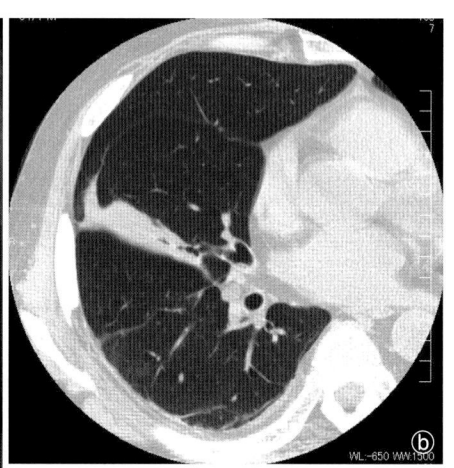

ⓑCT像をみると無気肺は S^4 に限局し，右心縁のシルエットが保たれている理由がよく説明できる。

図6 右中葉 S^4 区域性無気肺

第 5 章
無気肺と均等陰影(2)

症例

症例1 66歳，男性。血痰を主訴に来院。来院時の胸部単純撮影正面像（図1ⓐ）と側面像（図1ⓑ）を示します。異常所見を指摘してください。

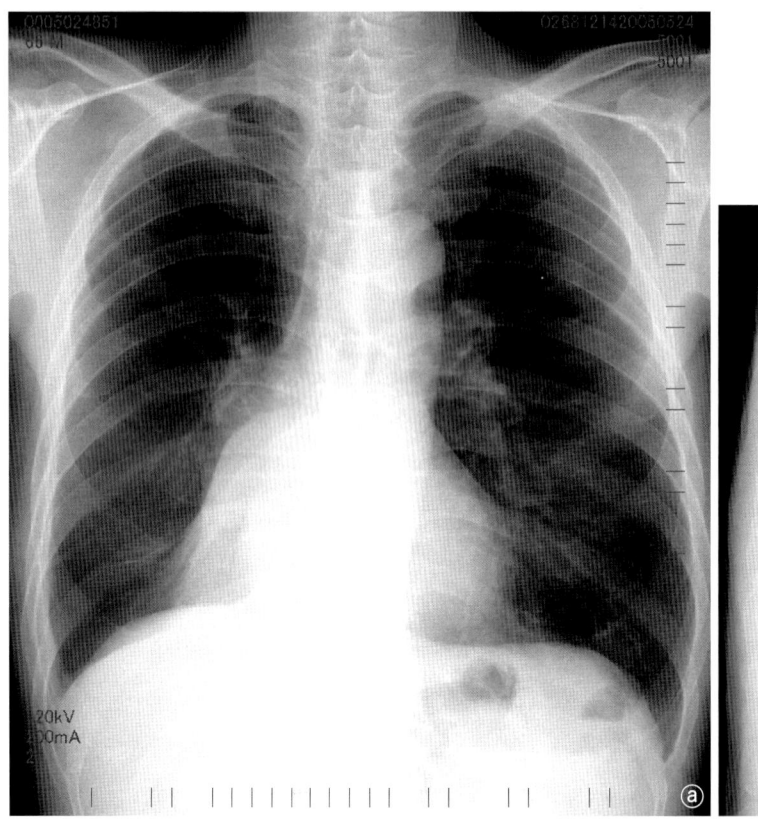

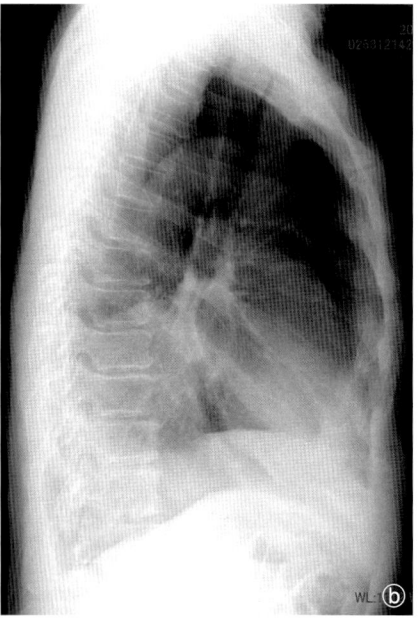

図1

第5章 無気肺と均等陰影(2)

症例の解説

症例 1

図1

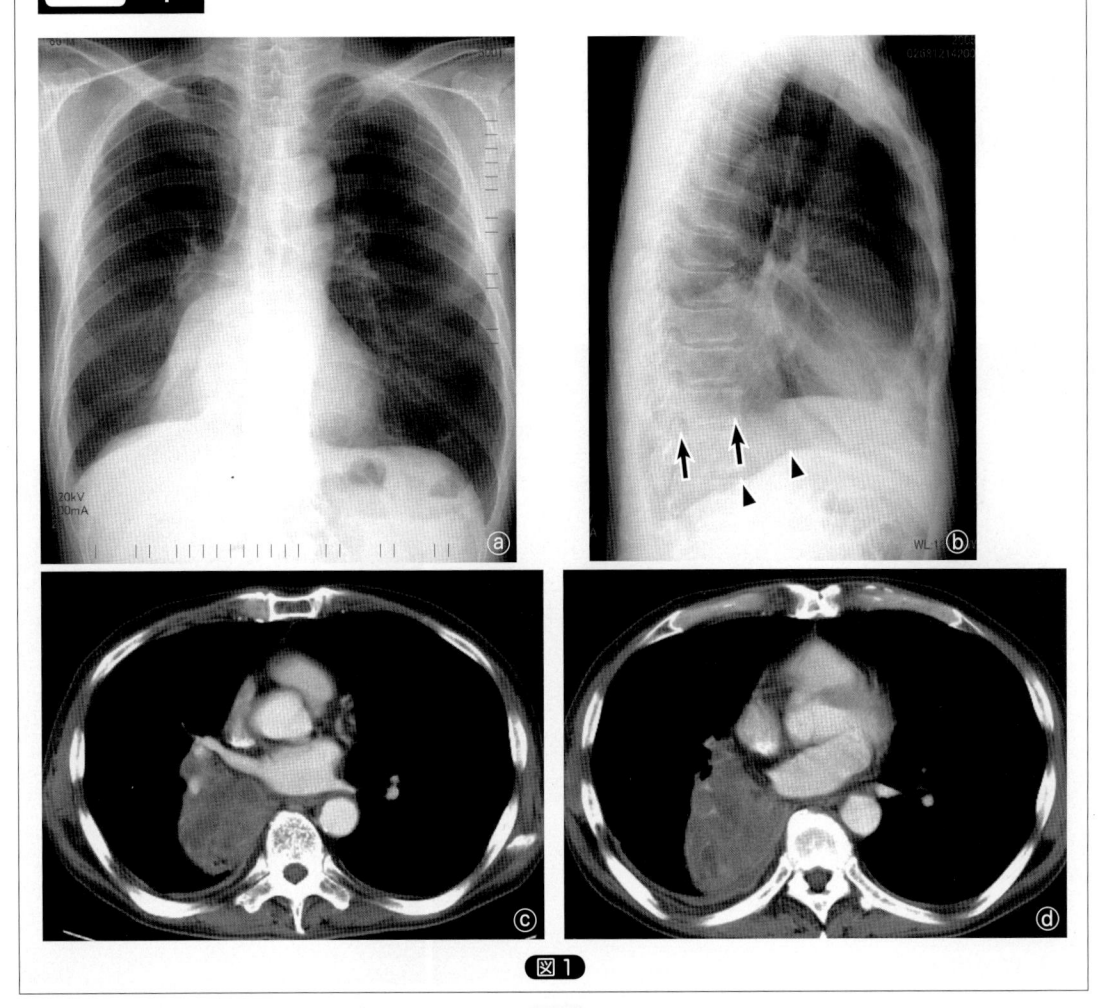

【右下葉無気肺】

　胸部正面像では右下肺野内側に横隔膜に接して無気肺陰影が見られます（図1ⓐ）。中葉の含気は保たれ，心陰影右縁下部も明瞭に保たれており，シルエットサインは陰性です。横隔膜の輪郭もよく保たれていますが，これは横隔膜ドームの頂部を形成する部分は比較的前方であるために，背側に位置する無気肺に陥った下葉とは直接に接しないためです。右肺門陰影はやや下方に下垂し，下葉の肺血管は同定できません。また右肺門下部に腫瘤の存在を疑います。右主気管支の走行が急峻となっています。これらはいずれも，右下葉無気肺によって，下内側背側に収束する力が働いていることを示しています。右胸郭は小さくなっていますが，肺野は逆に左より明るくなっています。上葉，中葉の代償性過膨張によるものです。

　胸部側面像では，右横隔膜の背側部がシルエットアウトし，不明瞭になっています（→）（図1ⓑ）。左横隔膜の腹側部は心臓とのシルエットサインにために不明瞭となっていますが，背側部は明瞭です（▶）。右横隔膜と接する異常陰影が背側よりに見られ，無気肺陰影です。

　CT像縦隔条件表示では，胸郭の背側よりに軟部組織腫瘤が見られます。腫瘤とその末梢の無気肺の分離が不十分です（図1ⓒ）。

　さらに下方のレベルでの縦隔条件表示CT像では，無気肺陰影が明瞭です。無気肺内部には気管支透亮像はまったく見られていません（図1ⓓ）。

47

症例

症例 2

68歳，男性。嗄声を主訴に来院。来院時の胸部単純撮影正面像（図2 ⓐ）と側面像（図2 ⓑ）を示します。異常所見を指摘してください。

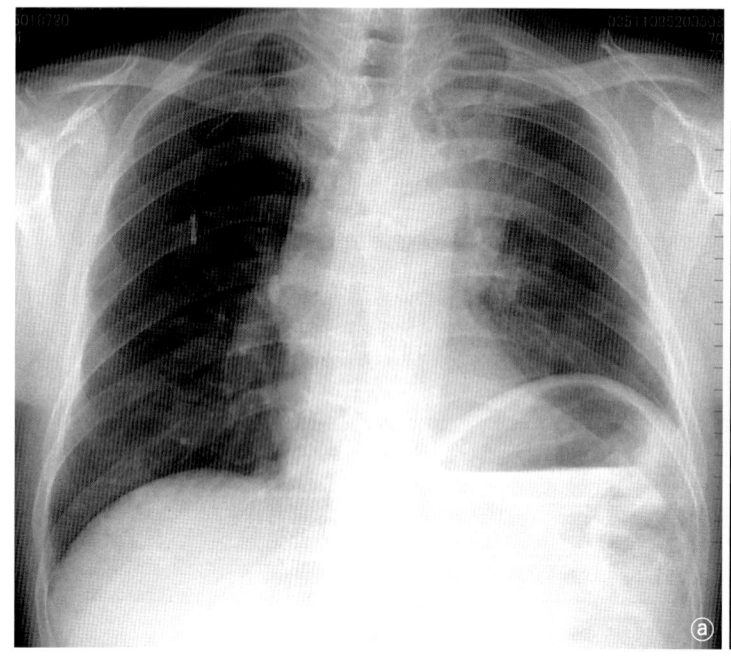

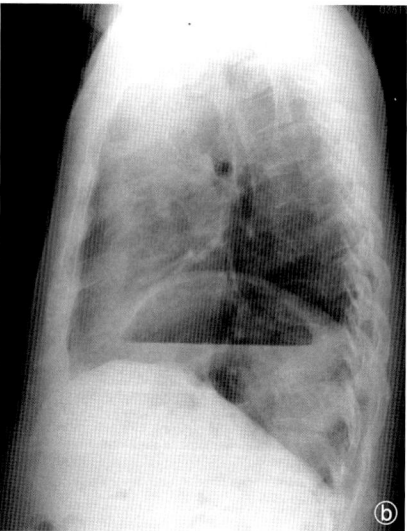

図2

無気肺と均等陰影(2) 第 5 章

症例の解説

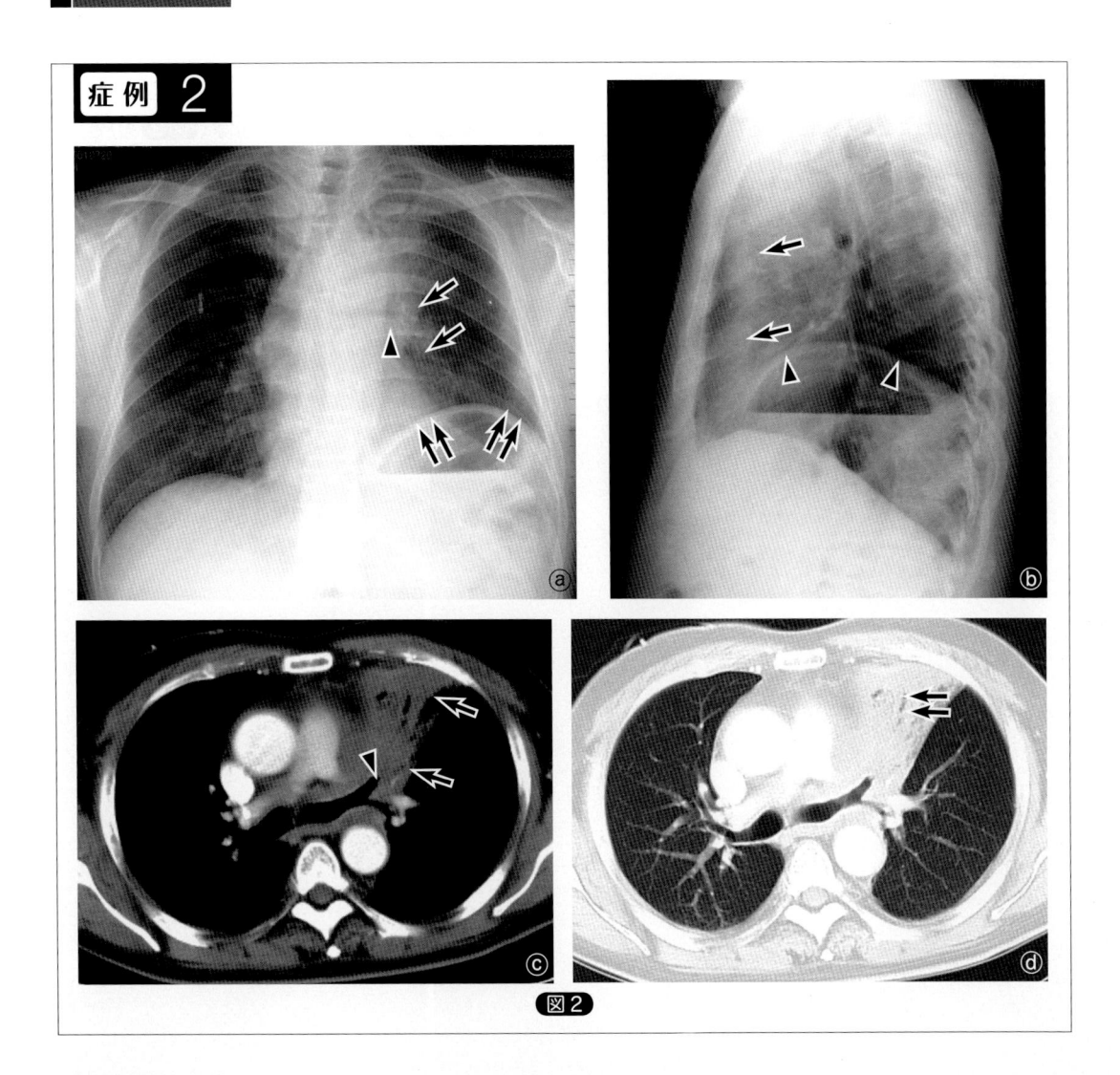

症例 2

図2

【左上葉無気肺】

　胸部正面像では，心陰影左側および大動脈弓部の輪郭が不鮮明で，これに接して淡い楔状の異常陰影（➡）が見られます（図2ⓐ）。左肺門陰影はやや上方に挙上しています（▶）。左横隔膜の挙上（⇉）も見られますが，これは左横隔神経麻痺によるものです。左肺野は全体に暗く，血管陰影の分布は右に比べると疎です。

　胸部側面像では，前胸壁下に帯状の陰影（➡）が見られます。これは無気肺におちいり前下方に下垂した左上葉そのものの陰影で，左上葉無気肺に典型的です（図2ⓑ）。挙上した左横隔膜の輪郭は鮮明に見られます（▶）。

　胸部CT縦隔条件表示では，左肺門部腫瘤と左上葉無気肺が見られます（➡）（図2ⓒ）。左上葉気管支は完全に閉塞していますが（▶），無気肺内部にはまだ気管支透亮像が認められています（⇉）。

　肺野条件表示では，左肺で含気が残っているのは下葉のみであることが分かります（図2ⓓ）。また左上葉無気肺で，心陰影，大動脈弓部にシルエットサインを形成する理由がよく分かります。

49

症例

症例 3

67歳，男性。喀痰，血痰のために受診。受診時の胸部単純正面像(図3ⓐ)と側面像(図3ⓑ)を示します。異常所見はどこにありますか？

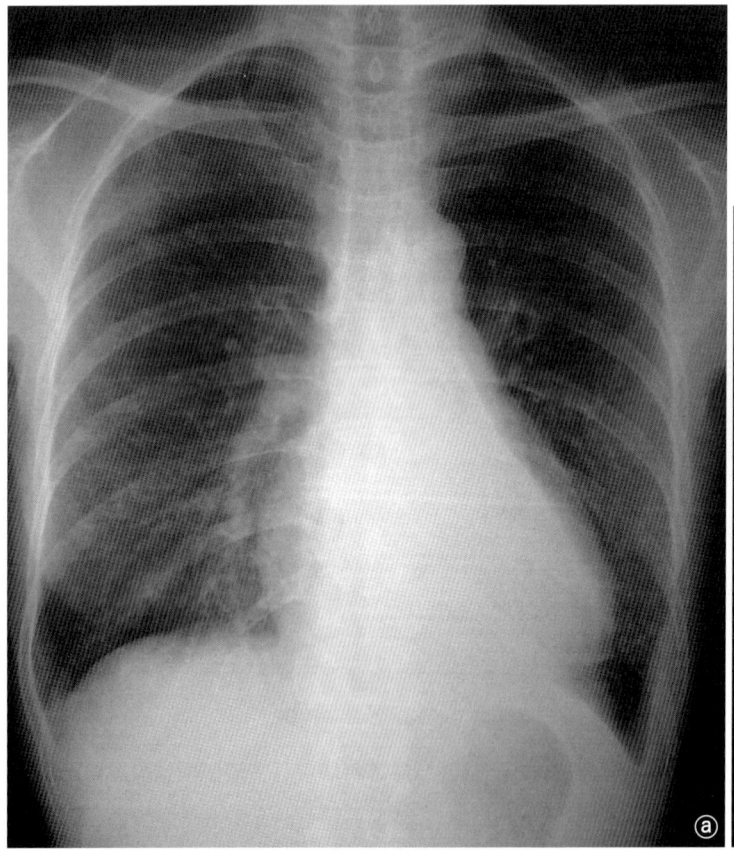

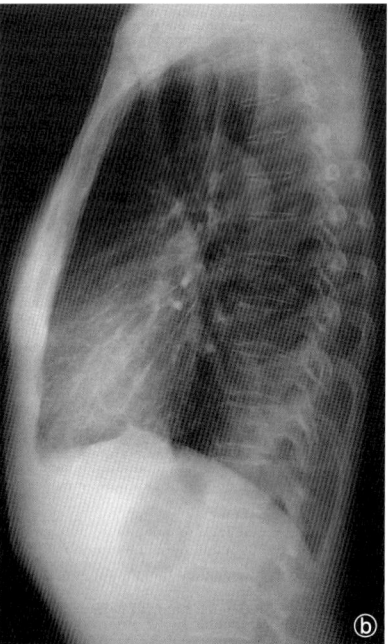

図3

症例の解説

症例 3

図3

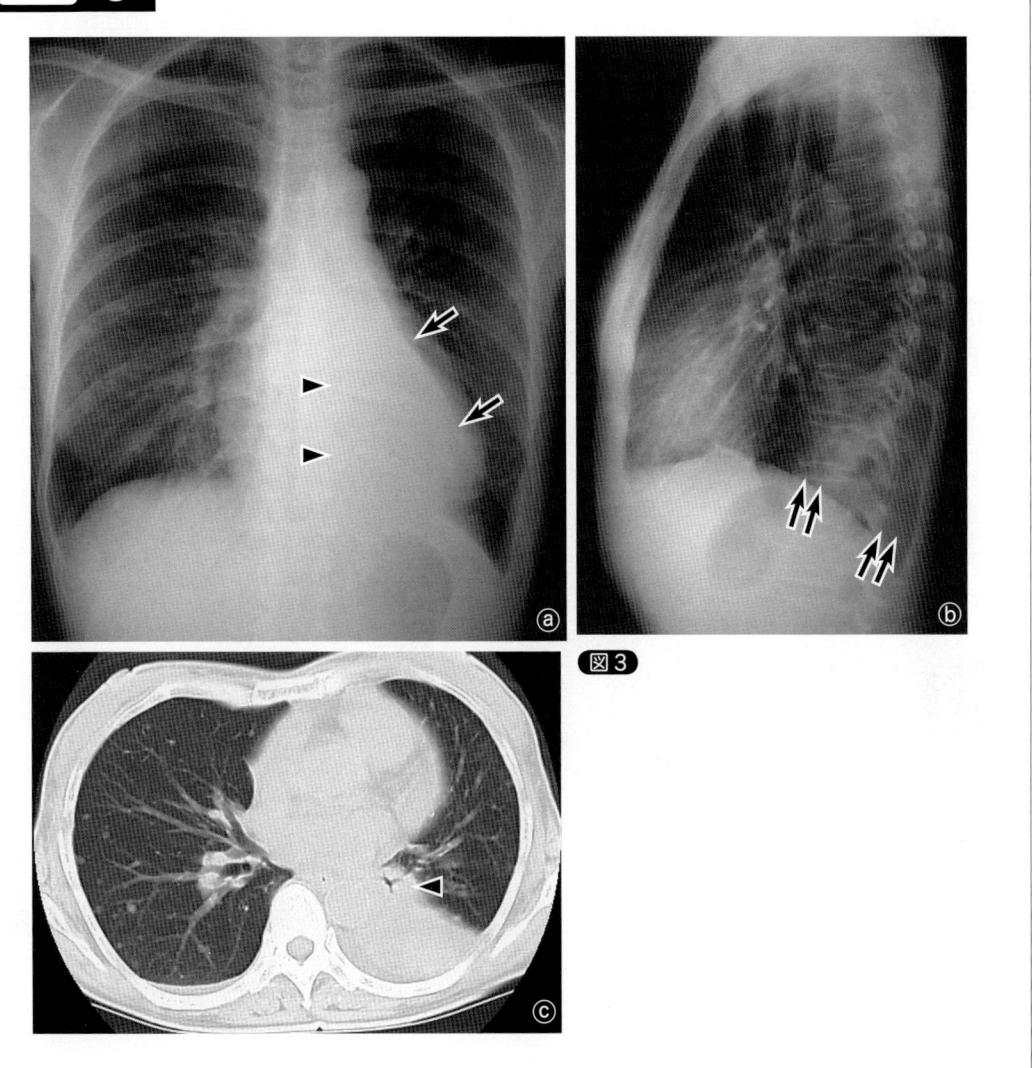

【左下葉無気肺】

　胸部正面像（図3ⓐ）では，心陰影に重なって濃厚な陰影（➡）がみられ，下行大動脈のシルエットが消失しています（▶）。

　胸部側面像（図3ⓑ）では，左横隔膜のシルエットがその後部で消失（⇒）しており，横隔膜に接して異常陰影がみられます。

　CT像（図3ⓒ）では，左下葉の無気肺が認められ，下行大動脈の外側に軟部組織陰影（➡）を形成しています。このために下行大動脈のシルエットが消失していると考えられる。左下葉気管支は閉塞しています（▶）。少量の胸水がみられます。

症例

症例 4

70歳,女。血痰を主訴に来院。来院時の胸部正面像(図4ⓐ)と側面像(図2ⓑ)を示します。異常所見を指摘してください。

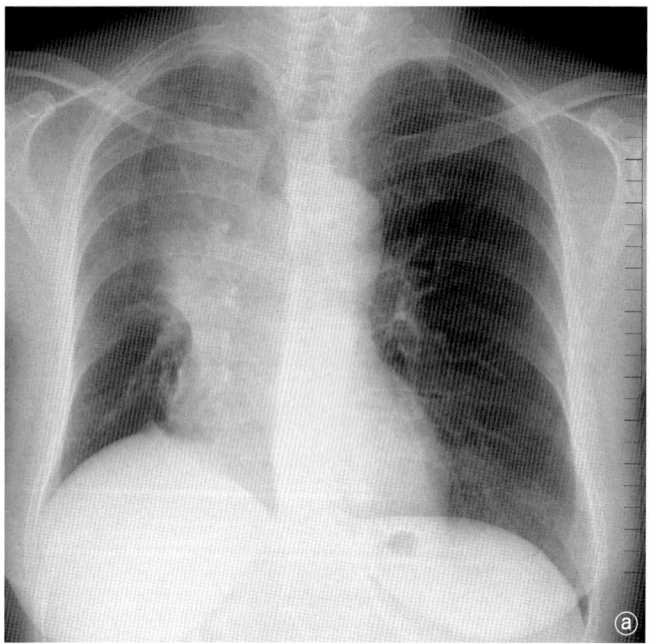

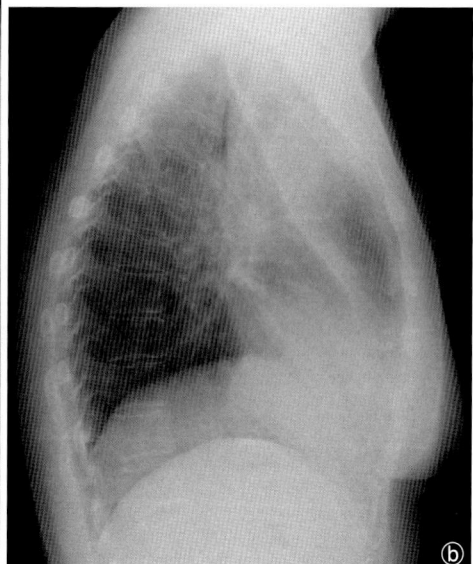

図4

症例の解説

症例 4

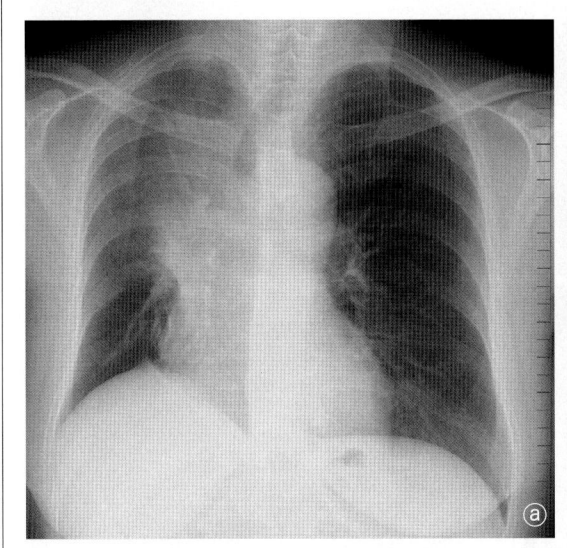

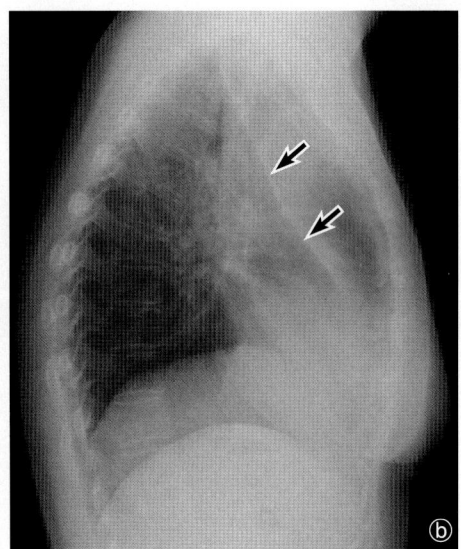

図4

【右上中葉無気肺】

　胸部正面像では，右肺門部に腫瘤陰影が見られますが，右上葉の血管陰影がまったく同定できません（図4ⓐ）。右上から中肺野に無気肺陰影が見られ，その陰影の下縁は直線状で鮮明です。右胸郭は小さく横隔膜の挙上が見られますが，肺野は明るく対側に比べて血管陰影も疎です。右肺門部はやや挙上しています。

　側面像では，左上葉無気肺と同様に前胸壁下に帯状の軟部組織陰影が見られます（➡）（図4ⓑ）。上葉無気肺に加えて中葉無気肺が生じ，無気肺が下垂して左上葉無気肺と同様の陰影を示したものと思われます。右横隔膜は挙上していますが，その輪郭は鮮明です。

　右肺門部腫瘤により，右上中葉の無気肺が生じています（図4ⓒ，ⓓ）。高度の無気肺が見られ，無気肺内部には気管支透亮像は見られていません。右上葉，中葉気管支は閉塞しているものと思われます。

　肺野条件のCT像では，右上葉，中葉気管支の閉塞により右上葉，中葉は完全に虚脱しています（➡）（図4ⓔ〜ⓖ）。含気があるのは右下葉のみですが，区域気管支にも粘液栓が見られ（▶），下葉気管支も狭窄しています（⇉）。

　さらに尾側のスライスでは，S7の区域間胸膜である下葉副裂によりjuxtaphrenic peak signが生じているのが分かります（図4ⓗ）（➡）。

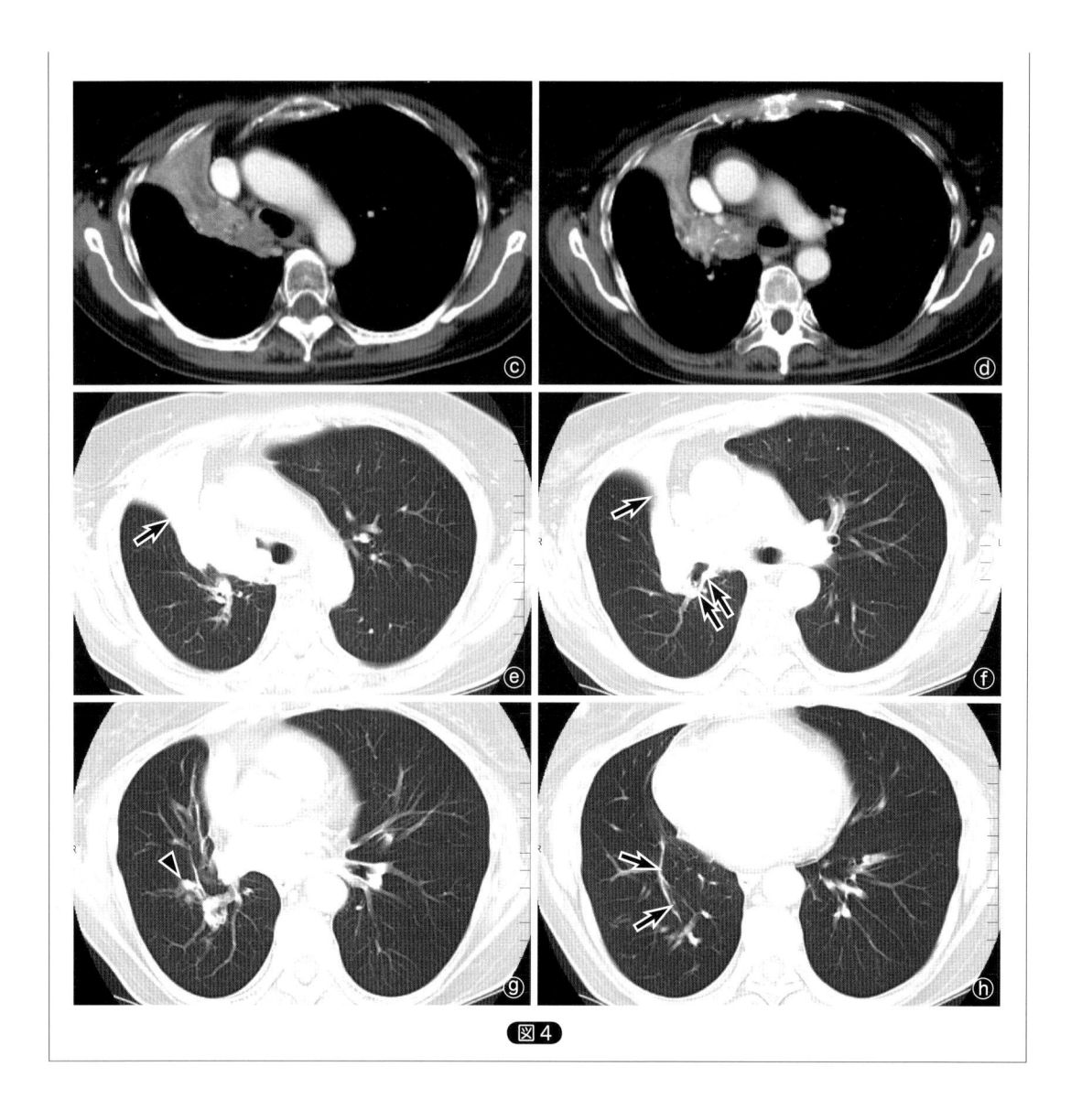

図4

前章に続き無気肺の話です。

1 右下葉無気肺（図1）

右下葉の無気肺や浸潤影により，右横隔膜のシルエットが消失します。側面像においても右横隔膜のシルエットが消失し，右下葉の容積減少により，右上葉，中葉が下後方に代償性に過膨張を示し，右肺の血管陰影は上葉と中葉のみからなるようになります。また右肺門は下方に偏位し，右主気管支の走行がより垂直方向に近くなるなど，正常構造の偏位が生じます。もちろん実際の症例では胸水なども加わり複雑な陰影が形成されますので，陰影の解析にCTが役立つことも多いのです。無気肺が極端になると無気肺の陰影そのものが不明瞭になり，認識しにくくなるのは他の部位の無気肺と同様です。

2 左上葉無気肺（図2）

典型的な左上葉の無気肺では，正面像で左心縁のシルエットが消失します。左上葉舌区は左心縁下部に接するので，舌区病変でも左心縁下部のシルエット消失がみられます。正面像では無気肺に陥った肺組織は左心縁に基底をおく楔状の陰影を呈し，側面像では無気肺となった左上葉による前胸壁下の帯状の陰影がみらます。上葉の位置から正面像で左心縁がシルエットアウトされる理由がよく分かります。側面像では，無気肺は前胸壁下に帯状に広がる陰影を示します（図5）。これは無気肺に陥った上葉が，その重みにより下方に下垂するためです。右上葉の無気肺では含気をもつ中葉があるために無気肺が下方に下垂しにくく，縦隔上部内側よりに位置することになりますが，まれに無気肺に陥った右上葉が下方に下垂して，右肺門部から下方にのびる陰影を形成することがあります。

左上葉の無気肺により生じた死腔を埋めるために，左下葉の主にS^6が上方に過膨張を示します。左肺門は上方に変位し，横隔膜には右上葉の無気肺同様に juxtaphrenic peak sign が生じます。また左下葉S^6の過膨張によりこの部の肺野が明るく見え，大動脈弓部を取り巻くような透亮像が見られる（Luftsichel）ようになります。この所見はかつて，右肺が左胸腔に herniate するためと誤って考えられていまし

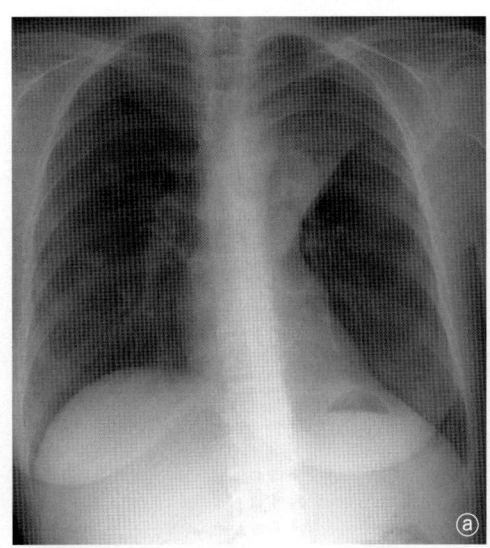

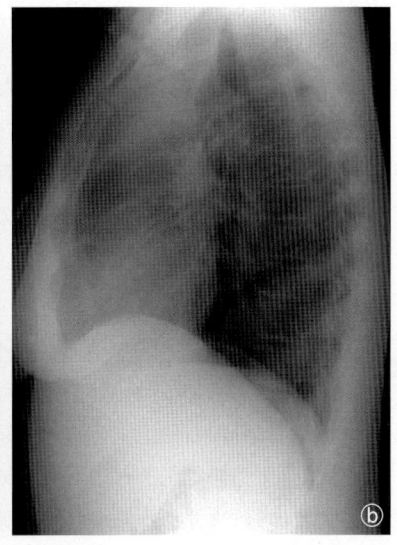

図5 左上葉の無気肺
左上葉無気肺は正側像では左心縁上部に接する楔状の陰影を形成する。側面像で無気肺におちいった左上葉が側面像で胸壁下に帯状の陰影としてみられる（➡）。

たが，現在はS⁶の過膨張によると考えられています。

もちろん上葉の無気肺が高度になると，無気肺に陥った肺そのものはX線像では同定できなくなりますので，肺野の透過性亢進がその大きな所見になります。

3 左下葉無気肺（図3）

左下葉の無気肺では左横隔膜および下行大動脈のシルエット消失が見られます。また無気肺に陥った肺組織は下行大動脈に接し，心陰影の後方に三角形の濃厚な陰影を形成しますが，無気肺による容積減少が高度になるとこの陰影は不明瞭化し，下行大動脈のシルエットサインも陰性化するので注意を要します。下葉の容積減少の進行による上葉の過膨張が生じ，左肺野は透過性が亢進し血管陰影がまばらになります。また，左主気管支の走行がより垂直に近くなります。左下葉は腹部手術などの後に非閉塞性無気肺を起こしやすい部位であり，左主気管支の走行が長いので，小児ではしばしば炎症性病変で無気肺を生じます（図6）。

左下葉の極端な無気肺はしばしば見落とされます。これは下葉の容積減少が高度になると，一見して下行大動脈のシルエットが正常に保たれて見え，無気肺組織が不明瞭になるからです。左肺野が異常に明るく見えることや，左主気管支の走行が垂直に近くなることが無気肺発見のきっかけになります。

4 複数の肺葉の無気肺

右中葉，下葉の無気肺で右肺上葉のみの含気が見られる場合は，下葉の無気肺と中葉の無気肺の所見が両方認められます。正常では，右肺門陰影は通常，上脚と下脚からなりますが，この場合は上脚のみからなり，肺野に広がる肺血管陰影が通常は肺門の2カ所に収束するように見えるのに対して肺門の1カ所のみに収束するように見えます。また横隔膜は上昇し，右肺野の血管陰影が減少し肺野が明るく見えます（図7）。

5 特殊な無気肺

1）円形無気肺（図8）

円形無気肺は，胸膜病変に関連する局所性の

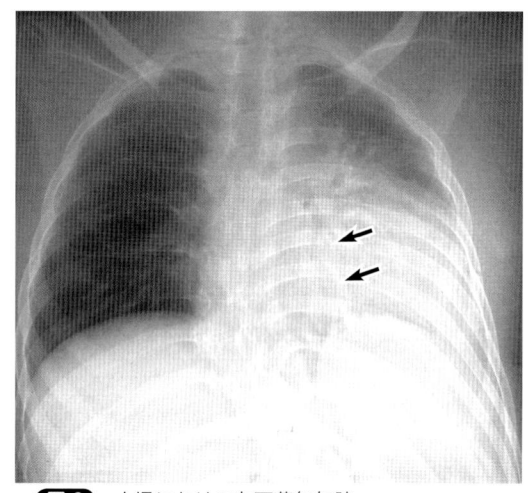

図6 小児における左下葉無気肺
気管支透亮像（➡）をみとめる。

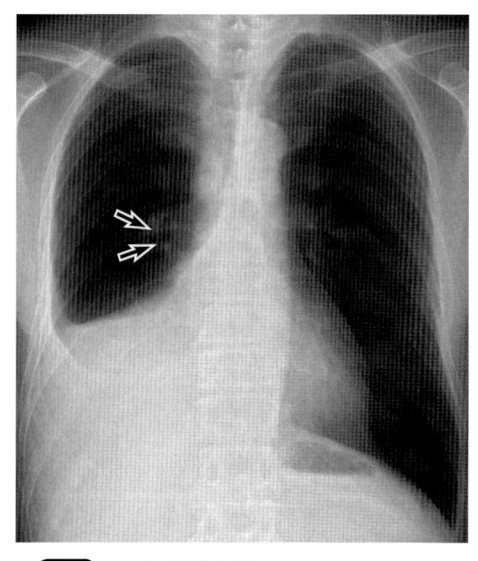

図7 右中下葉無気肺
右肺内の血管は一点に集中しているようにみえる。

肺実質の容積減少です。典型的な場合は，胸水が消退する場合や石綿曝露で認められます。胸膜の癒着に伴って肺実質の伸展が障害されるもので，肺の強い容積減少と高度の血管気管支の巻き込み像が見られます。（図8）血管気管支の巻き込みは，通常の末梢発生腺癌よりさらに高度で，彗星の尾のように見えることから commet tail sign と称されます。典型的な場合は診断に困難はありませんが，容積減少が少ない場合は腺癌との鑑別に困難を感じる例も少なくありません。MR像で腫瘍陰影内部に巻き込まれた胸膜が，T2強調像で低信号の線状陰影としてみられることが特徴的所見とされます。

2）板状無気肺（Fleischner line）（図9）

はじめの記載は肺梗塞症で，梗塞陰影に接して見られる線状，索状の陰影として記載されましたが，肥満者や胸水貯留，上腹部手術後などに同様の陰影が見られます。下肺野に多く横隔膜に平行なものが多いですが，斜めに位置するものや垂直に近いものなどさまざまです。

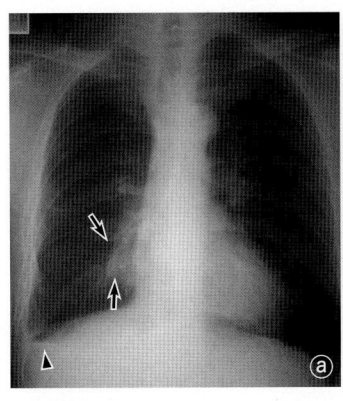

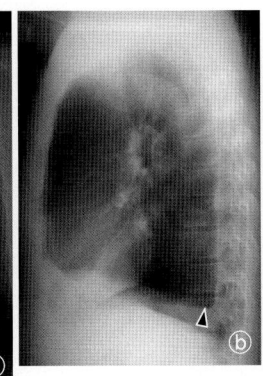

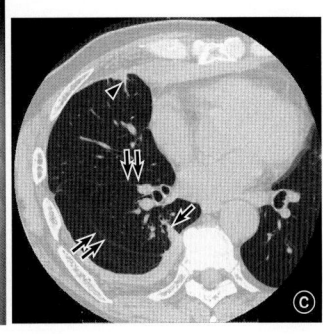

図8 円形無気肺
ⓐ胸部正面像では，右下肺野内側に異常陰影がみられる（➡）。また，右肋骨横隔膜角は鈍化し（▶）胸水あるいは胸膜癒着と思われる。
ⓑ胸部側面像では，右横隔膜の後部肋骨横隔膜角は鈍化している。
ⓒCT像では，右胸腔に胸膜肥厚がみられ，これに接して収束傾向の強い不整形の異常陰影がみられ，胸膜陥入像も伴っている（➡）。葉間胸膜の変位（⇒）から右下葉全体の容積減少も高度であることが分かる。また，右中葉にも同様の陰影がみられる（▶）。円形無気肺症例と考えられる。

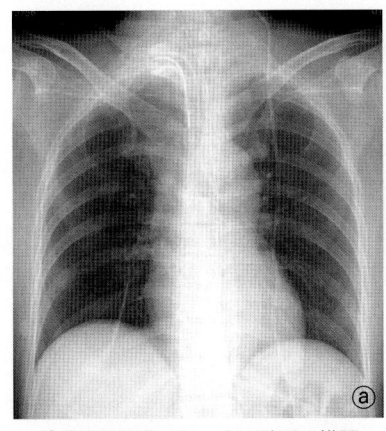

ⓐ胸部正面像では，右下肺野で横隔膜に重なって垂直に走行する索状陰影が見られます。

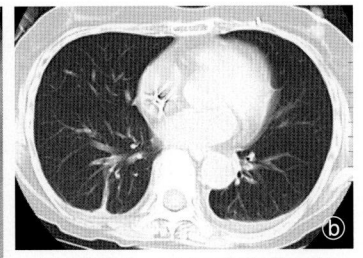

ⓑCT像では，S10の索状陰影がより明瞭です。小気管支の閉塞に伴う小さな無気肺で，気管支喘息などで気道分泌物が増加したり，腹部手術後で横隔膜の運動性が低下した場合などに認められます。胸壁や横隔膜に至る線状や索状の陰影であり，水平に走行するものや垂直に走行するものがあります。

図9 板状無気肺（discoid atelectasis）

第 6 章
無気肺と均等陰影(3)

症例

症例 1

67歳，女性。無症状。検診にて異常陰影を指摘され来院。胸部単純撮影（図1 ⓐ，ⓑ）を示します。異常所見はどこにありますか？

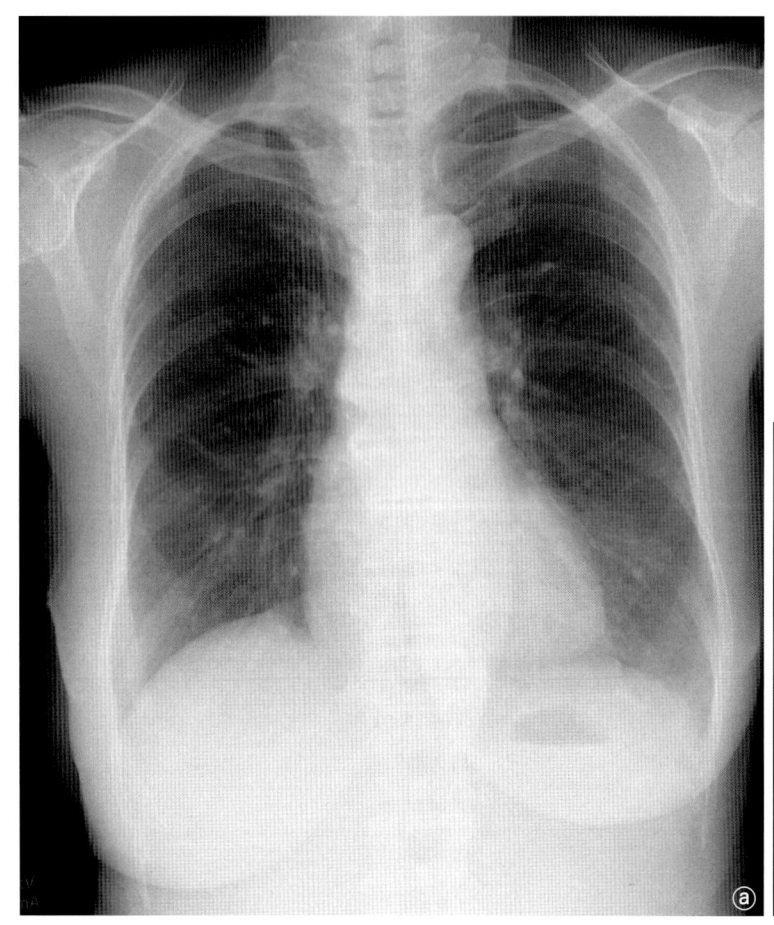

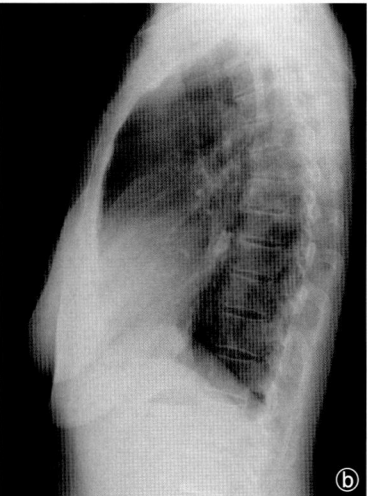

図1

無気肺と均等陰影(3) 第6章

症例の解説

症例 1

図1

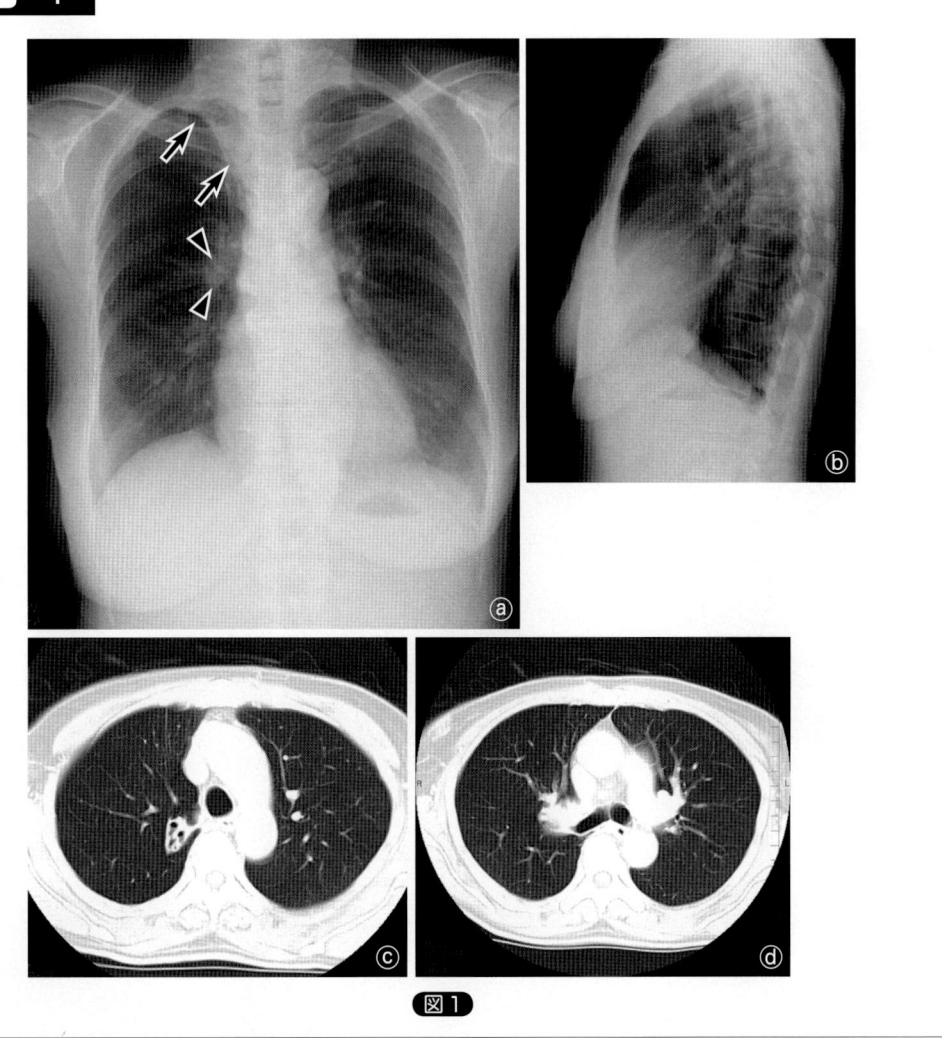

【来院時の胸部単純撮影】

図1 ⓐ胸部正面像

胸部正面像では，右肺尖内側よりに楔状の異常陰影が見られます（→）。右肺門部の挙上が高度（▶）で，右胸郭は縮小しています。

図1 ⓑ胸部側面像

異常陰影は見られませんが，右上葉気管支口の透亮像が不明瞭です。

図1 ⓒCT像肺野条件

右上葉の高度の無気肺が見られます。無気肺内部には気管支透亮像が見られます。

図1 ⓓCT像肺野条件

右上葉の高度の無気肺により，中葉と下葉が過膨張しています。肺野条件で見られる肺血管陰影は肺門部にたどると全て中葉と下葉の成分であることがわかります。肺門部には明らかな腫瘤陰影はなく，気管支鏡でも腫瘍は見られませんでした。慢性炎症性変化による高度の無気肺と考えられました。

61

症例

症例 2

76歳，女性。咳そうで来院。胸部単純撮影（図2 ⓐ，ⓑ）を示します。異常所見を指摘して下さい。

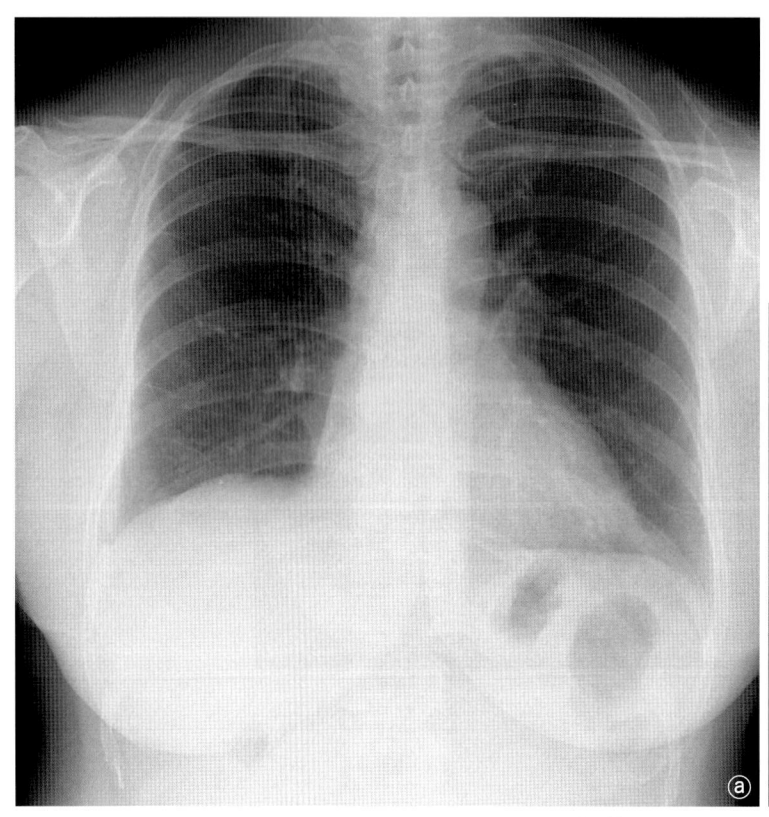

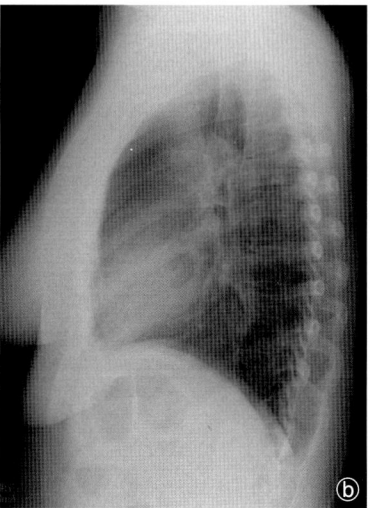

図2

無気肺と均等陰影(3) 第6章

症例の解説

症例 2

図2

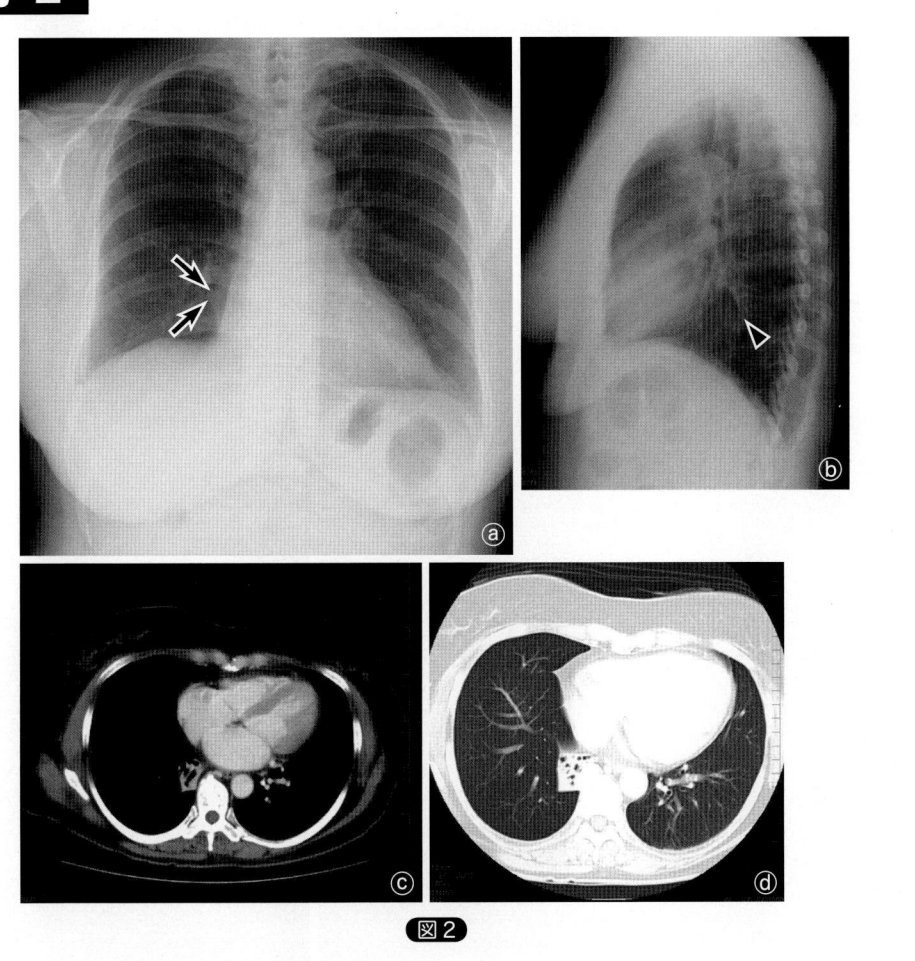

　図2 ⓐ胸部正面像では，右下肺野内側よりに小さな楔状陰影（→）が見られます。右心縁下部はよく保たれ，シルエットサイン陰性です。また横隔膜の輪郭も鮮明です。右肺は左に比べて明るく，肺血管陰影も疎な分布を示しています。横隔膜は軽度の挙上を示し，右主気管支の走行は急峻です。

　図2 ⓑ胸部側面像では，心陰影後部に重なり楔状の陰影があるように見えます（▶）。右横隔膜のシルエットは正常に保たれています。

　図2 ⓒ胸部CT縦隔条件表示では，右無気肺は高度で，その内部に気管支透亮像を認めます。肺門部にも明らかな腫瘤はなく，非閉塞性無気肺と考えられます。

　図2 ⓓ肺野条件表示でもほぼ同様の所見で，右下葉の容積減少が高度であり，側面像で右横隔膜のシルエットが正常に保たれた理由がよくわかります。

症例

症例 3
36歳，男性。急性骨髄性白血病で3日前から発熱があります。受診時の胸部単純X線写真(図3 ⓐ，ⓑ)を示します。どのような所見がありますか？

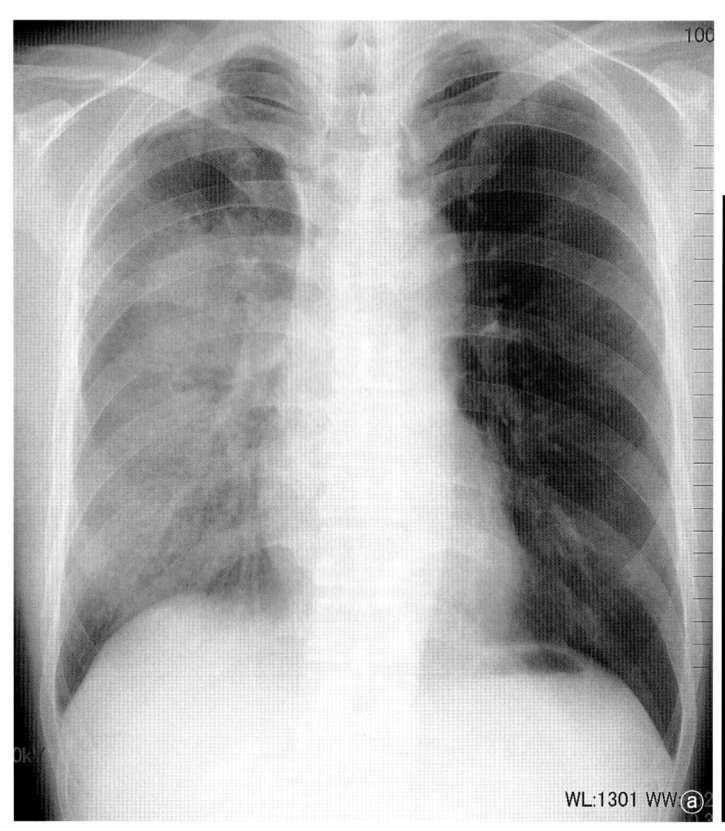

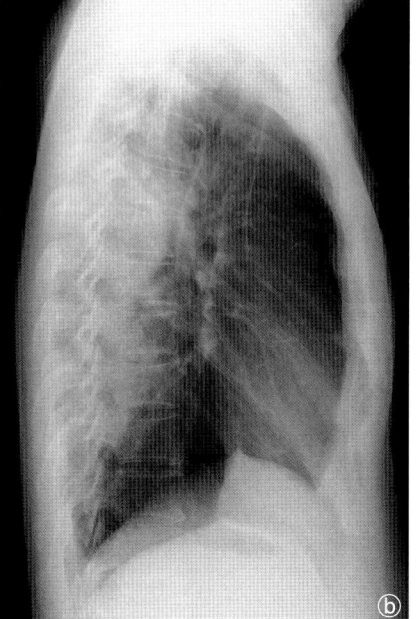

図3

症例の解説

症例 3

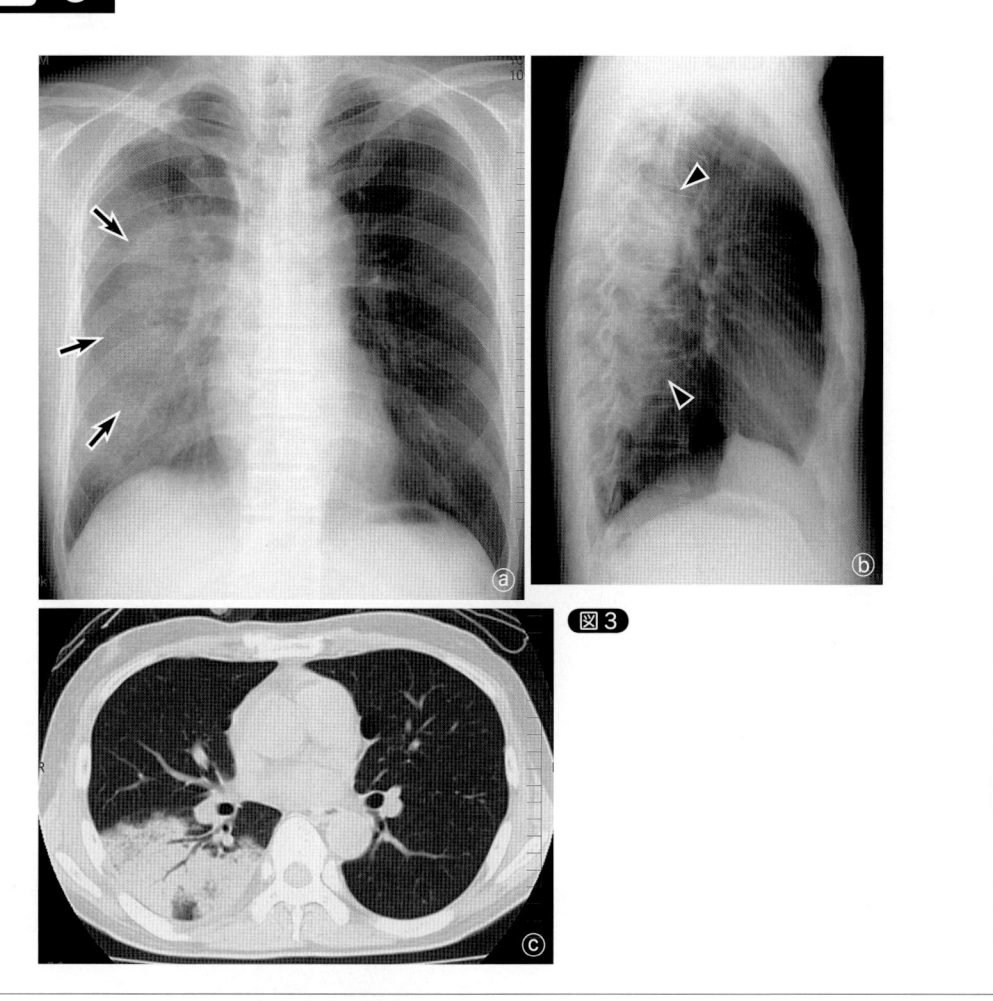

図3

【肺水腫】

　胸部単純正面像（図3ⓐ）では，右中から下肺野中心に右肺に比較的濃厚な浸潤影がみられます（➡）。陰影の境界は不明瞭であり，陰影内部はやや不均一ですが，その内部には気管支透亮像などは認められません。側面像（図3ⓑ）では，異常陰影（▶）は背側よりにあるようです。CT像（図3ⓒ）では，右下葉に気管支透亮像を含む浸潤影が見られ，陰影内部には，多角形に取り残された部位があり，病変の軽い小葉がいくつか存在しているものと考えられます。病変は汎小葉性または多小葉性病変の性格を持っていると考えられます。また下肺野で陰影がやや淡く見えるのは，その前方に含気のある肺があるためと考えられます。その後この陰影内部に空洞，菌球が形成されinvasive aspergillosisと考えられた例ですが，この時点の画像は通常の肺炎と区別がつきません。

症例

症例 4

67歳, 男性。発熱, 喀痰で受診。胸部単純像で異常所見を認めました。正面像, 側面像(図4 ⓐ, ⓑ)を示します。どのような所見がありますか？

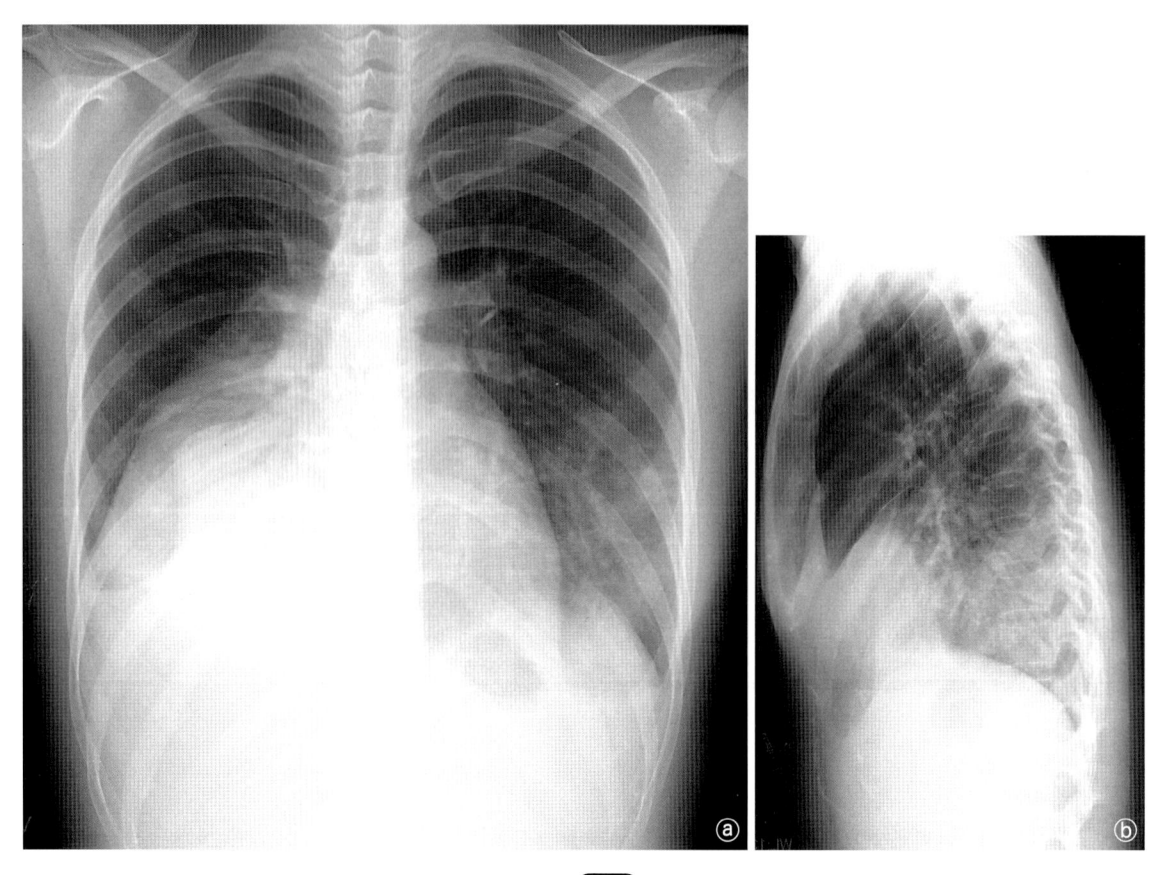

図4

第 6 章 無気肺と均等陰影(3)

症例の解説

症例 4

図4

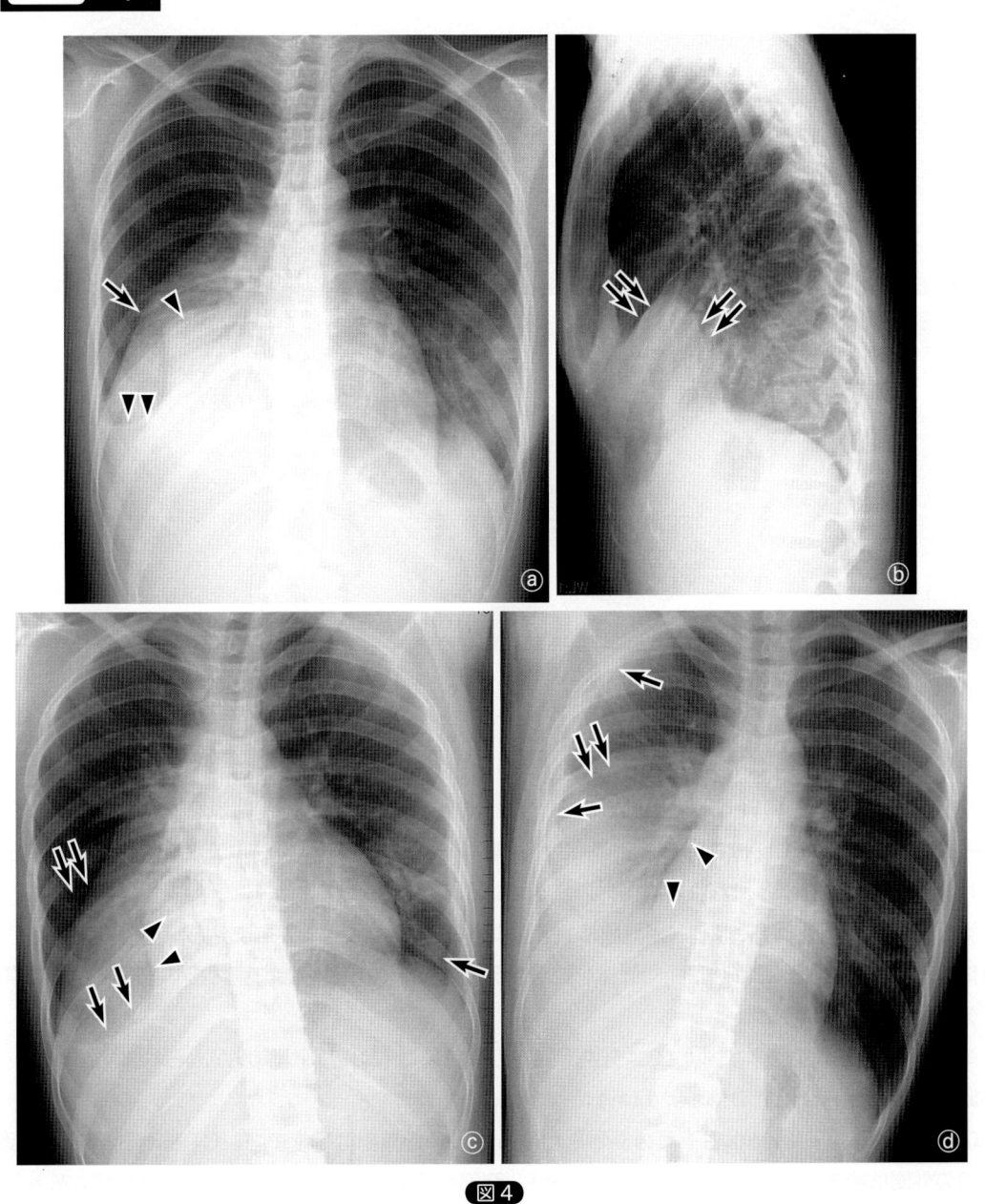

症例の解説

図4

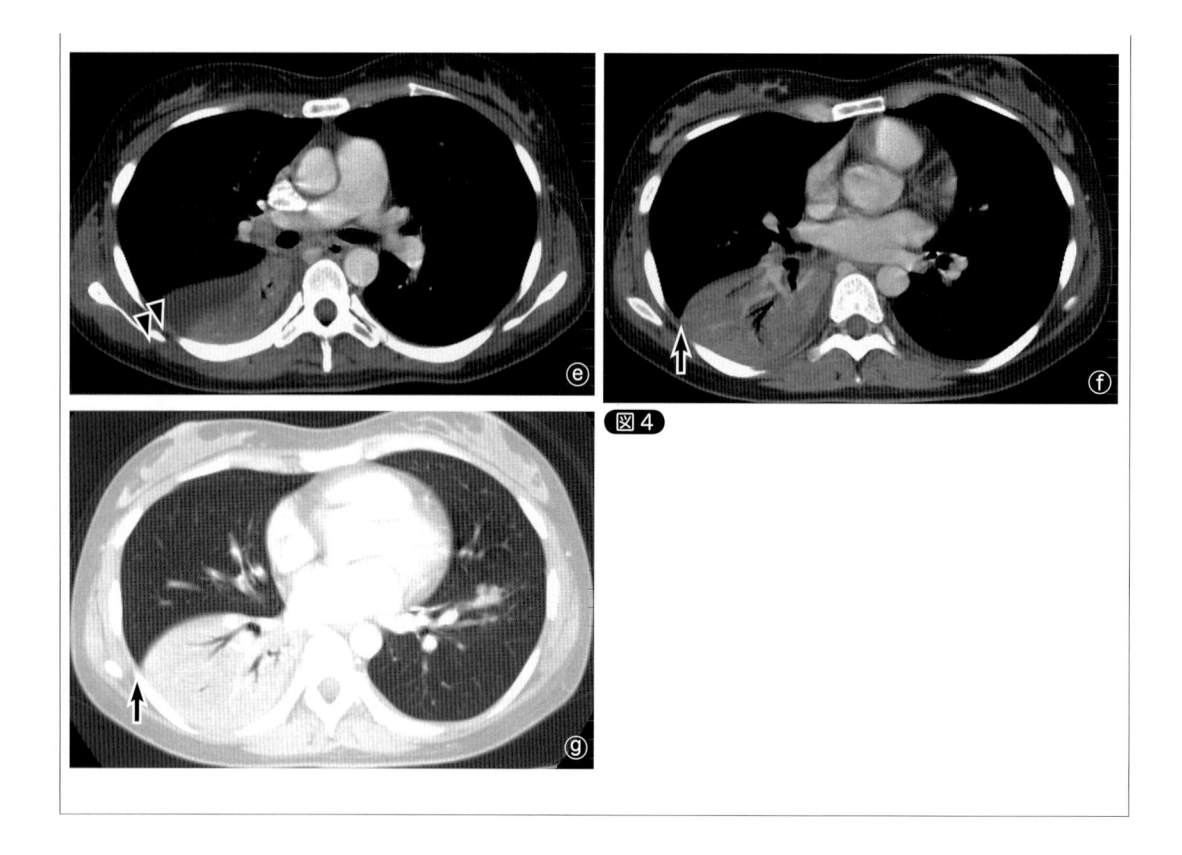

【右下葉大葉性肺炎】

胸部正面像（図4 ⓐ）では，右中肺野から下肺野にかけてその外側縁が明瞭な異常陰影が認められ（➡），横隔膜がシルエットされています。これに重なるように右心縁をシルエットする異常陰影がみられ（▶），外側の胸水と思われる陰影に連続しているように見えます（▷）。

胸部側面像（図4 ⓑ）では，右横隔膜は完全にシルエットされ認識できません。心陰影に重なるように異常陰影（⇒）がみられ，正面側面像を総合すると右下葉の浸潤影と心臓に接する何らかの異常陰影の存在が疑われます。

両側の側臥位像（図4 ⓒ，ⓓ）では右中下肺野の異常陰影（⇒）と両側胸水がみられますが（➡），右心縁のシルエットは正常に見えます（▶）。

CT像（図4 ⓔ〜ⓖ）では右下葉の浸潤影がみられ，容積減少は軽度です。CTをみると，上下葉間胸膜の外側は後方に向かって走行しており（➡），胸部単純像での異常陰影の外側縁が明瞭であった理由がよく分かります。つまりこの部分で正接の効果がえられ比較的明瞭な外側縁を示したと思われます。また胸水がみられ，上下葉間胸水もみられますが，中葉など心臓に接し，心陰影をシルエットするような病変は認められず，単純正面像で心陰影に接して内側よりにみられた異常陰影は葉間胸水によるものであったと考えられます。側臥位で心陰影が明瞭に見えたのは胸水が移動したためと考えられます。

無気肺と均等陰影(3)　第6章

症例

症例5 63歳，男性。発熱，呼吸困難などで2週間前に他院に入院，HIV陽性が判明し転院。転院時の胸部単純X線写真（図5 ⓐ，ⓑ）を示します。どのような所見がありますか？

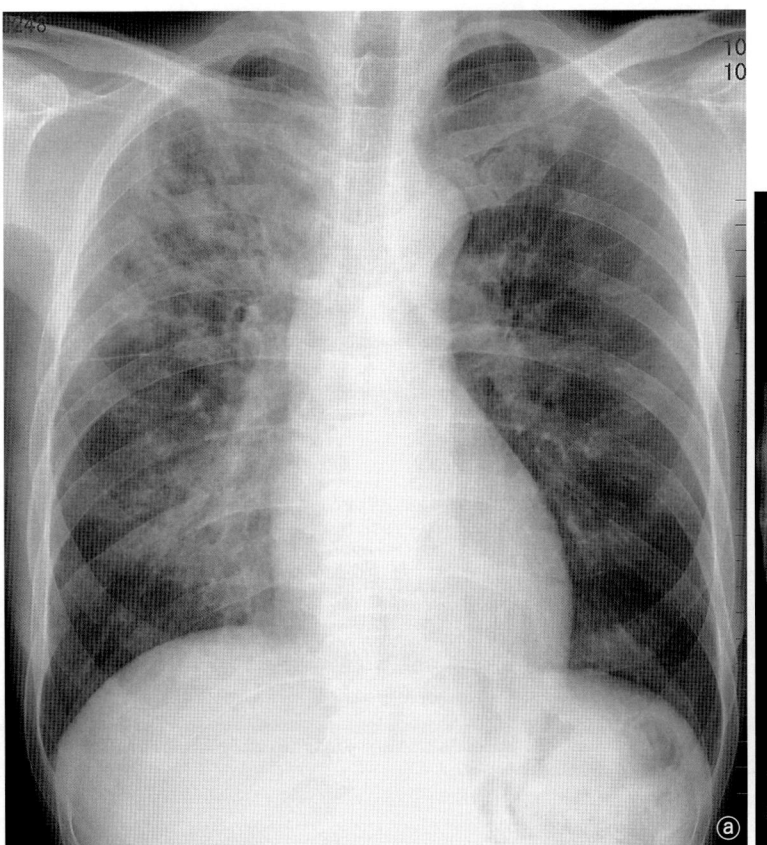

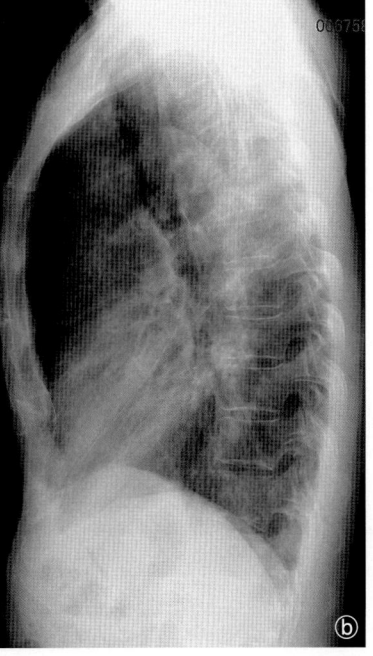

図5

症例の解説

症例 5

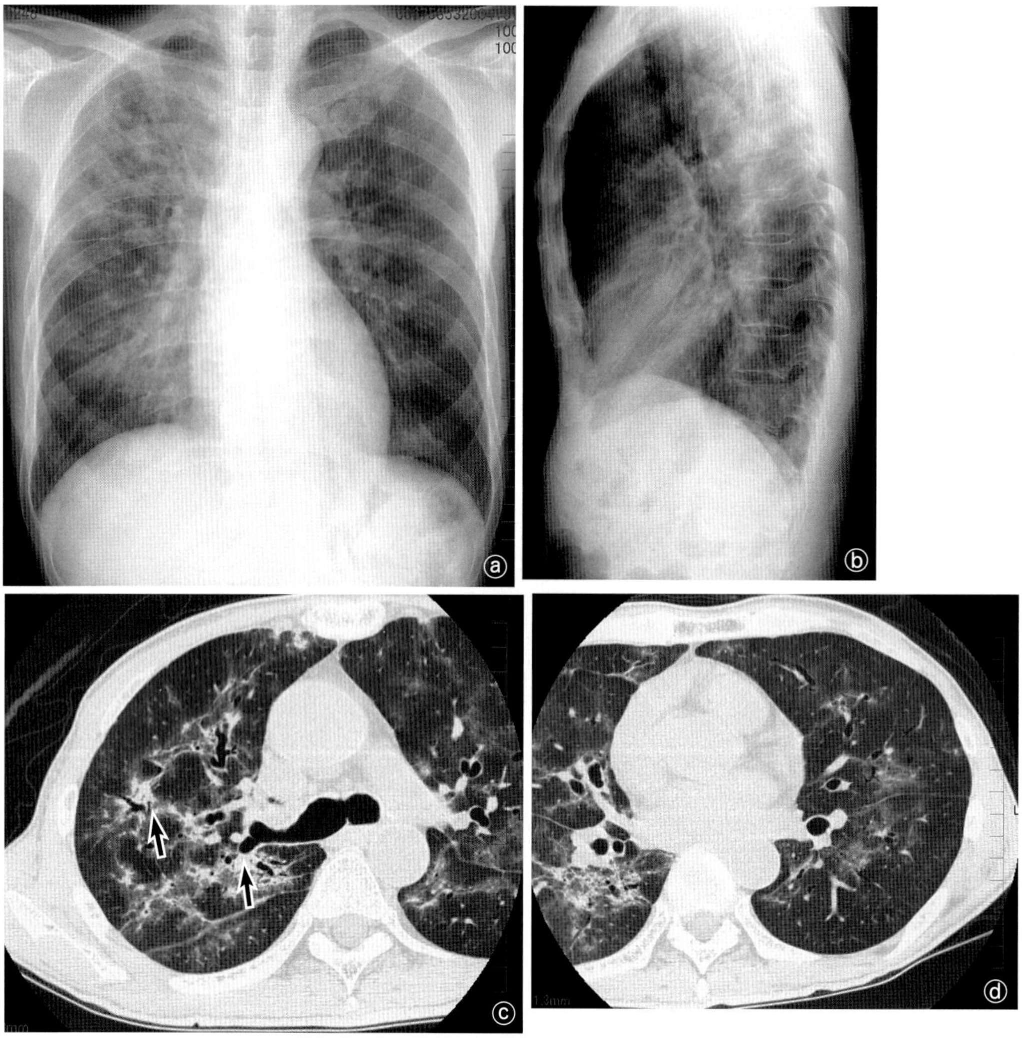

図5

【Pneumocystis jrovecii pneumonia】

胸部単純X線像（**図5**ⓐ, ⓑ）では，両側肺に異常陰影が見られます。右肺野では陰影はやや濃厚で，上肺野では背景となる血管陰影は透見できず浸潤影といってもよい所見です。右下肺野や左肺野では陰影は淡く，陰影に重なる部分でも肺血管陰影が透見でき，血管陰影の輪郭は不鮮明となっており，すりガラス陰影です。CT像（**図5**ⓒ, ⓓ）では，肺野にすりガラス陰影が広がっていますが，右上葉では，気管支血管束沿いの比較的濃厚な陰影（➡）が加わっています。

無気肺と均等陰影(3) 第6章

症 例

症例 6

86歳，男性。5日前より発熱，咳，喀痰があり受診。受診時の胸部単純正面像（図6ⓐ）を示します。どのような診断が考えられますか？

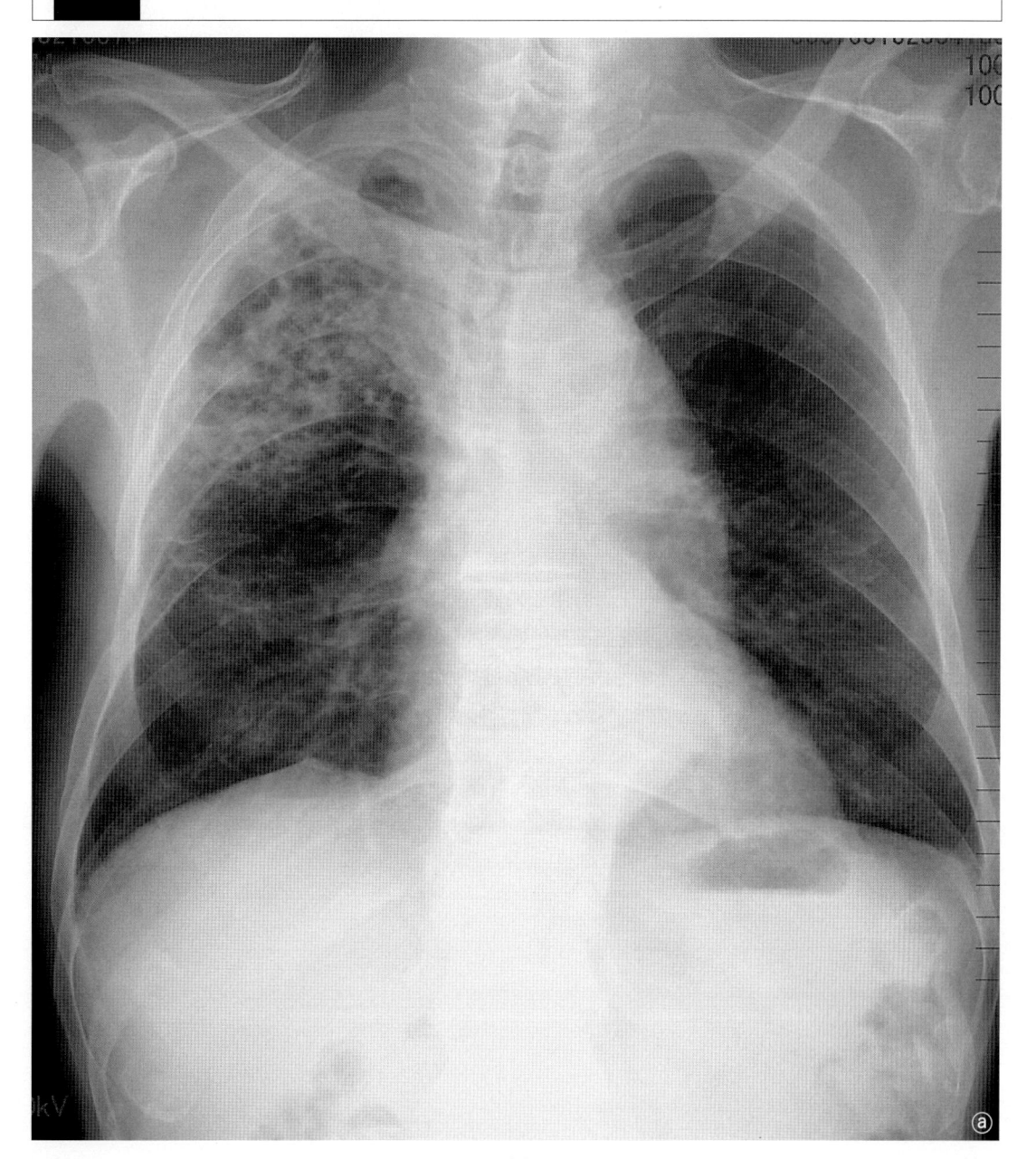

図6

71

症例の解説

症例 6

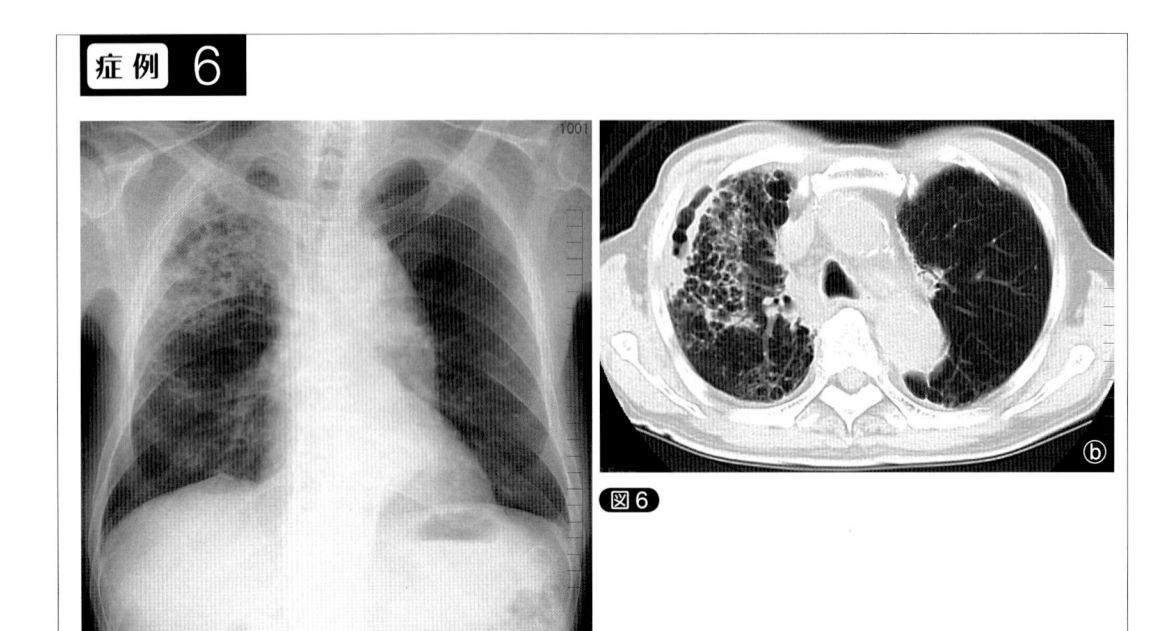

図 6

【肺気腫に合併した肺炎】

　胸部単純正面像（図6 ⓐ）では，右上肺野中心に異常陰影が見られますが，陰影は内部不均一で，bubblyに見えます。CT像（図6 ⓑ）を見ると，両側肺には肺気腫があり，右上肺野にはbubblyな陰影が見られます。肺気腫に肺胞充填性病変である肺炎が加わったもので，いわゆるswiss cheese appaearanceといわれるパターンです。これを間質性陰影と誤ってはいけません。

ポイント

高度の無気肺。肺の容積減少を伴わない均等陰影

1　はじめに

本章では，高度の無気肺と肺の容積減少を伴わない均等陰影を解説します。高度の無気肺はとくに見落とされることの多い無気肺ですので，その読影には注意が必要です。肺の容積減少を伴わない均等陰影は浸潤影（consolidation）のことが多いのですが，病変部に含気が残るような場合は淡いすりガラス陰影になります。胸部単純撮影では，前後の肺野の重なりがありますので濃厚な浸潤影を示すはずのものでも前後の厚みが薄いと画像上淡い陰影にみえてしまいますが，これは単純撮影の限界ともいえます。また基礎に肺気腫のような疾患があると，肺炎が起きると基礎の肺病変の陰影が顕在化しますので，修飾を受けます。

2　高度の無気肺

無気肺が高度になると無気肺となった陰影の容積減少は高度になり，いわゆるmediastinal wedgeという状態になります。いわばぺらぺらの紙一枚のようになってしまいますので，単純撮影では認識しにくくなります。またちょうど縦隔などに紙が一枚張り付いた様な状態ですのでシルエットサインも陰性になり，一見すると正常のようにみえます。このために異常が見落とされることが多いので注意が必要です。しかし正常構造の偏位は高度になり，またその他の肺葉の代償性過膨脹も目立ってきますので，これらの所見に着目すれば見落としは少なくなります。しかし，一側性に肺野が明るくみえるのには第9章で述べるように多く原因がありますので，それらの原因を鑑別してゆかなければなりません。ただし右中葉は元々容積が小さく高度の無気肺になっても正常構造の偏位には乏しく，その他の肺葉の代償性過膨脹が目立たないことがあります。正面像では右上葉のB3bの走行が下方に下垂することが多いので，右上葉B3bの正接像がよくみえないときには，右中葉の無気肺による右上葉の気管支血管の下垂ではないかと疑ってみる必要があります。

3　肺胞性陰影と間質性陰影

肺野の異常陰影を肺胞性陰影と間質性陰影に分ける一種のパターン認識は広く知られている手法です。Felsonが肺胞性陰影の特徴として挙げた所見は，その辺縁が不明瞭，早期から融合傾向がある，臨床症状の出現にあわせて陰影が出現する，気管支透亮像（airbronchogram），細葉性結節陰影などです。これに対して間質性陰影はさまざまなパターンがあり，結節，網状，網状結節状，線状，すりガラスなどの陰影を示すとされていました。

さらにHeitzmanやFraser-Paréの教科書によれば肺胞性陰影の基本パターンは5mm程度の大きさの辺縁の不明瞭な細葉性陰影，あるいは1cm程度の小葉性陰影であるといわれています（図7）。細葉性陰影はFelsonのいう細葉性結節に相当するものと考えられます。

これらの肺胞性陰影の特徴はすべて肺の解剖学的構造により説明されています。すなわち肺胞と肺胞の間にはKohn孔，肺胞と非呼吸細気管支の間にはLambert管などの交通路が存在しているので，肺胞腔内の浸出性病変や液体は容易に隣接する肺胞へと進展し，病変の辺縁は不整になります。また肺胞性陰影が融合しやすいのもこの理由によります。肺胞性陰影は比較的濃厚であるために間質性病変よりも陰影が見えやすく臨床症状と陰影の出現するタイミングが一致しやすくなります。陰影の分布は実際

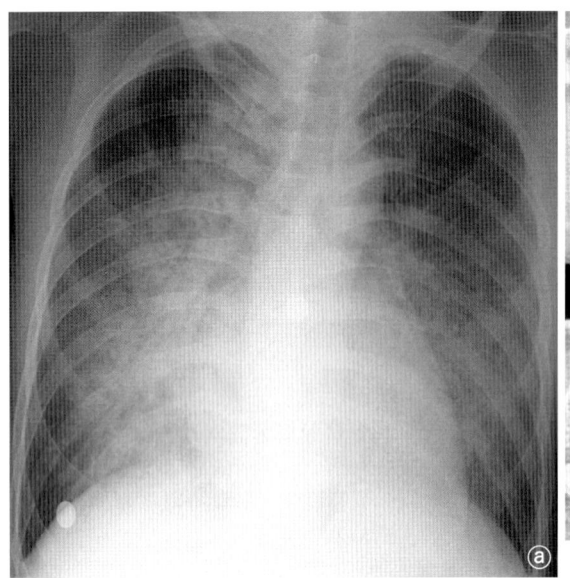

ⓐ胸部単純正面像：両側肺門周囲優位に浸潤影，すりガラス陰影が見られる。陰影の辺縁部を見ると，この異常陰影が，1cmから5mm程度の斑状または境界な不明瞭な結節陰影の集合であることがよくわかる。

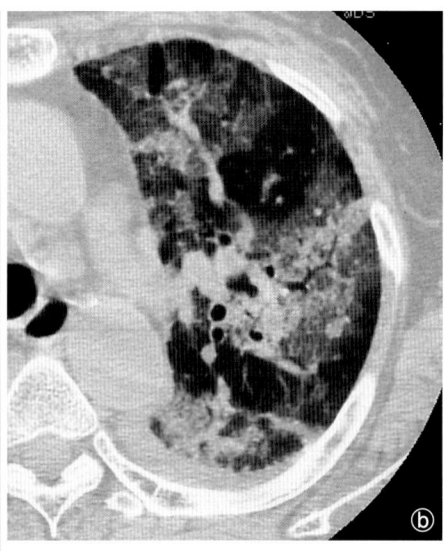

ⓑCT像：肺野末梢はややspareされているが，その陰影は小葉あるいは細葉大の陰影の集合であることがよく示されている。

図7　肺水腫

には種々のパターンをとります。病変が気道に沿って進展すれば区域や亜区域性の病変分布を示すこともありますし，Kohn孔を介する進展が高度であれば非区域性の分布を示すこともありえます。

しかし，最近では肺胞性-間質性のパターン認識はすでに古典的なもので，実際の臨床や画像所見に合致しない点が多いことが明らかになってきています。これらの問題点についてこれから解説していきますが，種々の問題点を含んでいるとはいえ，古典的な肺胞性陰影と間質性陰影のパターン認識が有用なことも少なくありません。すなわち古典的な肺胞性陰影を示すような肺胞充填病変が肺炎などで見られることも確かです。要はその限界をわきまえて使えば十分に有用な手法であると思っています。

4　古典的なパターン認識の限界と問題点

まず，肺胞性陰影を示す疾患と間質性陰影を示す疾患の区分が病理学的にも不明確な点が挙げられます。たとえば，急性間質性肺炎は間質性肺炎とはいいながら，すくなくともその初期には，病理学的には病変は肺胞腔内充填性病変が主体であり，間質性肺炎といいながらも陰影は肺胞性陰影が主体となります。すなわち病理診断名が間質性肺炎であっても，肺胞性陰影を示すことは何らの不思議もありません。このような事実から，急性間質性肺炎のような疾患はいわゆる間質性肺疾患という言葉よりは，びまん性肺疾患と呼ぶべきだとされています。

次にすりガラス陰影について考えてみます。すりガラス陰影は肺の基本構造がまだ残っている状態を指します。すなわち，胸部単純撮影において，CTにおいても病変部でその背景となる肺血管陰影がまだ透見できるような陰影をいいます。基本的には単純撮影でもCTでもその意味は同一です。ただ単純撮影では前後の陰影の重なりがありますので，病変部の前後にある血管の重なりが加わるために，その所見の信頼

性がCTよりやや劣ることになります。これに対して病変部で肺血管陰影がマスクされるような濃厚な陰影を浸潤影といい，基本的には肺胞充填性病変をその病理学的背景としています。

単純撮影では，すりガラス陰影は肺野に血管陰影が透見できるような淡い陰影があり，肺血管陰影の輪郭が不鮮明化して，肺野をすりガラスを通して肺を観察するように見えたことからこの名前があります。かつては，すりガラス陰影は初期の間質性肺炎など，間質性疾患の所見と考えられていましたが，現在ではその理学的背景は多彩で，肺胞隔壁の肥厚のような間質性肺炎の初期や，不完全な肺胞充填性病変（たとえば肺胞出血や肺胞蛋白症など），画像の解像度以下の線維化など，種々の病変であることが知られています。考えてみれば当然のことですが，すりガラス陰影は単に病変内部にまだ含気が残されていることを示すに過ぎません。病変部内に空気が残るときに，肺胞隔壁の肥厚で肺胞腔内に含気が残る場合もあれば，肺胞充填性病変が不完全におき，肺胞充填性病変を示す肺胞群と含気のある肺胞群が画像の解像度以下のレベルで混在すれば，当然全体として病変内部に含気が残り得ます。また初期の線維化でも，肺胞隔壁の肥厚と同一の機序で病変内部に空気が残ります。ですから，すりガラス陰影は間質性病変でも肺胞腔内充填性病変でもいずれでも起こりえるのは当然のことです。すりガラス陰影と浸潤影の区別は，病変部で，背景となる血管陰影がマスクされるか（即ち濃厚かどうか）で区別されます。すりガラス陰影から浸潤影は，連続的に変化してゆくものですから，その区別がつきにくいものがるのは当然です。もちろん単純撮影では 図1 の例のように病変の前後にある含気肺の影響も考える必要があります。

肺胞性陰影であっても，既存の肺気腫が存在すると肺気腫部分に浸出病変が起きないので全体として網状にみえることがあり，これをswiss cheese appearance（図6）と呼びます。また，いわゆる細葉性結節と間質性の結節性病変は，その辺縁が明瞭か不明瞭かで時に判断に迷うことがあります。

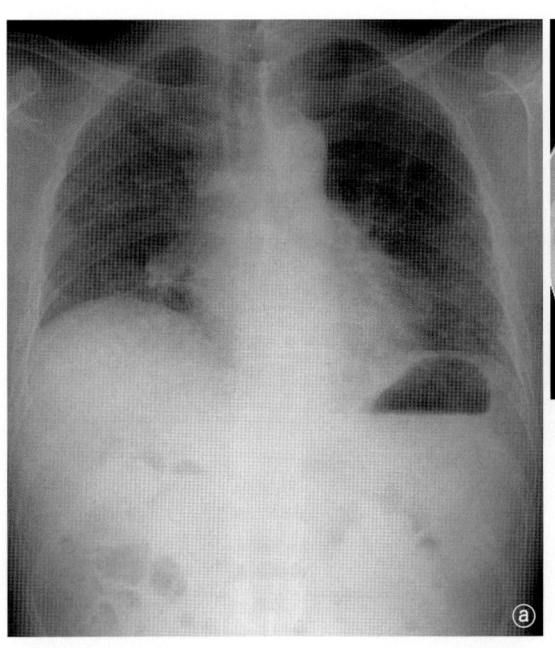

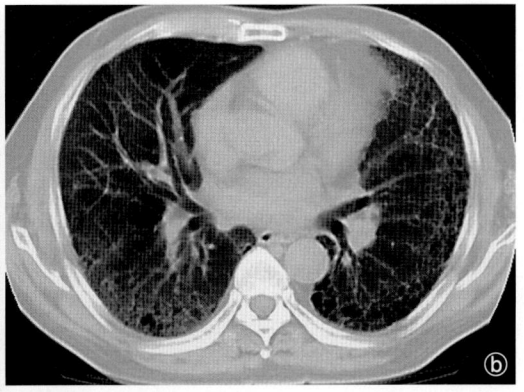

図8 肺線維症
ⓐ胸部単純正面像：横隔膜の挙上，葉間裂の下方変位などから下葉を中心とする肺の容積減少があることがよくわかる。また下肺野中心に網状陰影が見られる。
ⓑCT像：肺野の蜂巣肺がより明瞭に示される。上下葉間胸膜の後方変位などからCT像からでも下葉の容積減少が考えられるが，肺の容積減少は単純撮影の方がより直観的にわかりやすい。

このように，古典的な肺胞性陰影と間質性陰影のみのパターン認識では十分に鑑別診断を行い得ない場合が多くあることがわかってきました。では実際の鑑別診断にあたってはどのようにしたら最もよいのでしょうか？　私個人としては，単純撮影で古典的な肺胞性陰影の特徴を備えていれば，これに従って鑑別診断を行えばよく，古典的な概念では，鑑別上，問題のある例では，古典的な鑑別診断には入らずに種々の病理学的な背景を考慮しつつ鑑別診断を行っていくのが最も実際的であると思います。

5　びまん性肺疾患における病変の分布と肺容積の変化

胸部単純撮影の方がCTよりより直感的に把握しやすい所見に，肺の容積やマクロの病変分布やその経過などが挙げられます。たとえば，肺野容積の減少は，その経過を観察するのに，単純撮影のほうがより簡単にわれわれの視覚に訴えることができます（図8）。肺容積の減少は横隔膜の挙上として現れます。もちろんCTでも肺野容積の減少は診断可能ですが，横隔膜の上方偏位などの上下方向の変化は横断画像のCTではなかなか判断しにくいと思います。もちろんMDCTのデータから冠状断再構成画像を作成すれば，同様の情報が得られるとは思います。またUIPのように下葉の容積減少が強い場合は，葉間胸膜の下方への偏位が強く，横隔膜と葉間胸膜の距離が減少する所見が見られます。この所見は，CT画像では葉間胸膜の後方偏位の程度などから経過を観察することができます。

病変のマクロな分布は，CT同様に単純撮影でもよく評価できます。もちろん詳細な病変の解析にはCTとくに高分解能CTが必要になることが多いのは事実です。

第 7 章
斑状陰影，気道病変

症例

症例 1

55歳，女性。慢性関節リウマチで治療中。2週間前から発熱咳嗽あり近医で抗生剤治療を受けるも改善しないため受診。初診時胸部単純撮影を図1 ⓐ，ⓑに示します。所見と鑑別診断を考えてください。

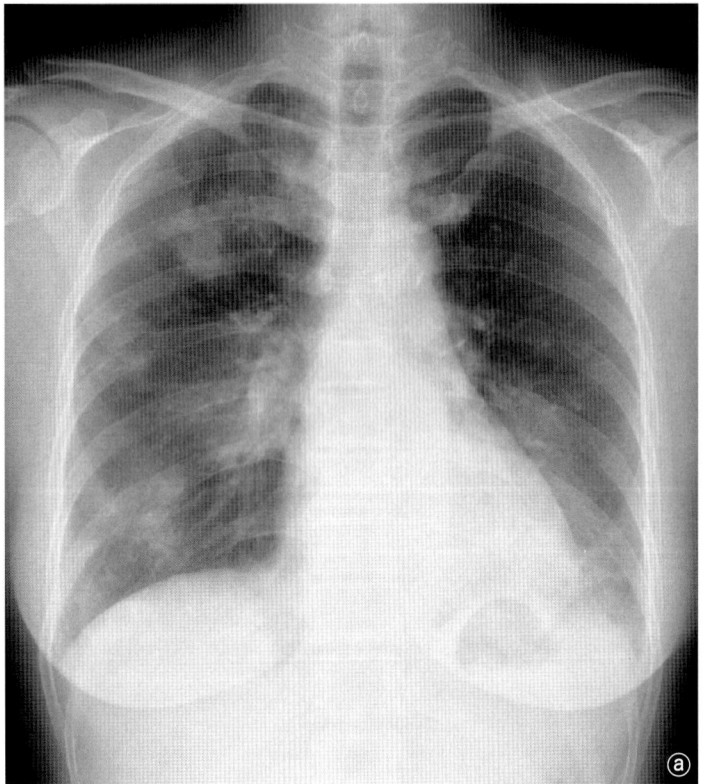

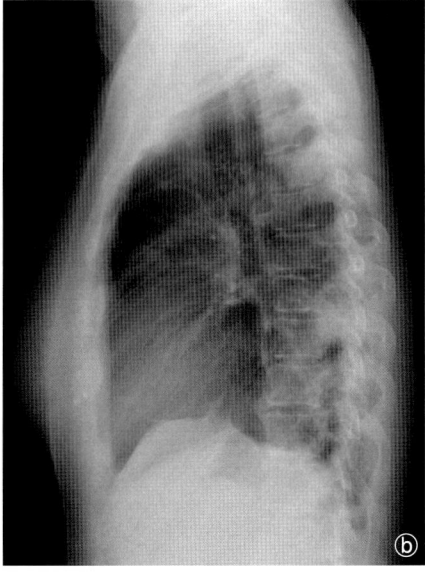

図1

斑状陰影，気道病変 第7章

症例の解説

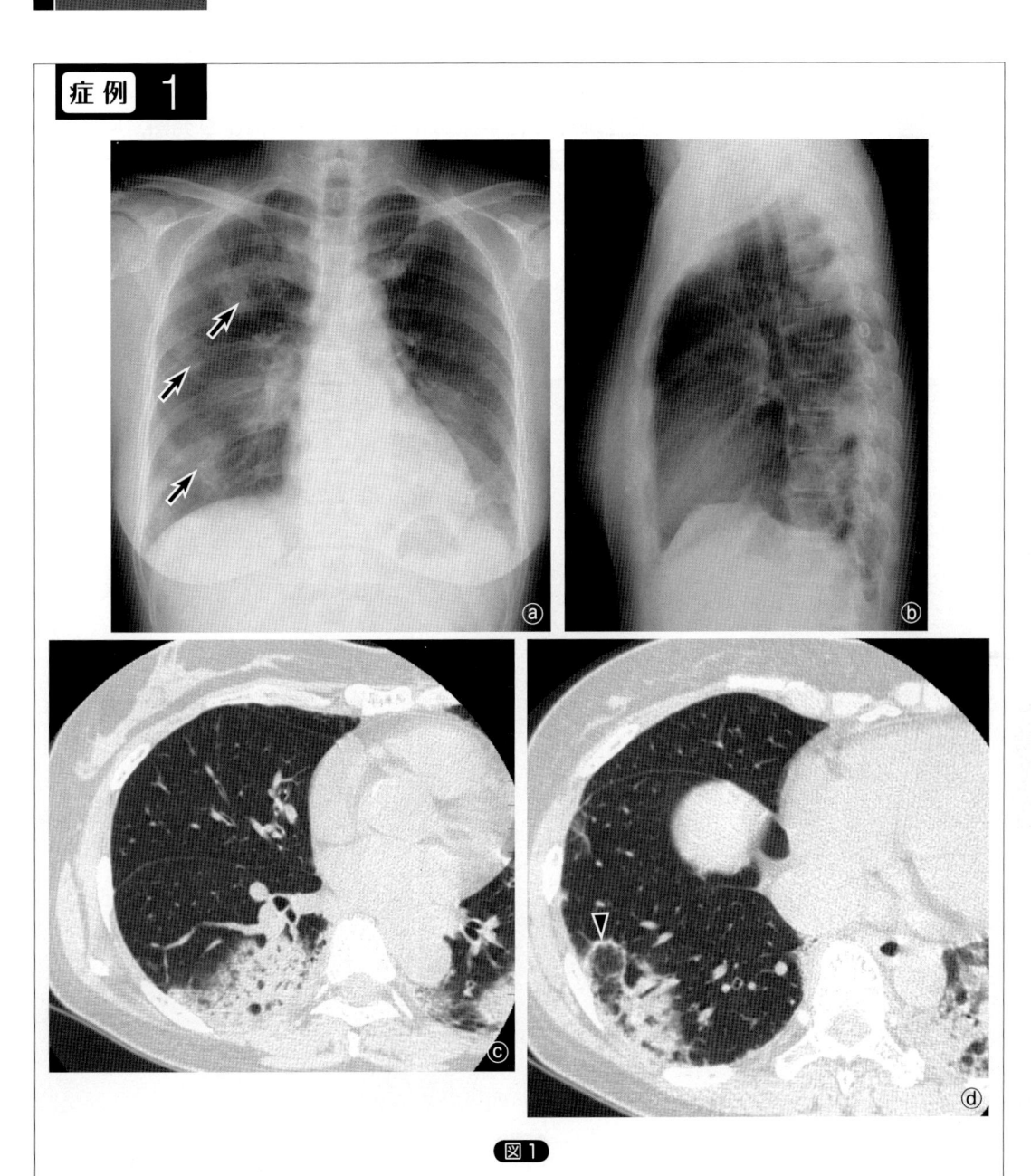

症例 1

図1

【器質化肺炎COP】

　図1 ⓐの胸部単純正面像では，右優位ですが両側肺野に斑状の浸潤影（➡）が見られます。浸潤影は主に肺野の末梢に分布しており，浸潤影の境界は不整なものが多いようです。胸水やリンパ節腫大は認められません。図1 ⓑの側面像でもほぼ同様の所見です。図1 ⓒ，ⓓのCT像では，両側下葉胸膜直下に多発性にやや縮みのある斑状の浸潤影が認められていますが，その一部は，辺縁部で浸潤影，内部がすりガラス濃度を示すいわゆるreversed halo signを示しています（▶）。この例では，臨床経過から感染性肺炎が否定され慢性関節リウマチに合併したorganizing pneumoniaと診断されステロイド治療が奏功しました。

症例

症例 2

72歳，男性。非小細胞性肺癌で化学療法中の患者。3日前より発熱，咳嗽，喀痰あり。胸部単純撮影を図2ⓐ，ⓑに示します。所見を考えてください。

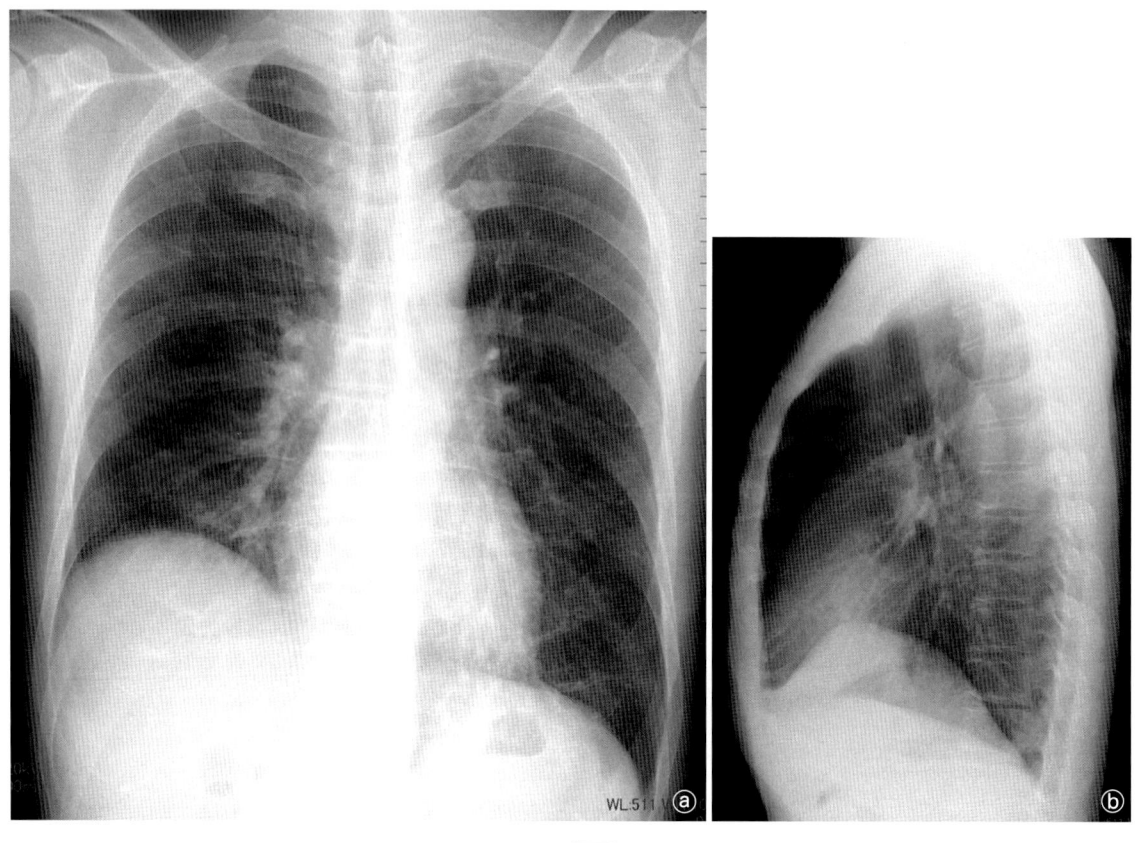

図2

斑状陰影，気道病変 第**7**章

症例の解説

【症例 2】

図2

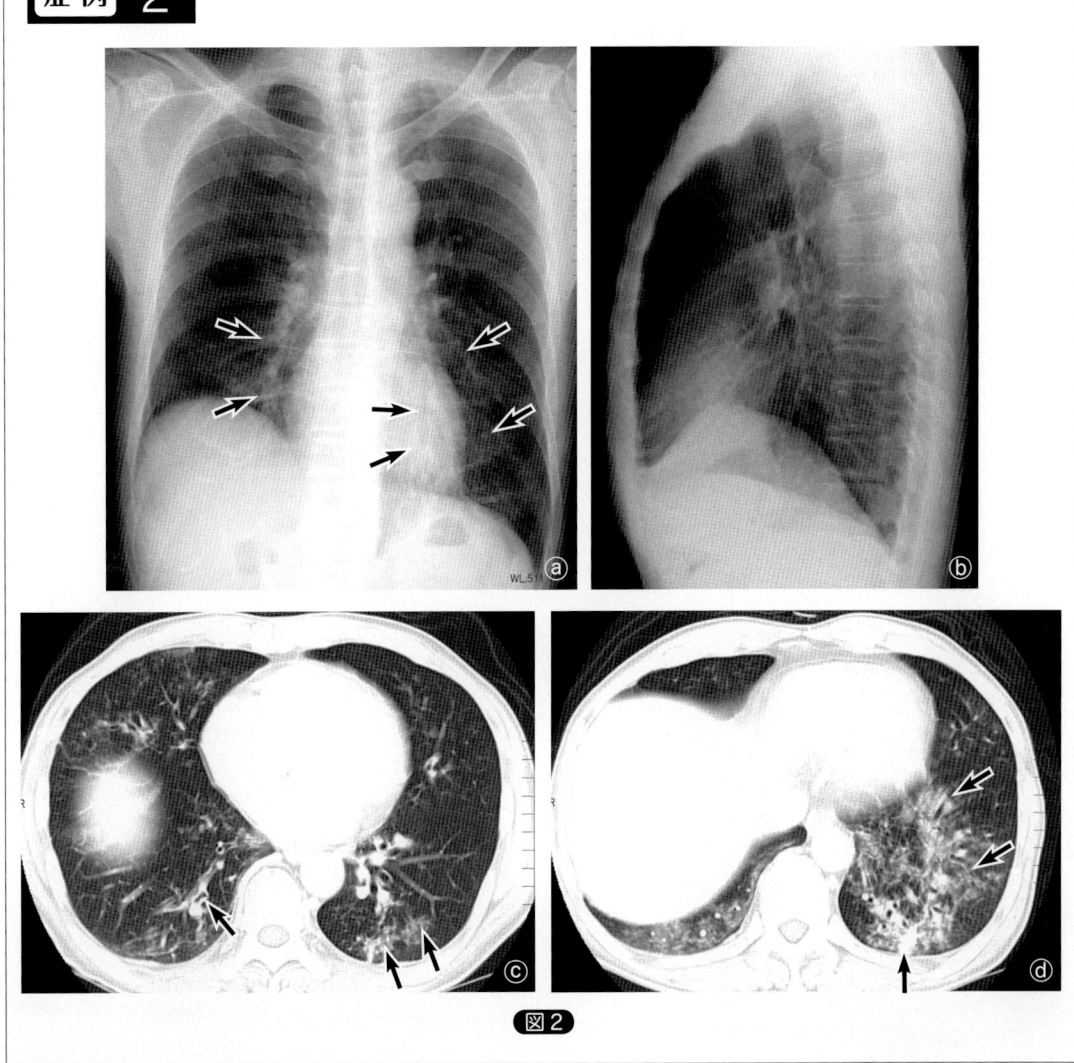

【気管支肺炎】

　図2 ⓐの胸部正面像では，左肺門部に肺癌がありましたがその所見は現在明瞭ではありません。両側下肺野に気管支壁の肥厚と斑状の浸潤影（➡）が認められます。リンパ節腫大や胸水は明らかではありません。右横隔膜の挙上が見られますがその原因は不明です。**図2** ⓑの側面像では，両側下葉に相当する背側よりの肺野が汚く斑状の陰影があるようにみえます。**図2** ⓒ，ⓓのCT像では，気管支壁の肥厚とその周囲の浸潤影（➡）が認められます。心臓に重なる左下葉で最も優位です。またさらに細い細気管支周囲の炎症性変化と思われる10mm以下の細葉大の陰影も見られます。気管支肺炎の像であり，その部位からは誤嚥性肺炎が疑われます。

81

症例

症例 3

38歳，男性。2～3年前から繰り返す湿性咳，膿性喀痰がある。胸部単純正面像（図3 ⓐ）を示します。どのような所見がありますか？

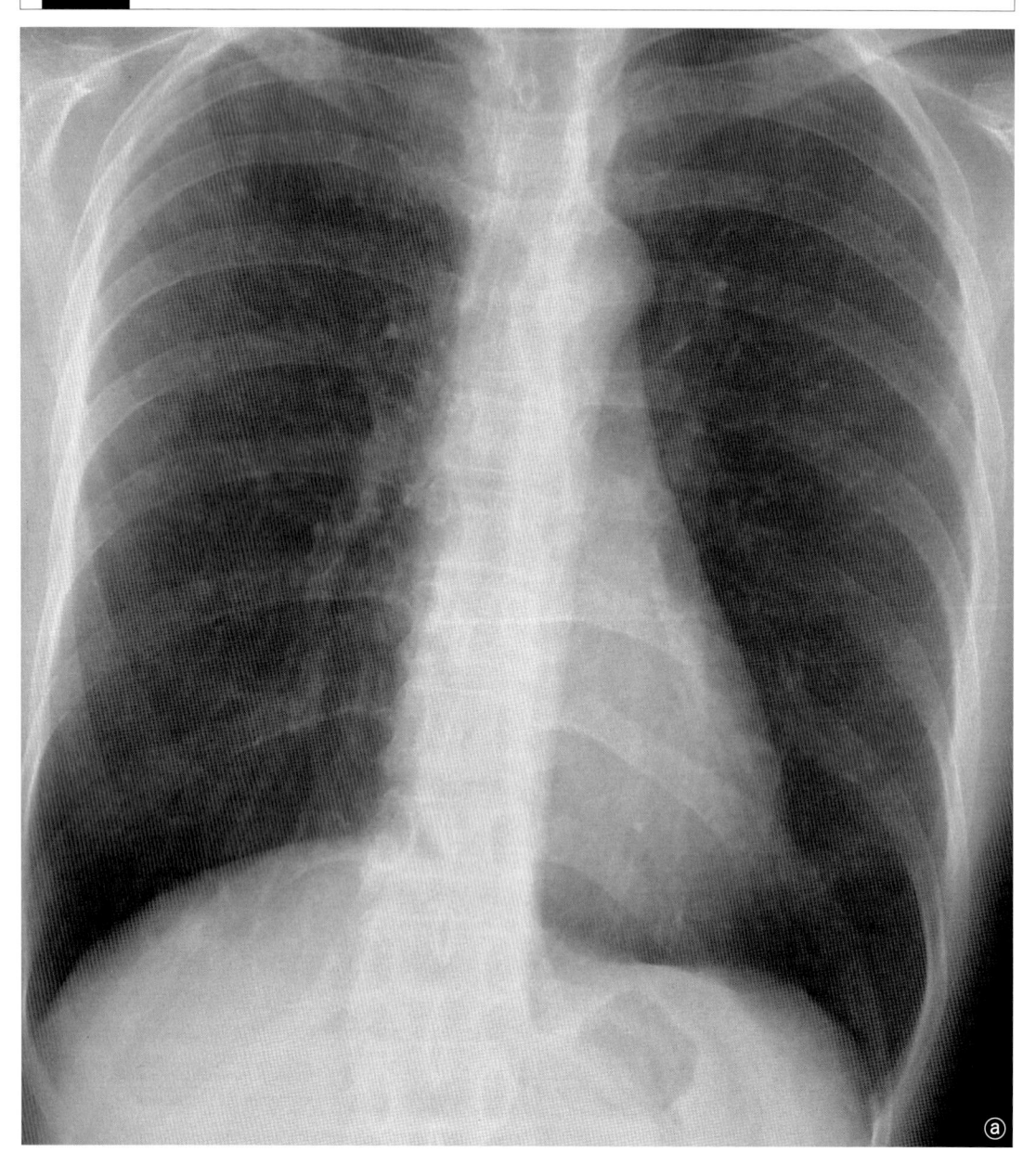

図3

斑状陰影，気道病変 第7章

症例の解説

症例 3

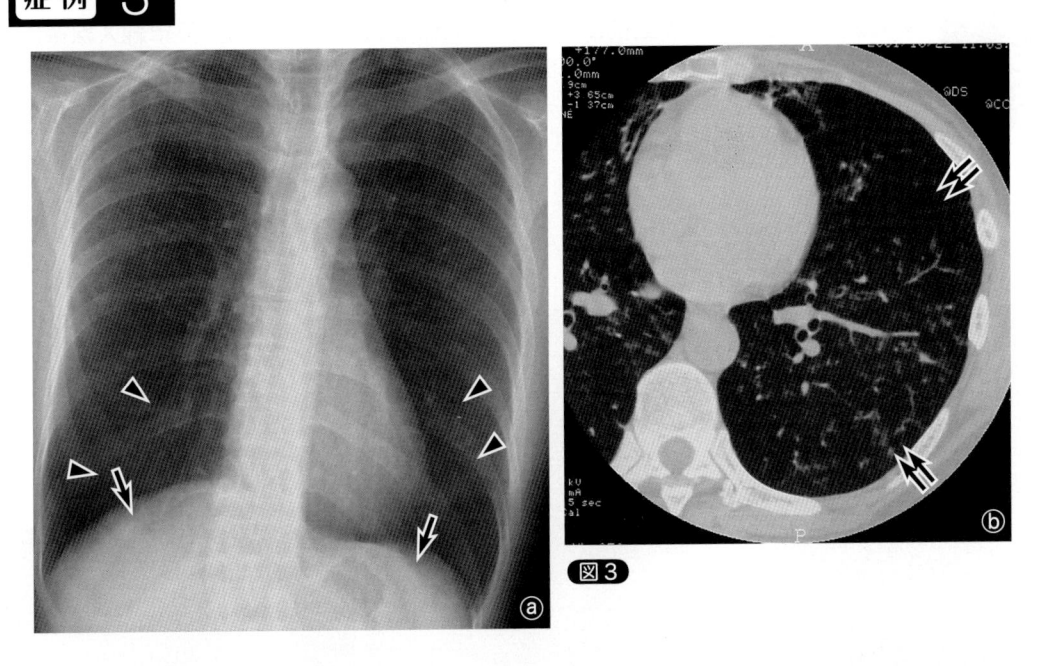

図3

【びまん性汎細気管支炎】
　胸部単純正面像（図3ⓐ）では，横隔膜は低位平坦化（➡）しており，肺の容積増加が考えられます。両側下肺野では小さな粒状陰影（▶）があるようです。CT像（図3ⓑ）では，末梢気道壁の肥厚や小葉中心性粒状陰影，分岐状陰影が見られ，細気管支炎の所見（⇒）と考えられます。臨床症状よりびまん性汎細気管支炎（DPB）が疑われました。肺野の容積増加は末梢気道病変のためにair trapによるものと考えられますが，このような肺野の容積増加，減少などの変化は胸部単純撮影がCTより判断しやすいと思います。

症例

症例 4

75歳，女性。10年以上前から冬季に風邪を引きやすい。胸部単純X線撮影（図4 ⓐ，ⓑ）を示します。どのような所見がありますか？

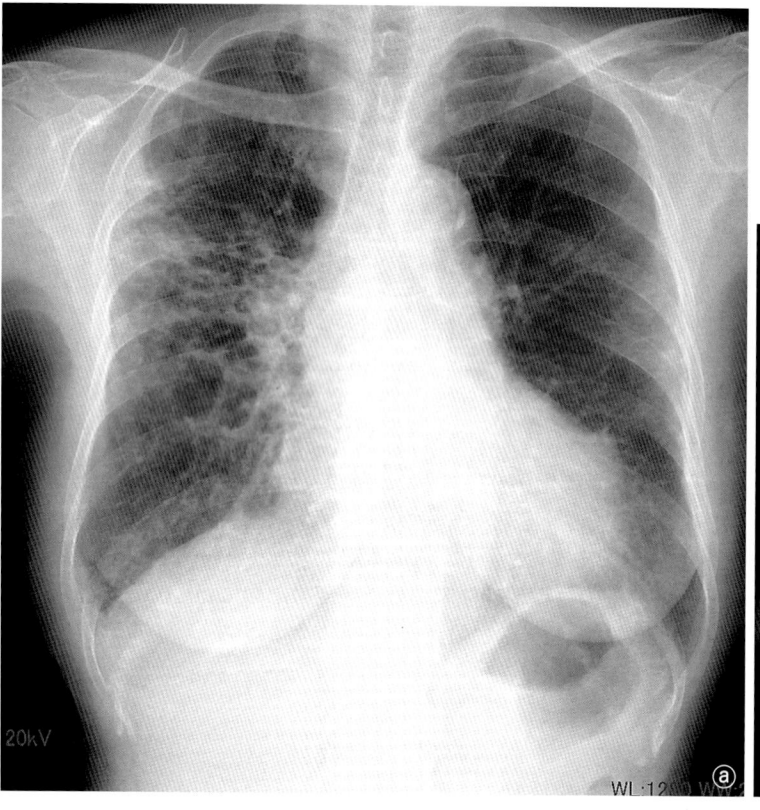

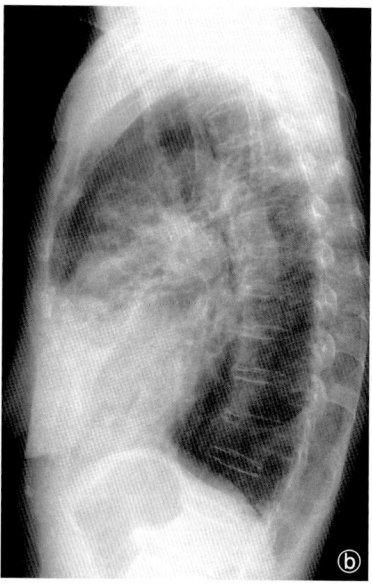

図4

斑状陰影，気道病変 第7章

症例の解説

症例 4

図4

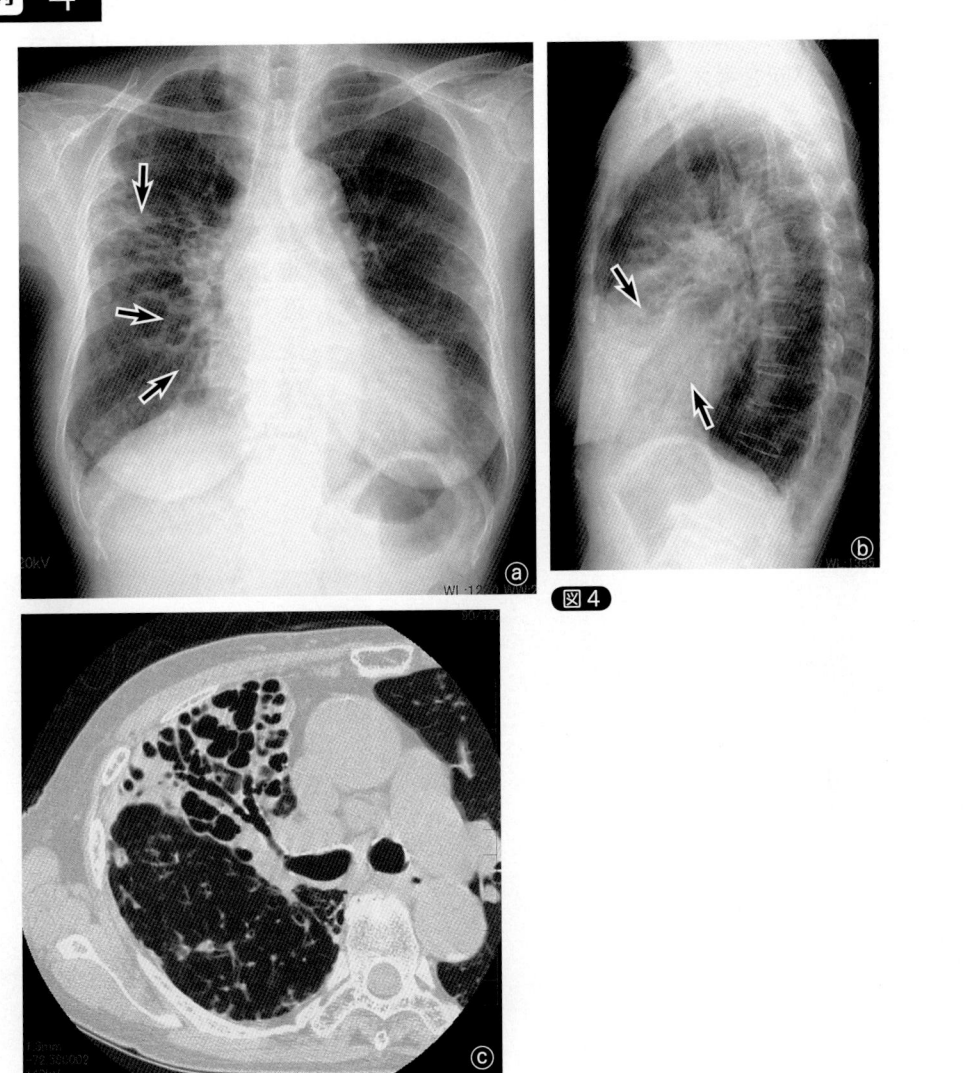

【気管支拡張症，慢性気道感染症】
　胸部単純X線写真（図4ⓐ, ⓑ）では，右中肺野から下肺野内側にかけて，網状，索状，線状の陰影（➡）が見られます。CT像（図4ⓒ）では右中葉に高度の囊胞状気管支拡張が見られます。ここには示しませんが，右上葉にも同様の変化を認めました。

症例

症例 5

67歳，女性。10年ほど咳や痰がきれない。胃癌の手術前の胸部X線検査で異常陰影を指摘された。術前の胸部単純撮影を（図5 ⓐ，ⓑ）に示します。所見と診断を考えてください。

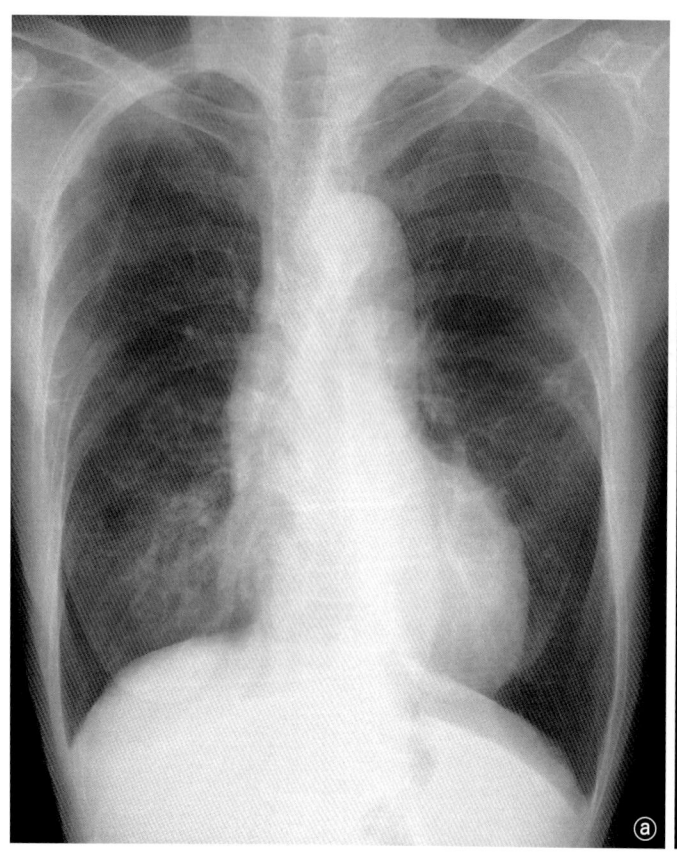

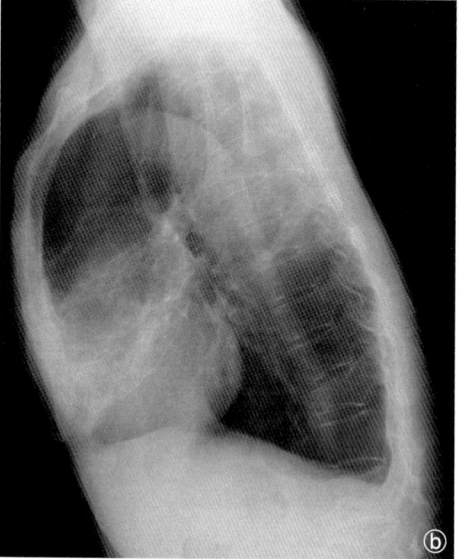

図5

斑状陰影，気道病変 第7章

症例の解説

症例 5

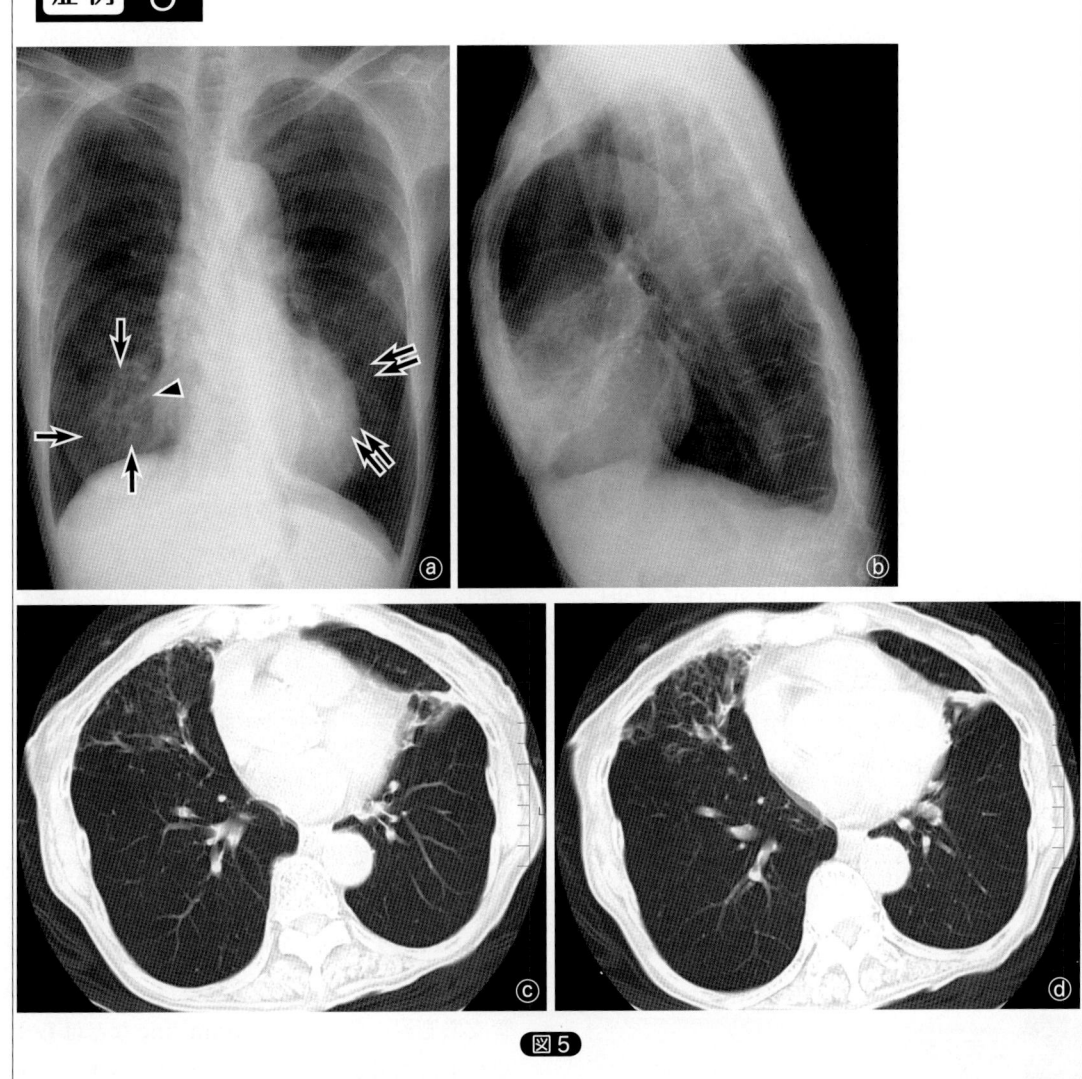

図5

【非結核性抗酸菌感染症】

　図5 ⓐの胸部単純撮影正面像では右心縁下部に接して異常陰影（➡）が見られ，右心縁下部は不鮮明化（▶）しています。また左心縁下部も不鮮明化し，これに接する異常陰影（⇒）があるようにみえます。図5 ⓑの側面像では，心臓に重なる部位に異常陰影が見られますが，右中葉と左上葉舌区の異常陰影が重なっているものと思われます。右中葉や左上葉の容積減少を思わせる所見やリンパ節腫大，胸水は認められません。図5 ⓒのCT像では，右中葉の気管支拡張を伴う浸潤影，結節影，左上葉舌区の斑状の浸潤影が見られ，いわゆる中葉舌区症候群であり，非結核性抗酸菌症によるものでした。

ポイント

斑状陰影を示す病変，気道病変

1 はじめに

本章では，斑状の浸潤影やすりガラス陰影を示す疾患，細気管支炎などの気道病変を扱います。

2 斑状陰影

斑状陰影というのは，陰影の分布を表す言葉ですので，それが浸潤影のこともありますし，すりガラス陰影のこともあります。また斑状の分布が気管支肺炎のように気道沿いのこともありますし，血行性撒布のようにそうでないこともあります。斑状陰影を示す最も代表的な疾患は気管支肺炎でしょう。

気管支肺炎は，病理学上は経気道性に散布した巣状肺炎です。ちなみに血行性に散布した巣状肺炎を感染性塞栓症とよびます。気管支肺炎は，大葉性肺炎が肺胞末梢から始まる炎症がKohn孔やLambert管を通って非区域性にひろがってゆくのに対して，最初に気管支炎を起こしこの周囲の肺実質に肺炎が広がる進展形式を示します。このために異常陰影は気管支沿いに分布することになります。

3 気管支肺炎

気管支肺炎は，気管支炎からその周囲の肺胞，肺実質に広がった陰影で，肺胞内充填病変がその主体です。その大きさは肺の小葉(10mm)から細葉(5mm)程度で辺縁は不明瞭な斑状陰影ないし結節状陰影です。細気管支炎から細気管支の周囲に形成された細葉大の浸潤影は肺胞性結節などとしてFelsonの教科書などに記載されているものに相当します。ちなみに古典結核病理学で言う細葉性結節は，もっと末梢の一次小葉ないし，肺胞管レベルに形成された結核結節を指しますので混同しないようにしてください。

はじめに気管支炎がありますので，罹患肺葉の容積は軽度に減少し，気管支血管周囲に細葉大から小葉大あるいはこれらの融合した浸潤影を形成します。大葉性肺炎とはその進展経路が異なりますが，実際の臨床例では，大葉性肺炎と気管支肺炎が混在することは稀なことではありません。細気管支炎および細気管支肺炎がその主体となる感染症の代表例にマイコプラズマ肺炎があります。マイコプラズマ肺炎の画像もきわめて多彩で，大葉性肺炎から広範な気管支炎まできわめて多様ですが画像ではどこかに細気管支肺炎があることが多いと思います。ただこのような解析にはCTが必要になります。

気管支肺炎でも誤嚥性肺炎などは，誤嚥をおこしやすい背側部などが好発部位です。また口腔内の嫌気性菌などが関連することが多いためかしばしば，空洞の形成を伴います。

4 気道病変

高分解能CTでは，気道病変はその末梢の細気管支病変まで比較的よく描出されます。いわゆる小葉中心性の小結節陰影や分岐状陰影として見られます。単純撮影ではむしろ末梢の細気管支炎は小粒状陰影として見られ，明らかな気管支壁肥厚の所見であるtram lineなどはもう少し中枢部の気道の病変により見られます。単純撮影で最もよくわかるのは，横隔膜の高さや肺の容積の増加で，これはCTでわからないわけではありませんが，単純撮影の方がより直感的に把握することができます。すなわち，細気管支炎などでair trapが生じると肺の容積増加がおき，横隔膜が低位平坦化して肺野が明るく見えます。この変化は単純撮影の経過を見ることで最もよく把握できると思います。

単純撮影では気管支拡張症や慢性気道感染症

斑状陰影, 気道病変　第 7 章

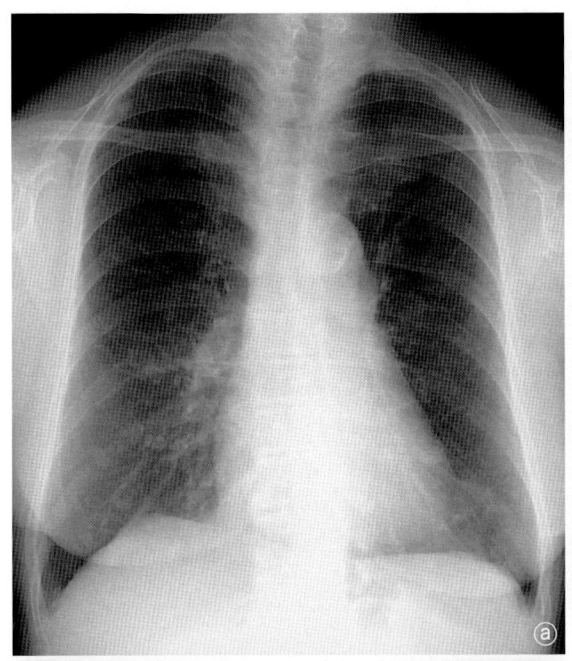

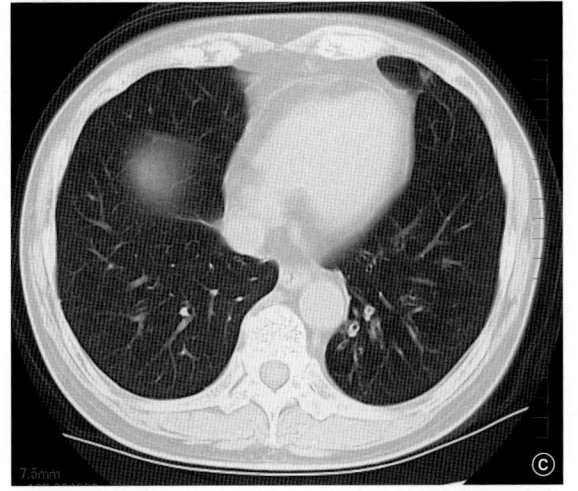

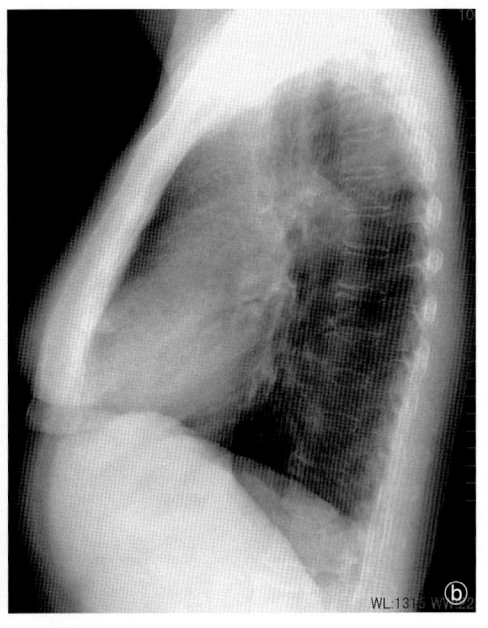

図6　左下葉気管支拡張症
ⓐ, ⓑ胸部単純撮影2方向：心臓に重なる左下葉で気管支血管束の肥厚様の所見が見られる。
ⓒCT像：左下葉で, 気管支壁の肥厚と軽度の円筒状気管支拡張が見られる。

などの気道病変は, 気管支壁の肥厚や気管支血管束沿いに進展する陰影として見られます。気管支壁の肥厚はいわゆるtram lineとして平行して走行する2本の線状陰影として認識可能です。しかし, 膠原病肺のように気管支血管束沿いの肺実質や肺の間質に病変のある場合や, 広義間質病変で気管支血管束の肥厚の見られる場合は, 気道病変による陰影と類似することがあるので注意を要します。もちろん, 広義間質病変では小葉間隔壁の肥厚などの所見が伴っています。

正直なところこのような気管支血管束沿いの陰影に詳細な解析にはやはり高分解能CTが必要になります。

第 8 章
間質陰影

症例

症例 1
70歳，男性。数年前から進行性の呼吸困難があり，近医を受診した。受診時の胸部単純撮影を図1ⓐ，ⓑに提示します。所見を考えてください。

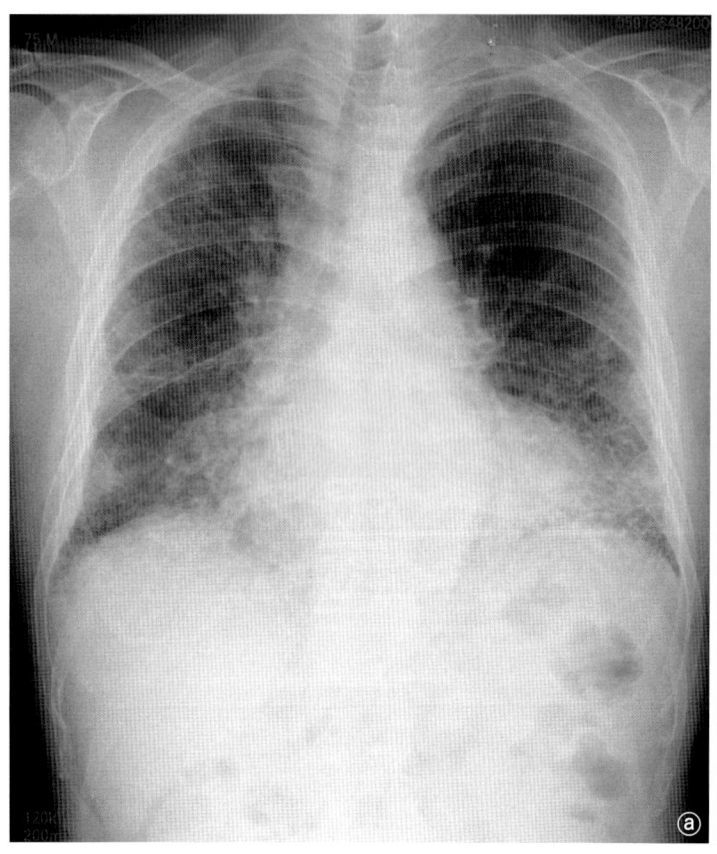

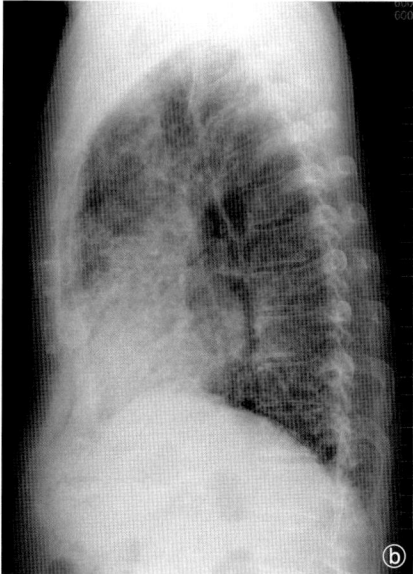

図1

症例の解説

症例 1

図1

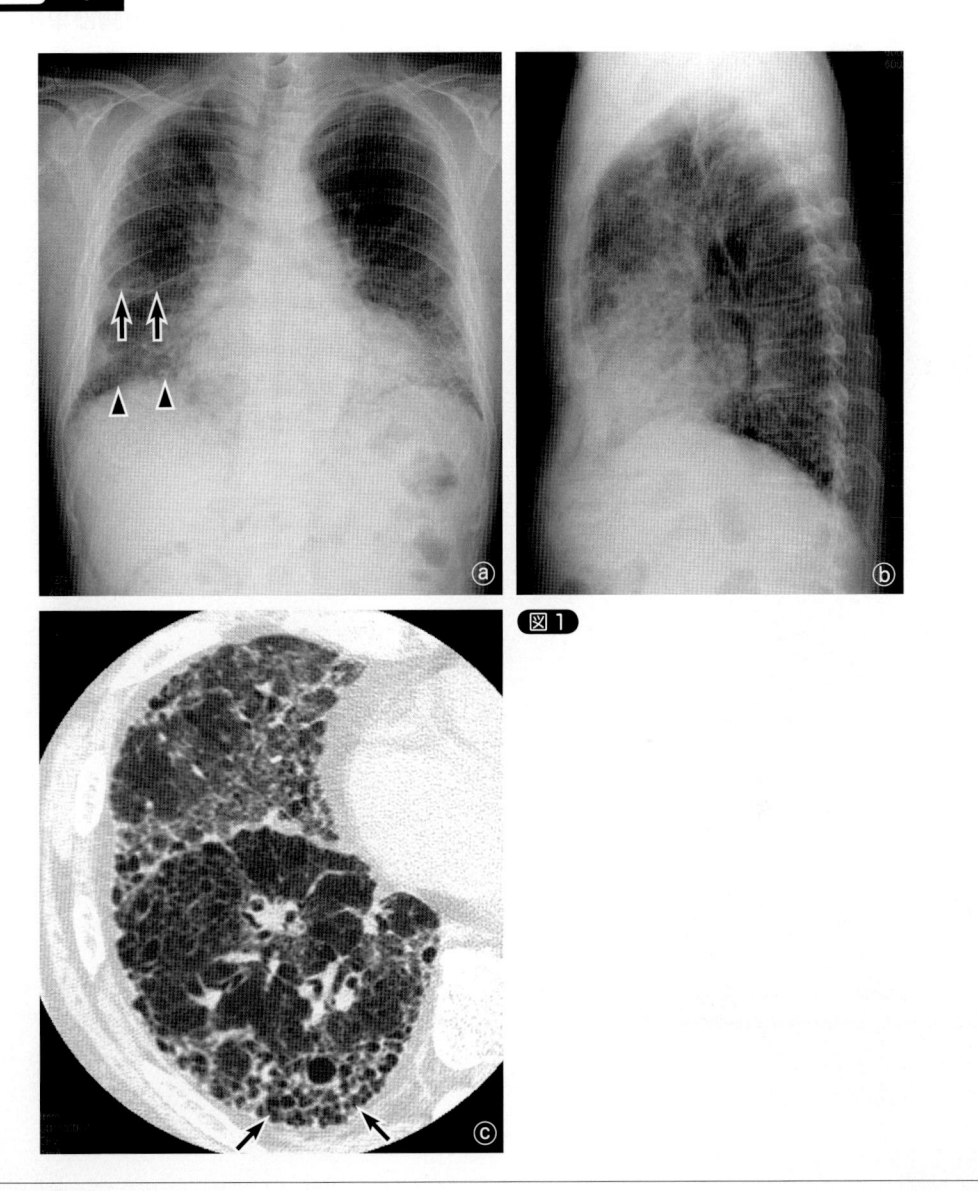

【慢性間質性肺炎（UIP）】

図1 ⓐの胸部単純撮影正面像では，上下葉間胸膜の下方への偏位（➡），横隔膜の挙上（▶）が見られ，両側下葉の容積減少を示すとともに両側下葉優位の網状陰影が見られます。図1 ⓑの側面像では，横隔膜の挙上と網状陰影が見られています。図1 ⓒのCT像では，両側下葉の背側優位にすりガラス陰影と網状陰影が明瞭です。一部は完成した蜂巣肺の所見も見られます（➡）。線維化を伴う間質性肺炎の所見であり，UIPパターンと思われます。肺野の容積減少などは胸部単純撮影の方がより直感的にその状態や変化などを診断しやすいと思われます。

症例

症例 2

30歳，男性。3カ月前から進行性の呼吸困難がある。初診時の胸部単純撮影 図2 ⓐに示します。所見を考えてください。

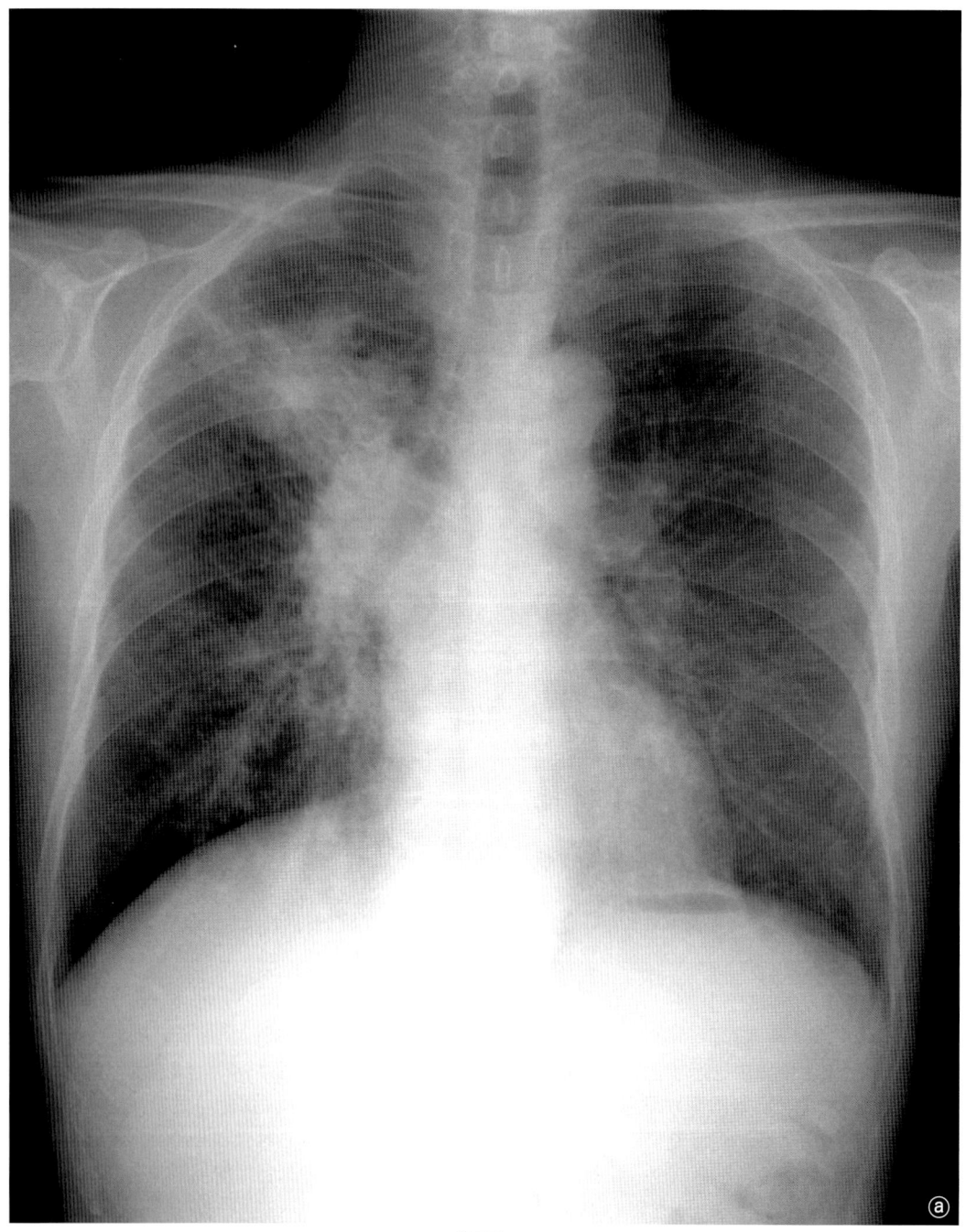

図2

症例の解説

症例 2

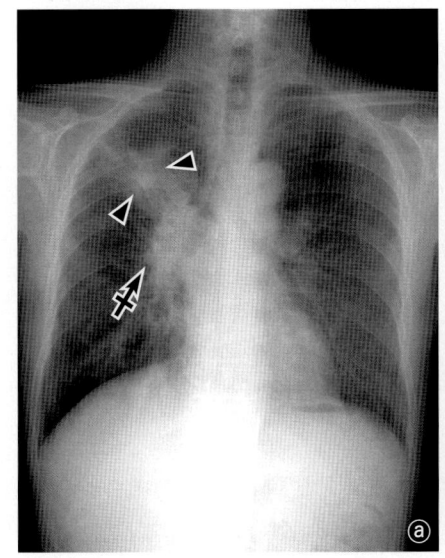

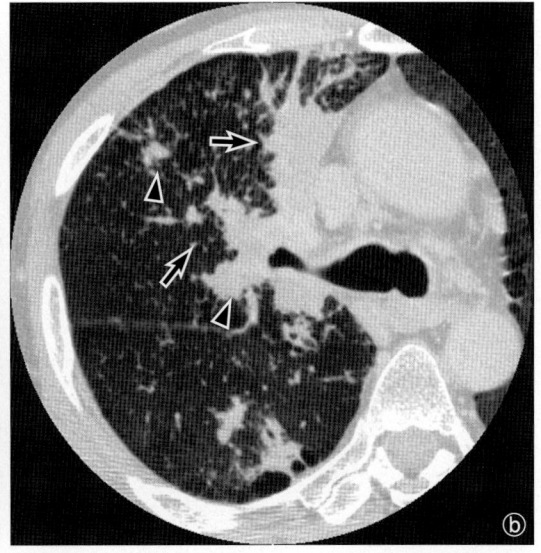

図2

【癌性リンパ管症】

図2ⓐの胸部単純撮影正面像では，右肺門陰影の拡大（↔）があり，右肺門上部から末梢に向かう腫瘤陰影が見られます（▶）。右傍気管帯の拡大も見られ，右傍気管リンパ節の腫大が疑われます（➡）。肺癌の原発巣とその縦隔リンパ節転移が考えやすい所見です。これに加えて両側肺野には下肺野優位に気管支血管束の腫大やKerlyB線と思われる線状陰影が多数認められます。図2ⓑの高分解能CT像では，腫瘤陰影（➡）とその周囲での気管支血管束の不整の肥厚（▶），小葉間隔壁の肥厚や小粒状陰影などが明瞭で，肺癌と癌性リンパ管症がもっとも疑われますが，原発巣を検索したところ胃癌が発見され胃癌からの癌性リンパ管症と診断されました。

症例

症例 3

27歳，女性。3週間前から目のかすみがあり眼科を受診し，胸部単純撮影で異常を指摘された。受診時の胸部単純撮影を**図3** ⓐに提示します。所見を考えてください。

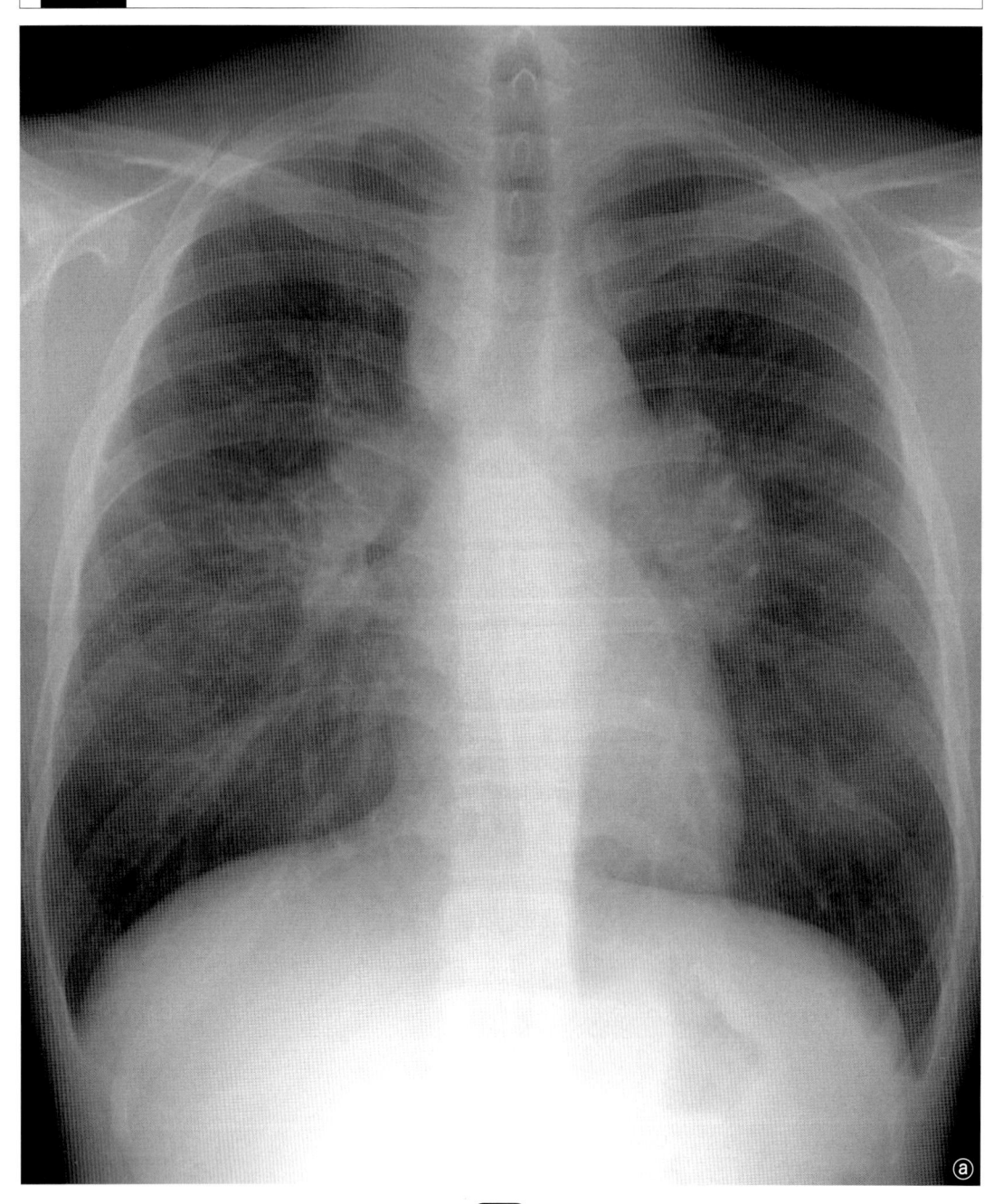

図3

症例の解説

症例 3

図3

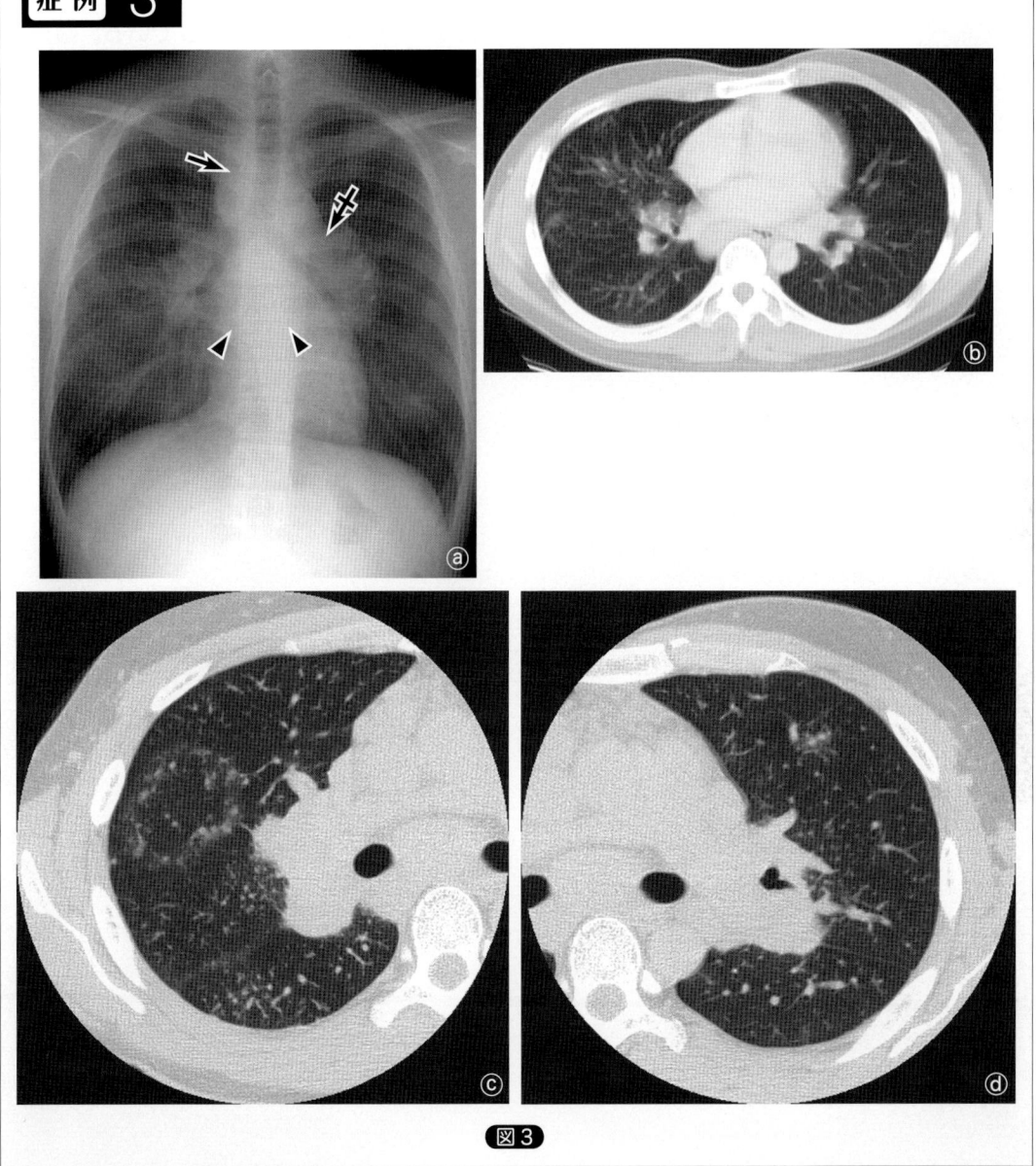

【サルコイドーシス】

　図3 ⓐの胸部単純撮影正面像では，両側の肺門縦隔のリンパ節腫大が認められます。縦隔のリンパ節は，右傍気管領域（➡），分岐部領域（▶），大動脈肺動脈窓部（➡）に認められます。肺門陰影の輪郭は不鮮明でありいわゆる hilar haze と考えられます。hilae haze は肺門周囲の肺実質陰影の存在により肺門の輪郭が不明瞭化するサインです。図3 ⓑのCTでは両側肺野に異常陰影が存在していることが明瞭です。図3 ⓒ，ⓓ高分解能CTでは異常陰影は気管支血管束周囲優位に分布する小粒状陰影であり，小葉間隔壁の肥厚を伴っています。典型的なサルコイドーシスの像です。CTを見ると hilar haze の発生機序がよく理解できます。

症例

症例 4

28歳，男性。若年性関節リウマチで長期間ステロイドを使用している。最近微熱がある。胸部単純撮影を図4 ⓐに提示します。所見を考えてください。

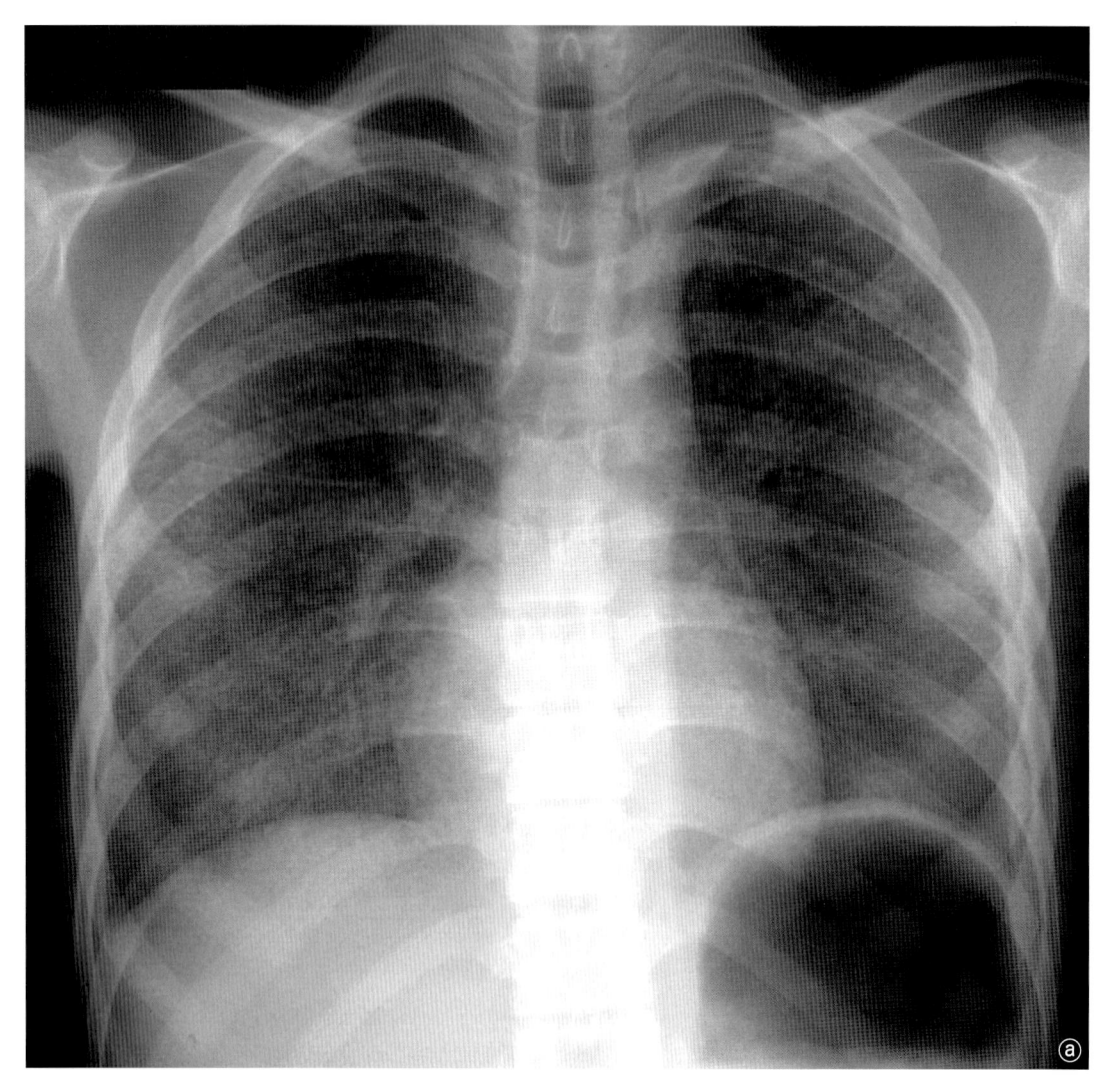

図4

間質陰影　第8章

症例の解説

症例 4

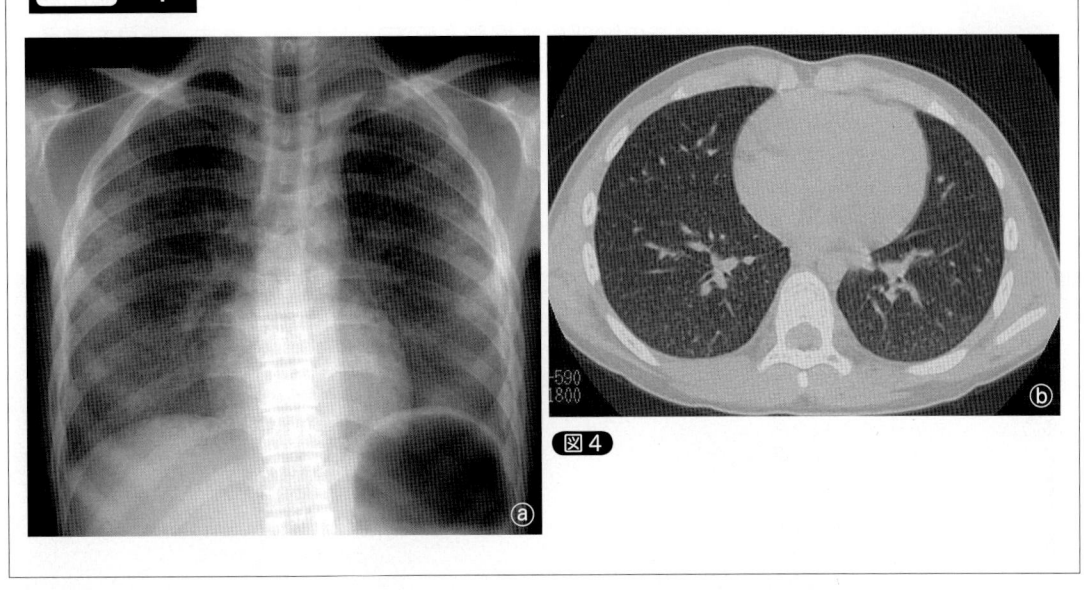

図4 ⓐ ⓑ

【粟粒結核症】
　図4ⓐ胸部正面像では，肺野に多数の小粒状陰影が見られています。小粒状陰影はほぼ全肺野にびまん性に均等に見られます。図4ⓑのCT像では辺縁の明瞭な小粒状陰影が全肺にほぼランダムに撒布しているのが明瞭です。

症例

症例 5
58歳，女性。重喫煙者。ここ3年ほど労作時の息切れがある。今回呼吸困難感が増強し受診。受診時の胸部単純撮影を 図5 ⓐに提示します。所見を考えてください。

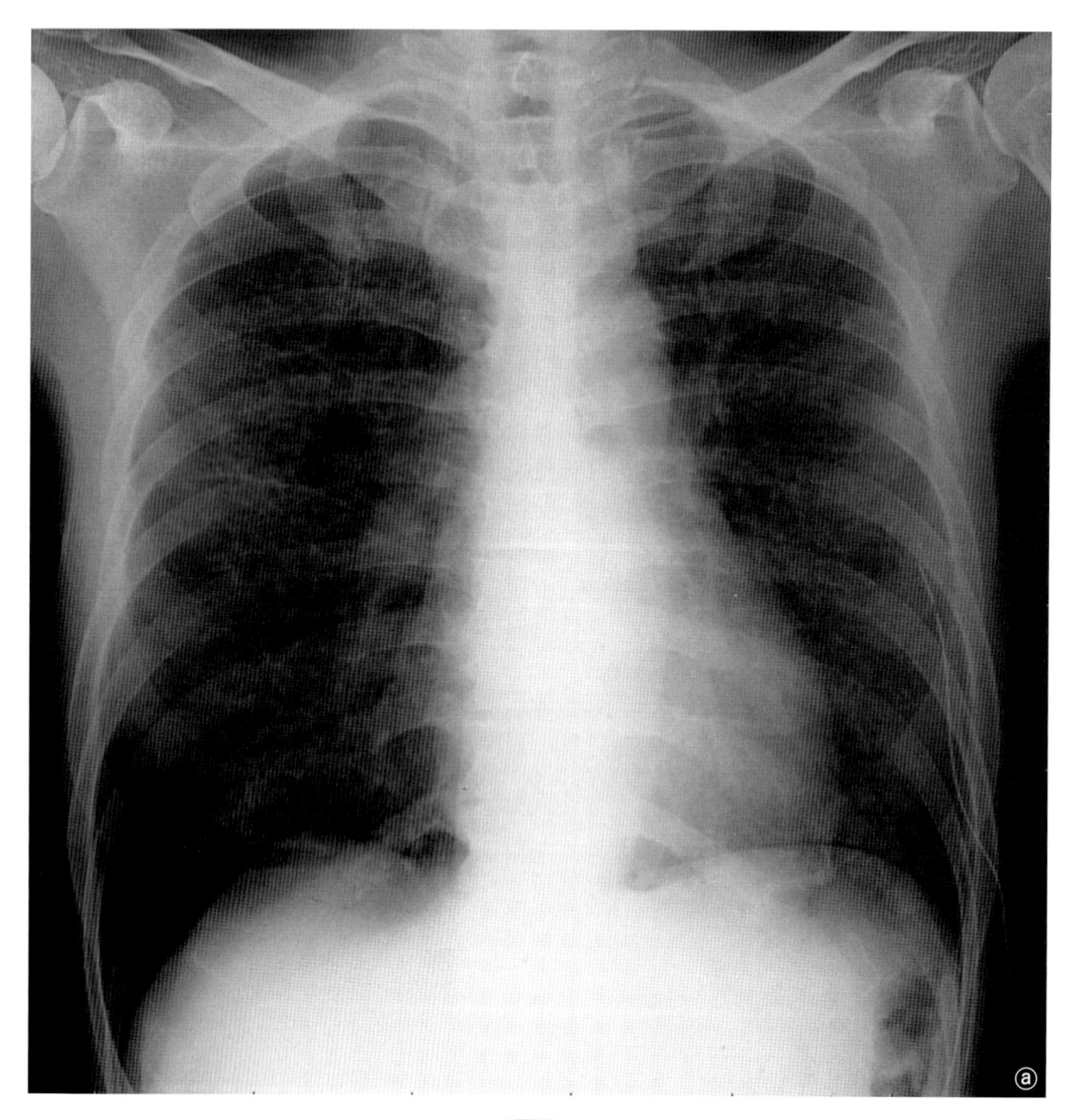

図5

症例の解説

症例 5

図5

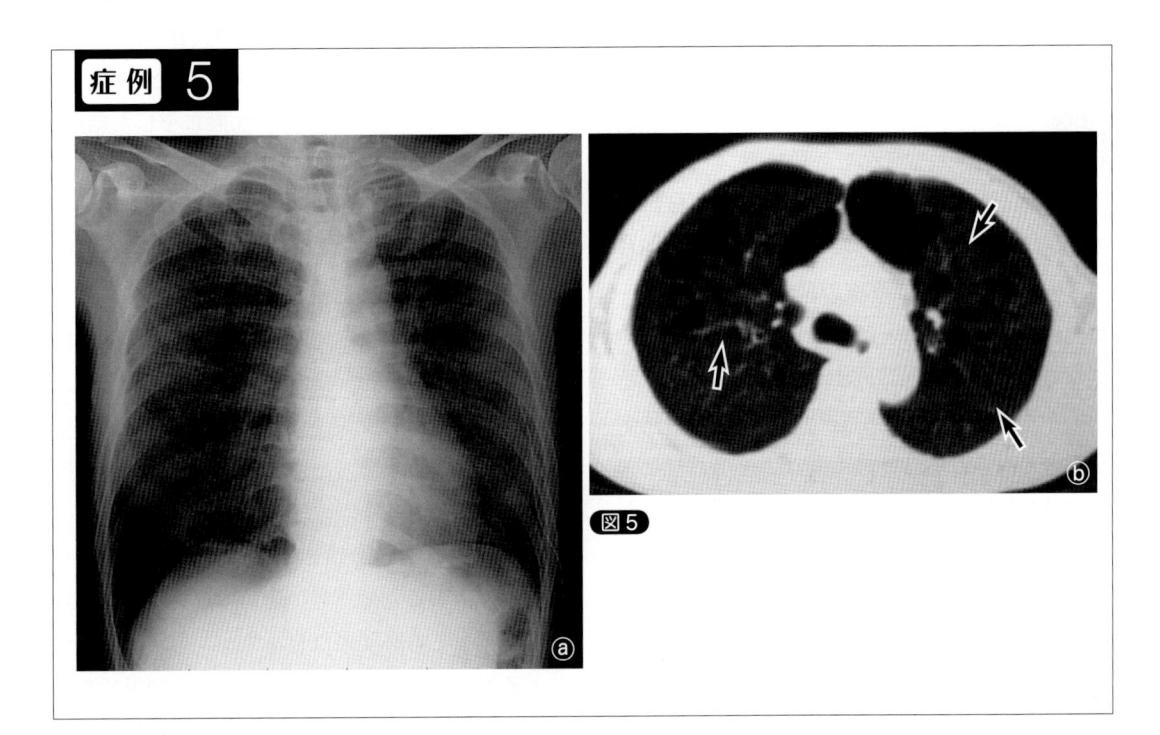

【好酸球性肉芽腫症】

図5 ⓐの胸部正面像では，両側横隔膜は低位となり平坦化しています。両側上肺野優位に網状結節状陰影をみとめます。両側上肺野には網状陰影や網状結節状陰影をみとめます。両側気胸をみとめ左にドレナージチューブが挿入されています。CT像では両側肺に囊胞陰影が多発しています（➡）。肺ランゲルハンス組織球症例です。

ポイント

肺の間質病変の示す画像，間質陰影の分類とその整理

1 はじめに

この章ではいわゆる肺の間質陰影を扱います。最近の画像診断や呼吸器病学の進歩で間質陰影と実質（肺胞性）陰影の区分が曖昧となり，古典的な肺実質陰影と間質陰影の区別がしにくくなってしまったことはすでに述べました。とくにすりガラス陰影が肺胞性病変でも間質性病変両者でみられることは重要なことで，単にスリガラス陰影のみでは肺胞性病変か間質病変かの判断がつきにくくなりますので，同時に存在している他の所見により病変部位がどこになるのかの判断をすることになります。

2 肺間質陰影の分類

肺間質陰影は，結節陰影，線状陰影，網状陰影（網状結節状陰影），不整形陰影，気管支血管束の肥厚，すりガラス陰影などに区分されます。

(1) 結節状陰影

肺胞充填性病変でも画像上結節陰影を示すことがあるのは，前章で述べましたが，その辺縁は不鮮明なことが多く，間質性の結節陰影の辺縁が明瞭でかっちりしている点がやや異なります。小さい結節陰影を粒状陰影と言うこともありますが，どこまでの大きさの結節を粒状陰影というか人により曖昧なところがあります。一般的には2〜3mm以下の小さな結節を指すことが多いようです。結節陰影は間質陰影の代表例ですが，その分布と大きさが重要です。HRCTでは二次小葉と結節の位置関係の詳細な評価が可能ですが，単純撮影ではその評価に限界があります。気道撒布性の陰影は，基本的に小葉中心性で気管支沿いに陰影を形成し，病変は限局性のことが多いものですが，びまん性のこともあり得ます。また結節の大きさは細葉大から小葉大までで辺縁は不明瞭なことが多いようです。これに対して血行性撒布をした結節，たとえば粟粒結核症や甲状腺癌転移などでは，その辺縁は明瞭な傾向があります。サイズは小さいものから大きいものまで様々で，分布は両肺びまん性で下肺に密な傾向があります。サルコイドーシスのようにリンパ路沿いに小さな結節が形成されると，血管束の辺縁部に分布しますので血管気管支束が不整に肥厚したかのような印象を受けます。もちろん小葉間隔壁の肥厚なども伴います。

このようは結節陰影ないし粒状陰影の分布の相違による画像所見の違いの解析にはHRCTがどうしても必要になりますが，単純撮影でもある程度可能です。しかし，間質性肺炎でも気管支血管束沿いの陰影が強いと，単純撮影で気道周囲や血管周囲の分布と類似するこがあり注意が必要です。

(2) 線状陰影

線状陰影は幅の狭い細長い陰影です。最も代表的な例はKerley線です。Kerley線の内線状陰影を示すのは，A線，B線ですが，これらはいずれも小葉間隔壁に肥厚の相当します。A線は，上肺野での胸壁に至る長さ4〜5cm，幅1〜2mm程度の線状陰影です。またB線は，下肺野外側よりの1〜2cm程度の短い線状陰影です。上葉外側よりでは小葉間隔壁が長いためにこのようにみえるとされます。小葉間隔壁は肺静脈に連続するので，肺静脈圧の上昇する左心不全で高度に見られます。左心不全による慢性の肺うっ血ではB線が高度になりやすく，急性左心不全による急性の肺うっ血ではA線が出やすい傾向にあるといわれています。また小葉間隔壁内部には豊富なリンパ管が存在するの

で，リンパ路沿いに進展する癌性リンパ管症や悪性リンパ腫，サルコイドーシスなどの疾患でみられます．小葉間隔壁の肥厚は浮腫によっても生じますので，非特異的な所見ですが，とくにこれが高度な場合には，上記のような病態を考える必要があります．また急性好酸球性肺炎で高度の小葉間隔壁の肥厚が見られますが，その正確な理由は不明です．

(3) 網状陰影

網目の陰影です．病理学的に実際に網目の構造がある場合と，線状陰影が重なって網目にみえる場合があります．また網目の陰影が重なると結節陰影があるようにみえ，網状結節状陰影などと表現されますが，実際には結節陰影がない場合も多く見られます．このような現象をsummation重積効果といいます．

網状陰影で最も代表的なものは蜂巣肺です．蜂巣肺は，肺の破壊と構造改変により囊胞の集簇を認めるものです．画像上では時に肺気腫と鑑別が難しい例もあります．とくに非特異的な炎症性変化を合併した肺気腫では，囊胞の壁が厚く見え蜂巣肺との鑑別に困難を感じることはまれではありません．蜂巣肺は，一般的に言えば10mm内外の小さな囊胞陰影が複数列以上に重なり集簇し多発するときにこの所見とすることが多いようです．間質性肺炎の終末像を見ているのですが，蜂巣肺が胸膜直下に斑状にみられ，下葉優位に肺野の高度の容積減少をともなうものをUIP/IPFと考えます．

(4) 気管支血管束の肥厚

気管支血管束沿い，主にリンパ路沿いに病変を形成する疾患：たとえばサルコイドーシスや悪性リンパ腫，癌性リンパ管症などがその例としてあげられます．気管支血管束の不整の肥厚や小葉間隔壁の肥厚などの所見を示す．単純撮影のみでは時に気管支沿いに進展した陰影との鑑別が困難なことがあります．

(5) すりガラス陰影

前章などでも述べたようにすりガラス陰影は肺胞充填性の肺実質陰影でもまた間質陰影でも見られる非特異的な所見であり，実質病変か間質病変によるものかの判断は同時に存在する他の所見により判断する必要があります．

間質陰影は以上のようなパターンに分けて考えるのが一般的と思いますが，実際の読影にあたっては間質病変の有無は臨床症状などにより判断せざるをえないこともあります．

第 9 章
肺野の明るさの異常

症例

症例 1

72歳，男性。重度喫煙者。10年以上前から徐々に進行する呼吸困難があり，最近HOTを導入。最近の胸部単純正面像を図1 ⓐに示します。所見をあげ鑑別診断を述べてください。

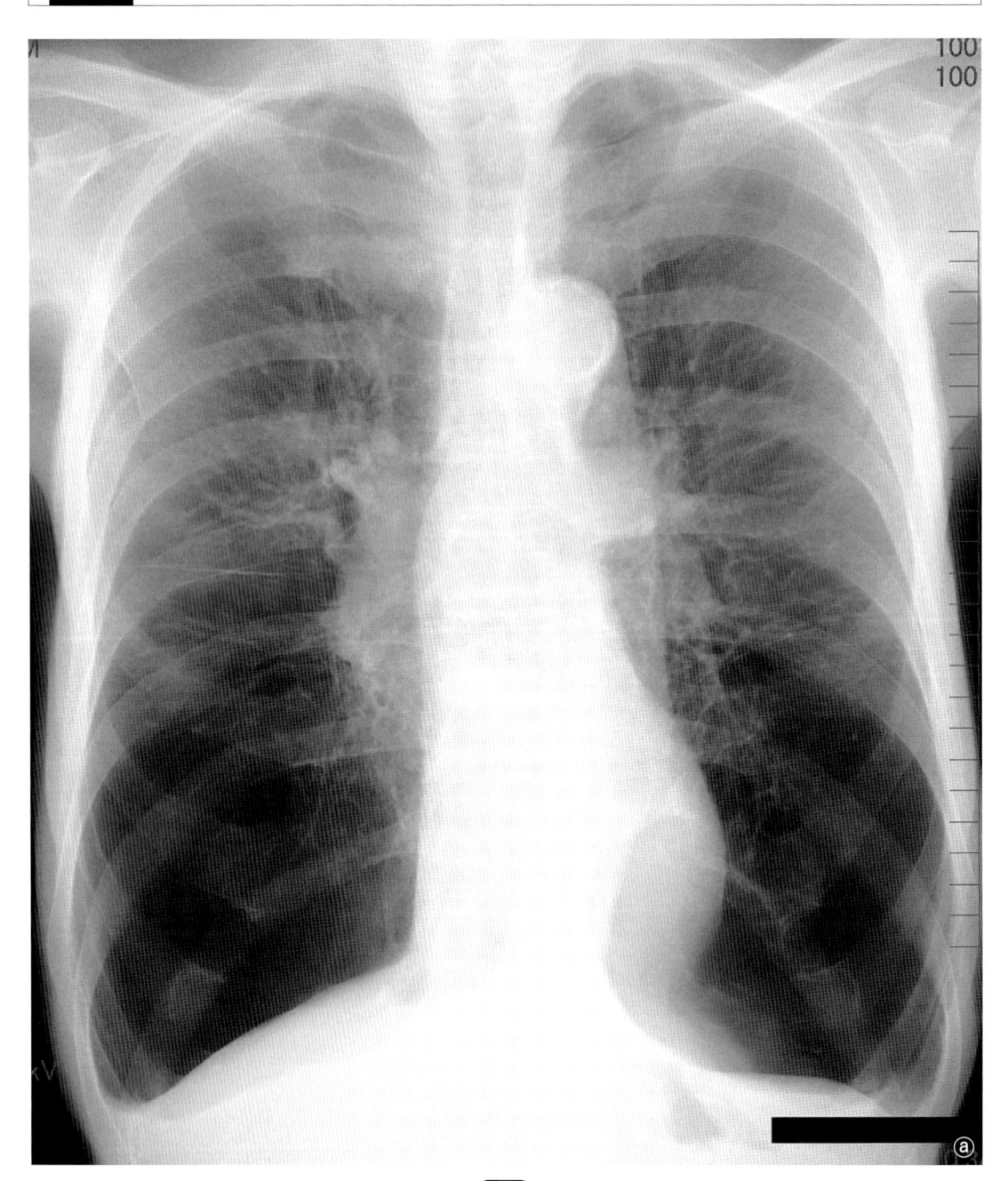

図1

症例の解説

症例 1

図1 ⓐ

図1 ⓑ

ⓒ

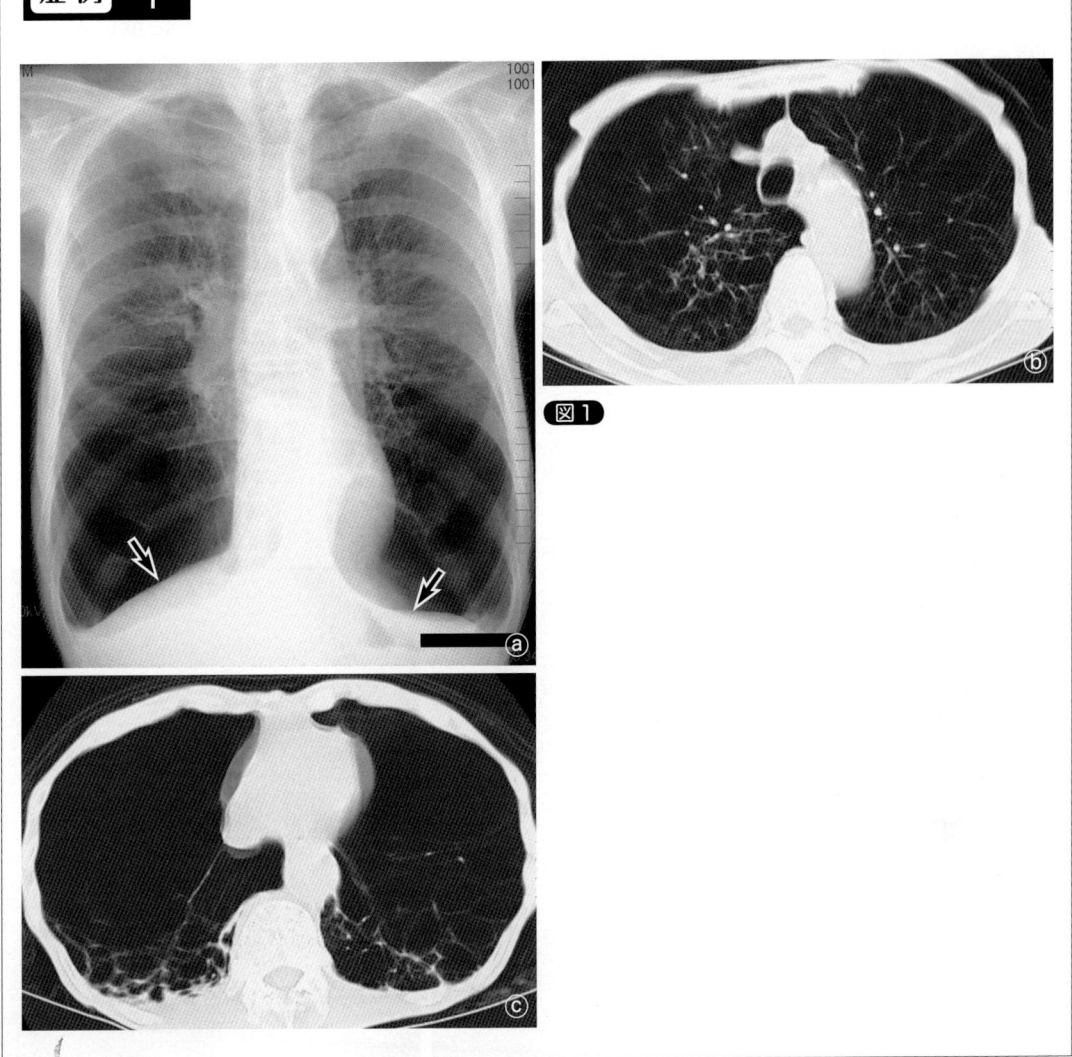

　図1 ⓐの胸部正面像では，両側の横隔膜は低位平坦化を示しています（→）心横隔膜角と助骨横隔膜角をむすぶ線から，横隔膜ドームの頂上間の距離が1.5cm以下の場合，横隔膜の低位平坦化といいます。また肺野の透過性は両側下肺野を中心に亢進しており，血管陰影も下肺野で，高度に狭細化しています。**図1** ⓑ，ⓒのCT像では下葉優位に両側肺野に高度の肺気腫の所見が認められ，高度の肺気腫による肺野の透過性亢進と考えられます。

症例

症例 2

72歳，女性。咳を主訴に来院。初診時の胸部単純像を 図2 ⓐ，ⓑに示します。異常所見を指摘して，どのような病態を考えるべきか述べてください。

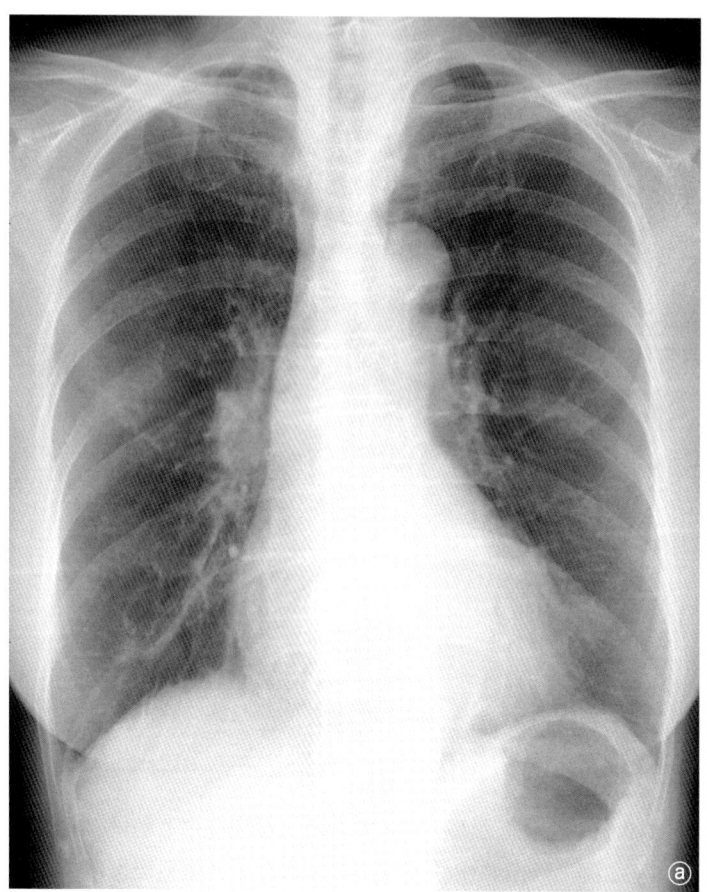

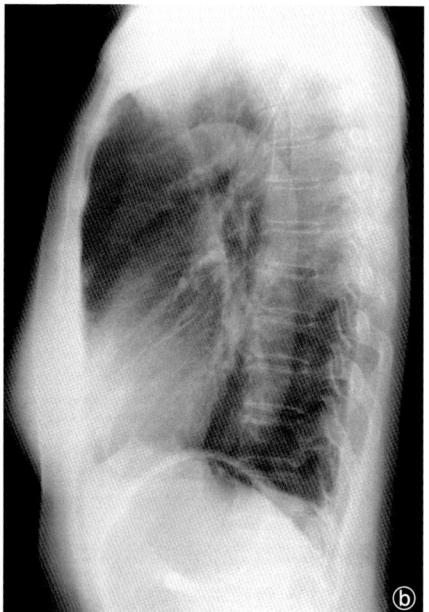

図2

第9章 肺野の明るさの異常

症例の解説

症例 2

図2

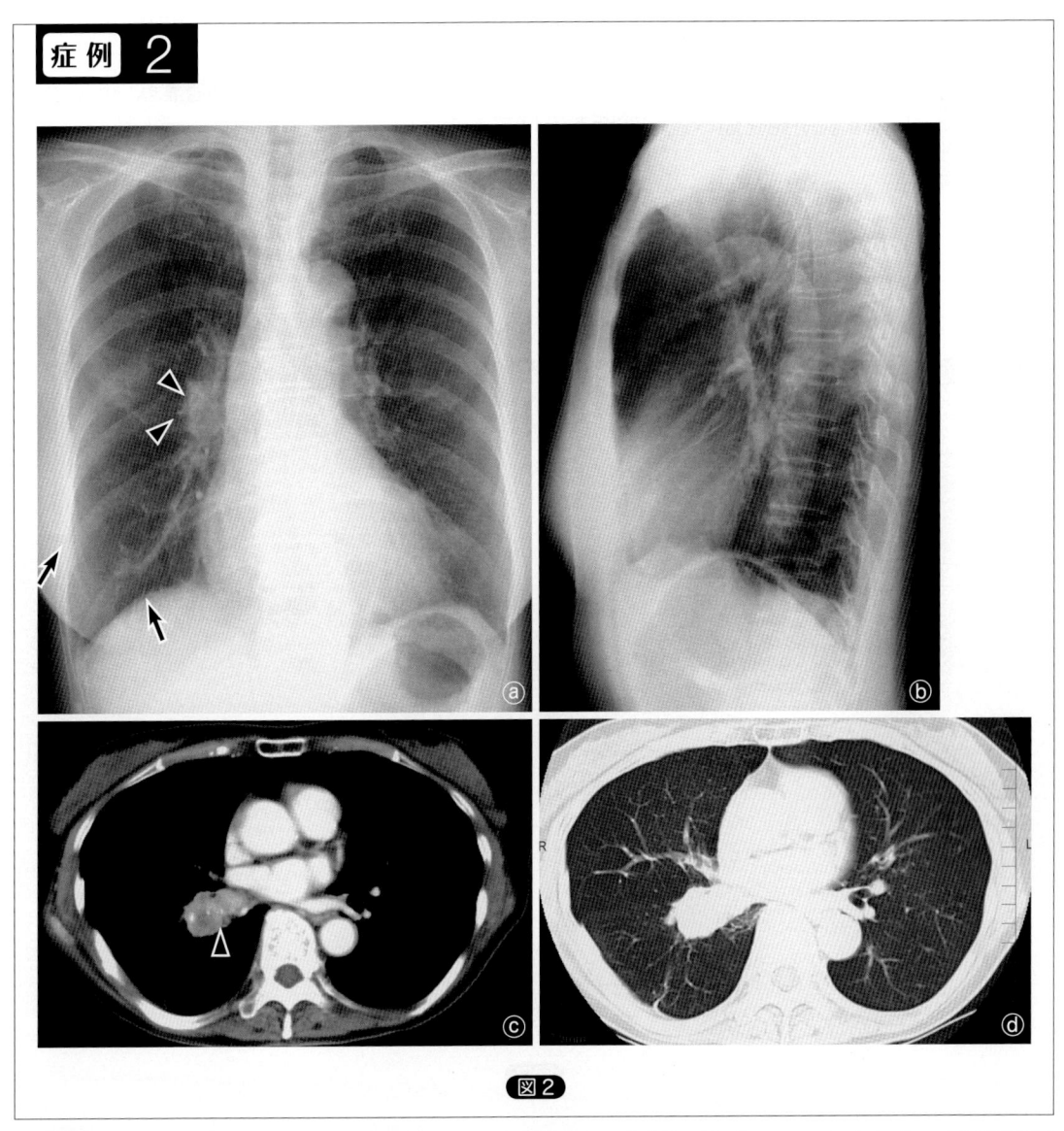

図2 ⓐ, ⓑの胸部正面および側面像では，右下肺野の透過性が亢進しています（➡）。右肺門下部の腫大がみられ（▶），肺門部肺癌を疑います。図2 ⓒの造影CT像では，右肺門部腫瘍（▶）が明瞭に見られ右下葉気管支の内腔はまったく同定できません。図2 ⓓの肺野条件CTでは右下葉の血管陰影は狭小化し，肺野は明るく見えます。右肺門部腫瘍によるいわゆる閉塞性肺気腫を疑います。

症例

症例 3

76歳，女性。胸痛，呼吸困難で受診。初診時の胸部単純像を図3ⓐ，ⓑに示します。所見を述べ鑑別診断をあげてください。

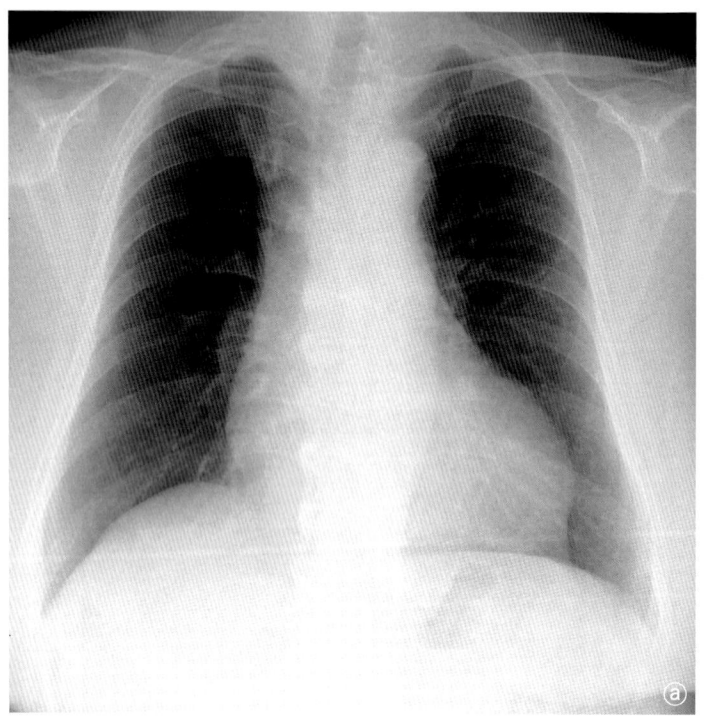

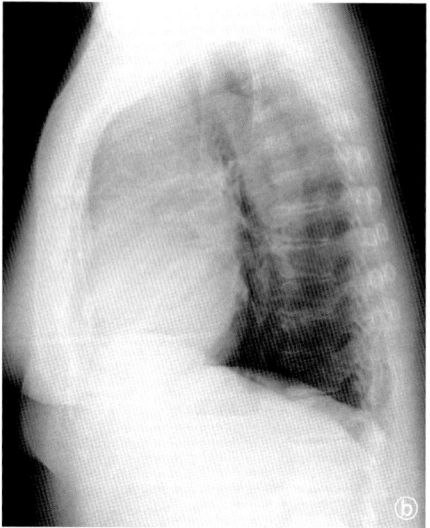

図3

症例の解説

症例 3

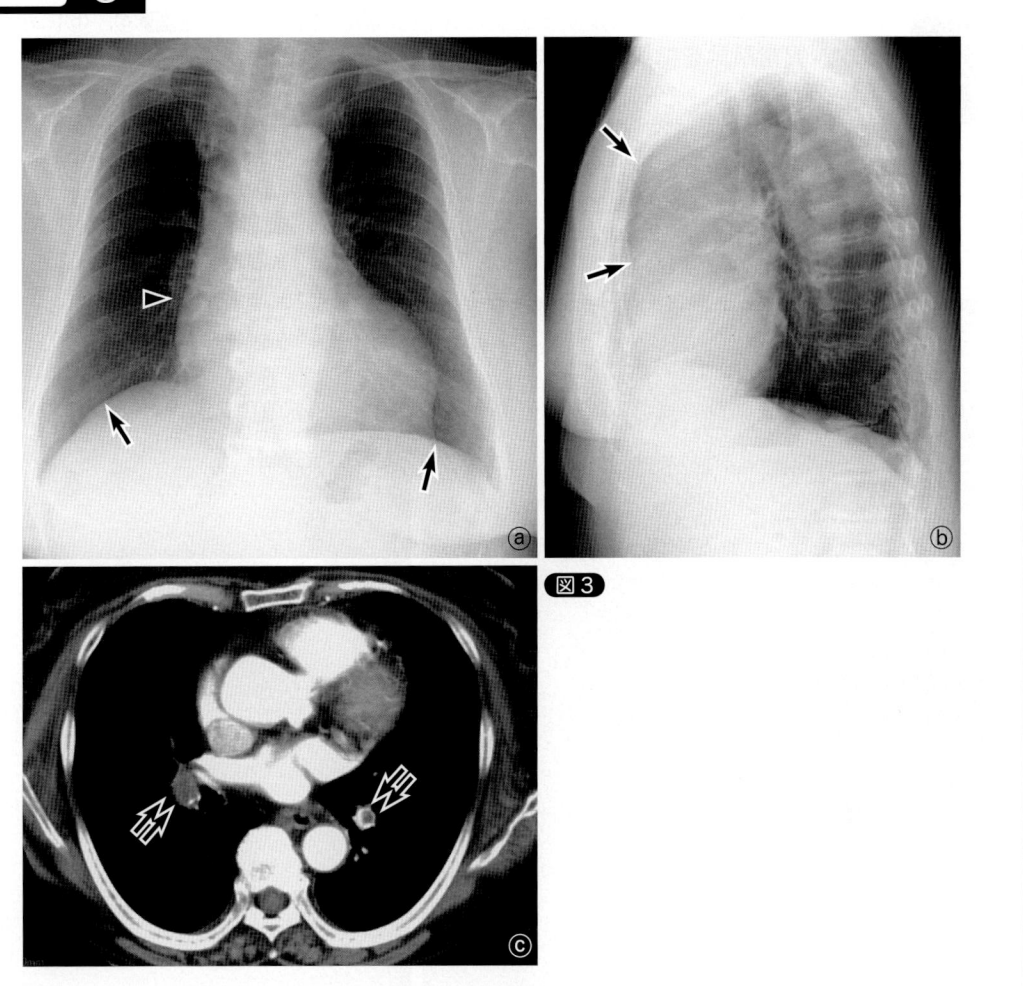

図3

　胸部単純正面像では，両側下肺野がやや明るく見え（➡），血管陰影が両側下肺野で狭細化して見えます。また肺門の血管の急激な狭細化（knuckle sign）がみられます（▶）。側面像（図3ⓑ）では，心陰影の前方への拡大がみられ（➡），右室負荷の所見です。臨床症状から肺血栓塞栓症を疑い，胸部造影CT（図3ⓒ）を施行したところ両側下肺動脈中心に高度の血栓塞栓症による陰影欠損が認められました。肺血栓塞栓症で肺血流が減少するために肺野が明るくみえることをWestermark signと呼びます。下肺野の血管陰影（⇉）が両側性に減弱すると一見して上肺野の血管陰影の増強に類似し，心不全に類似した所見になりますが，心拡大などそのほかの心不全の所見は明らかではありません。

症例

症例 4

56歳，男性。胸部異常陰影を主訴に来院。胸部単純撮影を図4 ⓐ，ⓑに示します。異常所見を指摘してください。

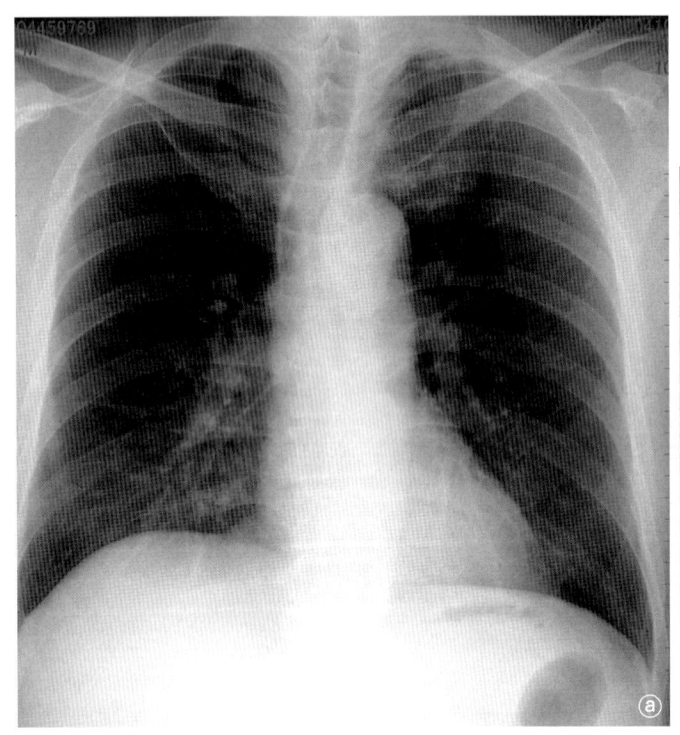

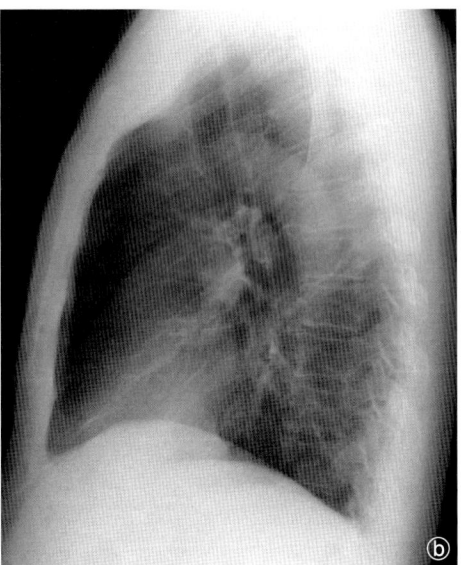

図4

第9章 肺野の明るさの異常

症例の解説

症例 4

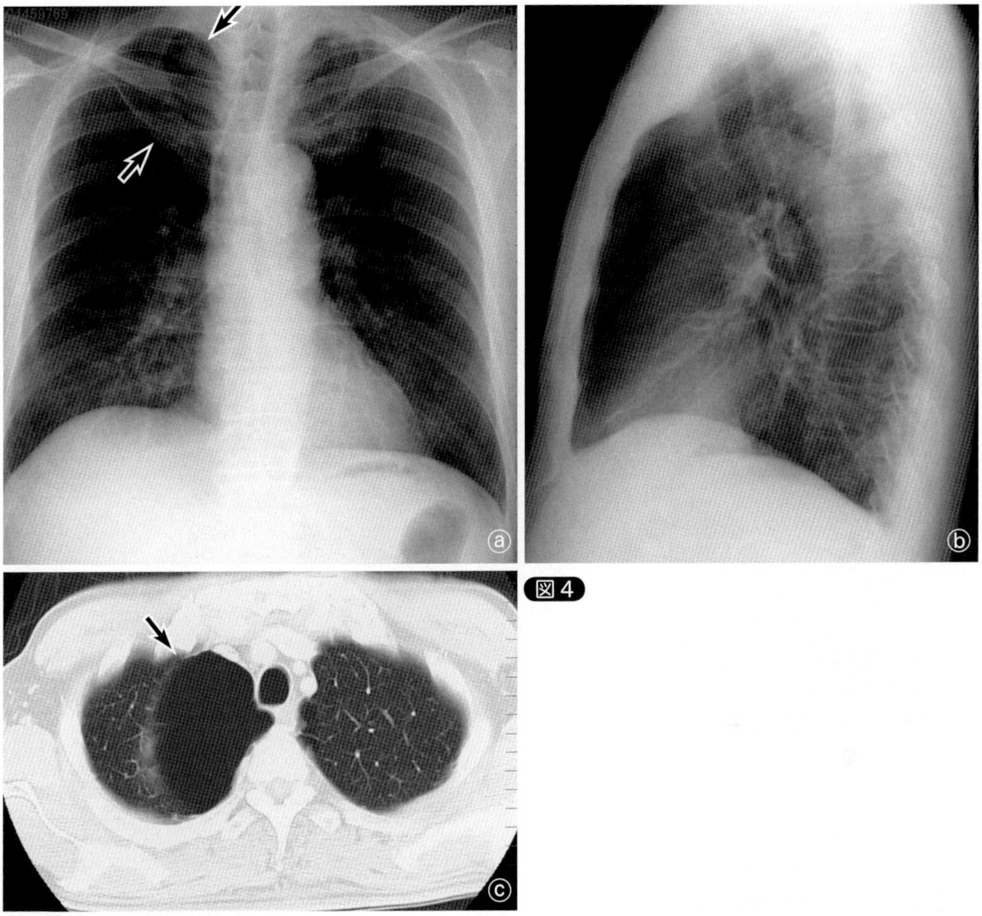

図4

図4 ⓐの胸部正面像では右上肺野の透過性が亢進しこの部で肺血管陰影が減弱しています。図4 ⓑの側面像では明らかな異常所見は認められません。図4 ⓒの胸部CT像では，透過性が亢進している部位に相当して大きな囊胞性陰影(→)が見られ，ブラと考えられます。

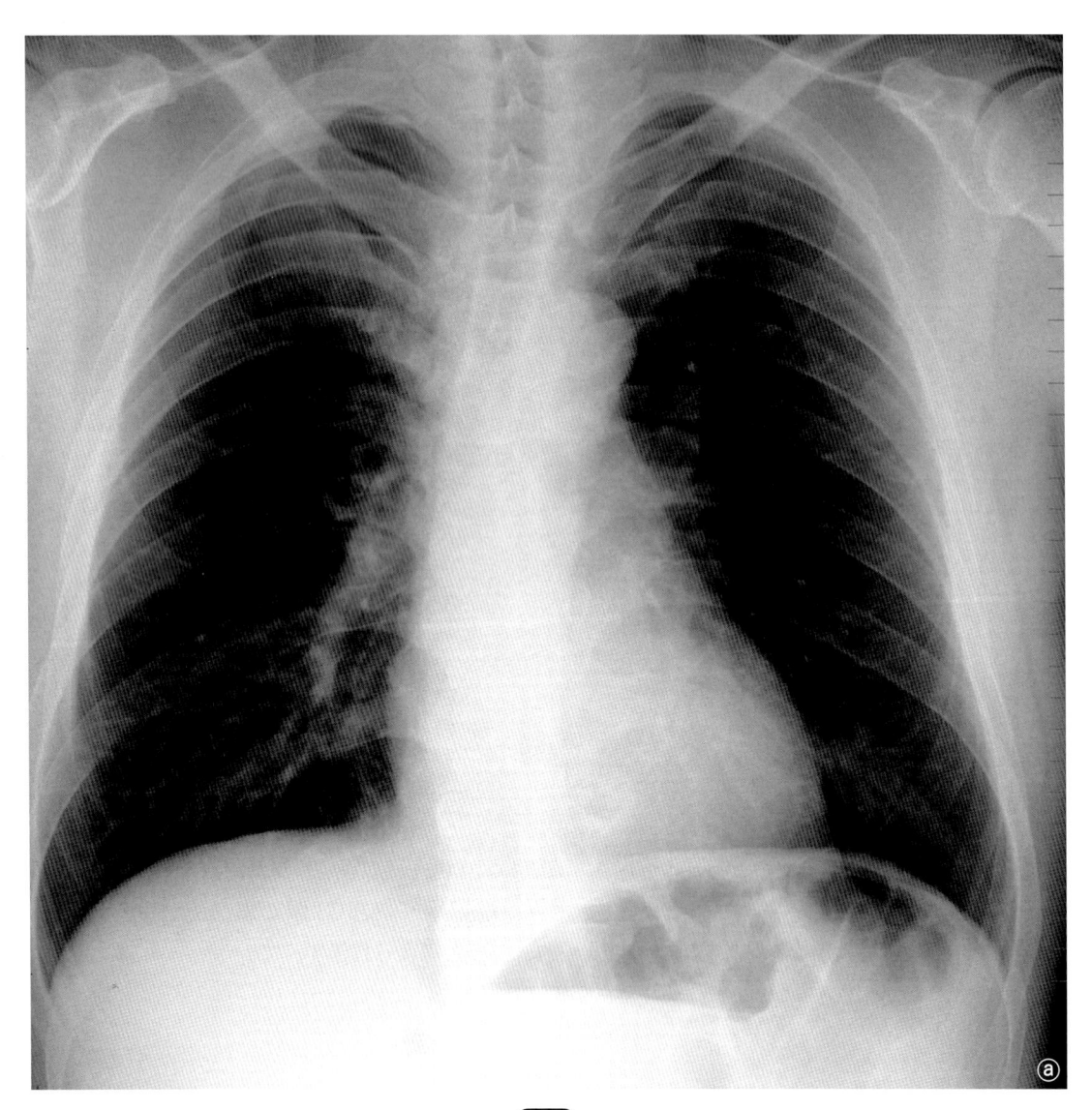

症例

症例 5

64歳，男性。呼吸器に関しての自覚的，他覚的な所見はみとめません。図5 ⓐは胆石症の術前に撮影された胸部単純撮影です。異常所見を指摘してください。

図5

肺野の明るさの異常 第9章

症例の解説

症例 5

図5

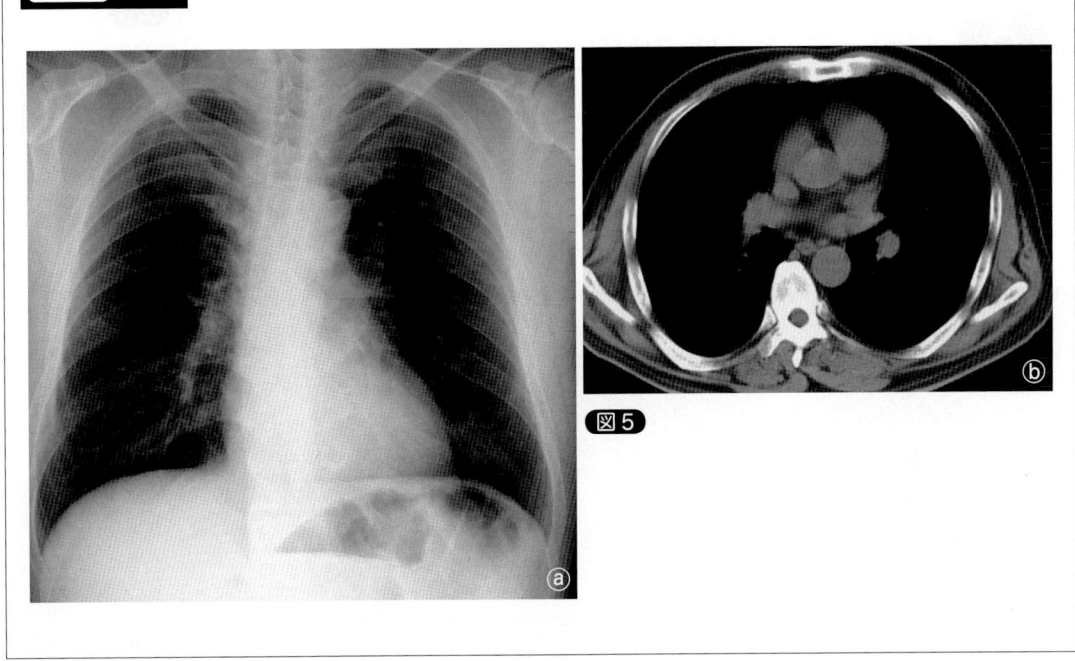

図5 ⓐの胸部正面像では，左右の肺野の明るさに左右差がみられ，右肺野がやや明るく見えます。両側鎖骨の内側端はほぼ左右対称で，正面性のよい正面像と考えられます。図5 ⓑの胸部CT像では胸壁の厚みにやや左右差が認められ，左右の肺野の明るさの差は胸壁の軟部組織の厚みの差に起因するものと思われます。

115

症例

症例 6

78歳，女性。咳，喀痰を主訴に来院。来院時の胸部単純正面像を 図6 ⓐ，ⓑ に示します。どのような所見がありますか。

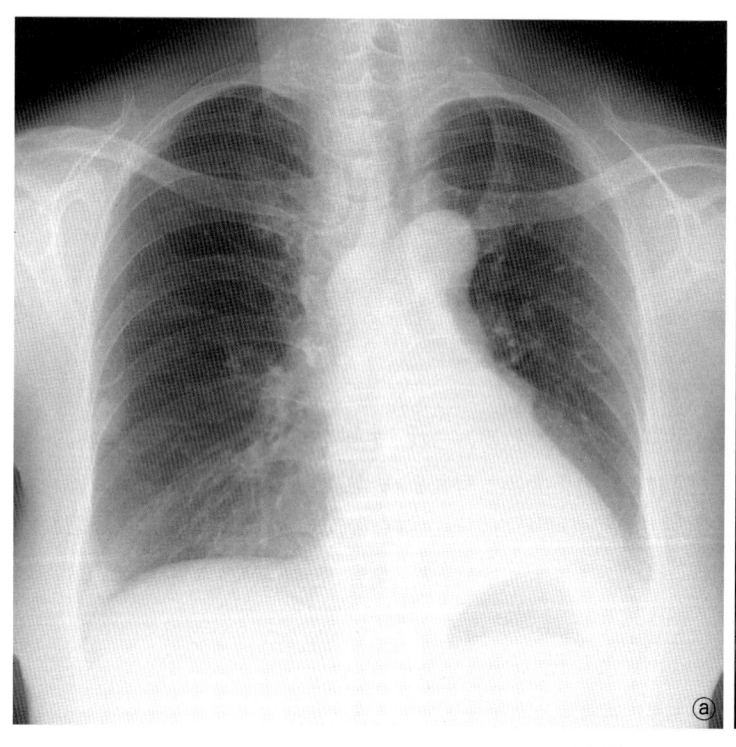

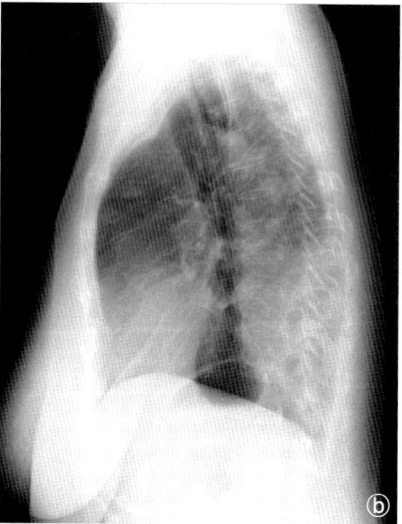

図6

第 9 章 肺野の明るさの異常

症例の解説

症例 6

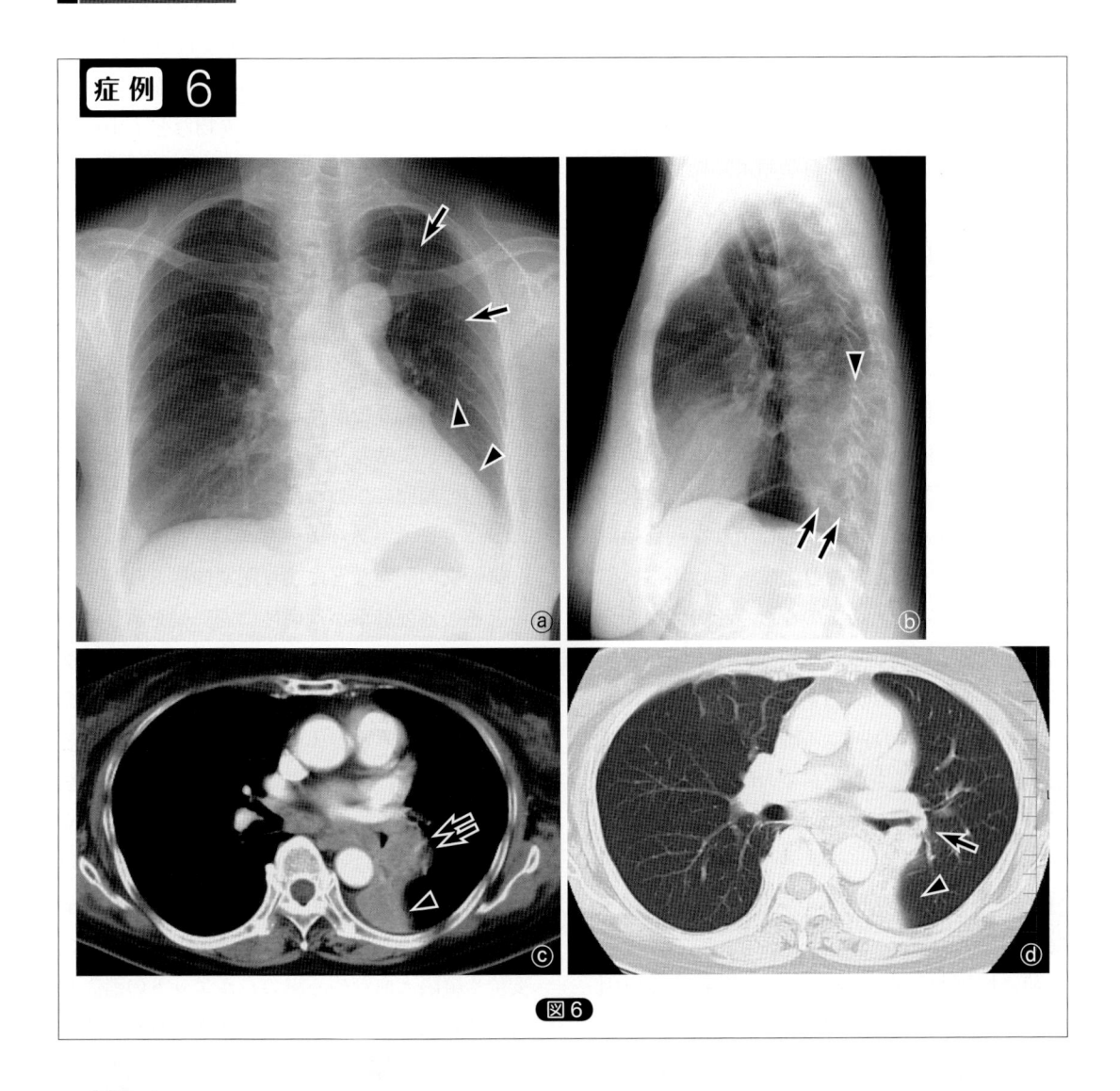

図6

　図6 ⓐの胸部正面像では左肺は小さく見えます．また左右の肺野の明るさを比較すると左肺野が明るく見え（➡），肺血管陰影も疎な分布を示しています．下行大動脈のシルエットが消失し，心陰影に重なる異常影（▶）がみられます．図6 ⓑの側面像で左横隔膜のシルエットが消失し（➡），椎体に重なる異常影（▶）がみられることを考えると，左下葉の無気肺と考えられます．図6 ⓒ, ⓓのCT像で左下葉の無気肺（▶）と肺門部腫瘤（⇛）が確認できます．左肺野が明るく見えるのは，左上葉の代償性過膨張によるものと考えられます．

1 肺野の透過性亢進を来す病態とその機序

　肺野の明るさに異常がみられる場合には，大きく分けて透過性が亢進する場合と低下する場合があります．また肺野の明るさの異常は局所性の場合と片側全肺野におよぶ場合があります．全肺野で明るさに左右差のある場合をunilateral hyperlucent lungといいます．肺野の明るさに左右差がみられる場合に，肺野が白く見えるすなわち透過性が低下して見える側が異常か，明るく黒く見えるすなわち透過性が上昇して見える側が異常かは種々の併存する所見で総合的に判断しなければなりません．暗く見える部分が異常とすれば，その部分の肺の含気が減少したりあるいはその部に余計な軟部組織腫瘤が存在することになります．もし明るい部分が異常であると考えるのなら，その部の肺の含気が異常に増加するか，あるいは本来存在するはずの正常組織が欠損する場合などが考えられます（図5）．今回は，肺野が明るく見える異常や肺野の明るさの左右差の問題を取り上げて解説したいと思います．

2 肺野の透過性亢進の鑑別診断

　肺に原因があって肺野が明るく見える原因として，気道の疾患すなわち気道の閉塞によるチェックバルブ機構で生じる肺の含気増加（いわゆる閉塞性肺気腫）（図2），そのほかの原因による肺の過膨張（図6），肺血流の減少を来す病態（図3），bulla（図4）や肺気腫（図1）などの異常な囊胞性病変の存在などが考えられますが，その原因や機序も極めて多彩です．

　黒く見える（フィルムの光学的濃度が高い）領域が異常であるのか，白く見える（光学的濃度が低い）領域が異常であるのかの診断の一助として呼気時の撮影があります．これは黒く見える部位が，気道の不完全閉塞などによるチェックバルブ機構でair trap（空気とらえ込み現象）が起こるために生じているとすれば，呼気時の撮影でその現象がより著明になるからです（図2）．肺門部肺癌や気道異物などで中枢部気道が狭窄ないし閉塞を示す場合は，通常肺野の含気が減少して無気肺を生じます．しかし，気道の閉塞が不完全である時には空気が流入できるが流出できないために含気の増加と肺野の透過性亢進がみられ，この所見は呼気時の撮影でより強調されます．閉塞が軽度であれば，呼気時の撮影のみで所見がみられることの方が多いかもしれません．もちろん末梢気道でも閉塞病変が広範囲に生じれば同様の現象が生じうるのはいうまでもありません．

　気管支の閉塞などにより閉塞性無気肺が生じるとその他の肺葉が代償性に過膨張を示し，その空隙を埋めます（第4章参照）．無気肺が高度になると，無気肺に陥った肺の容積は高度に減少し，無気肺陰影自体はmediastinal wedgeと呼ばれるように縦隔陰影の内部に隠れて見えなくなってしまいます．このために患側胸郭はやや小さく，肺野は残存肺の過膨張により血管陰影が減少し，肺野が明るく見えるようになります．このような場合には，その他の正常構造の変位や縦隔大血管や心臓のシルエットの消失などの所見に注意して無気肺の診断を行う必要があります（図6）．肺野の血管陰影の減少所見は，軽度の場合にはなかなかその診断が困難ですが，左右差に注目するとその発見がより容易になります．肺血管陰影が減少するような病態，広範な肺血栓症（図3）や肺門部肺癌による血管浸潤，ファロー四徴症，血管炎による肺動脈の閉塞や狭窄（図7）などで，肺野の血管陰影が減少し肺野が明るく見えます．

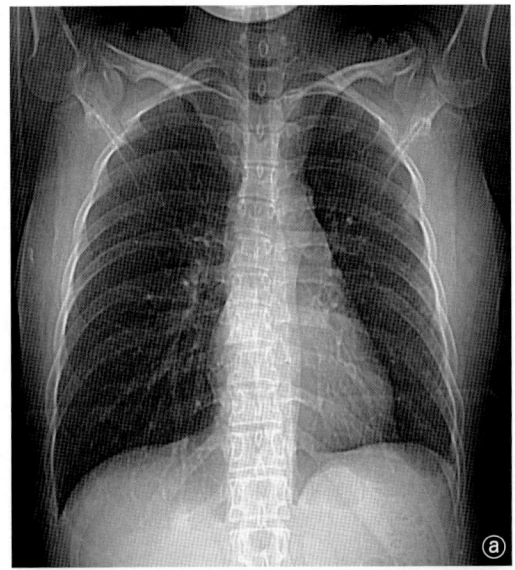

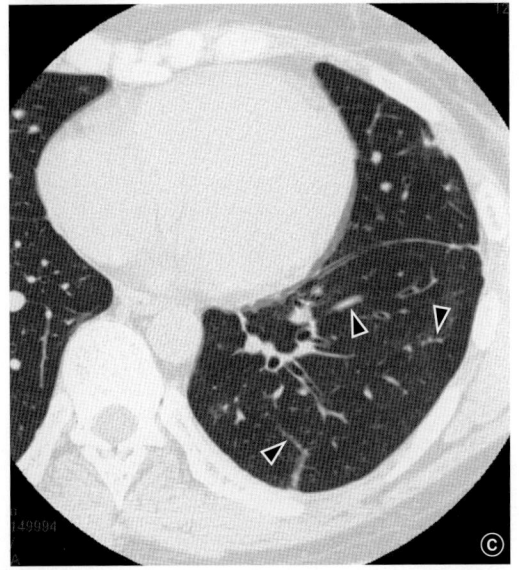

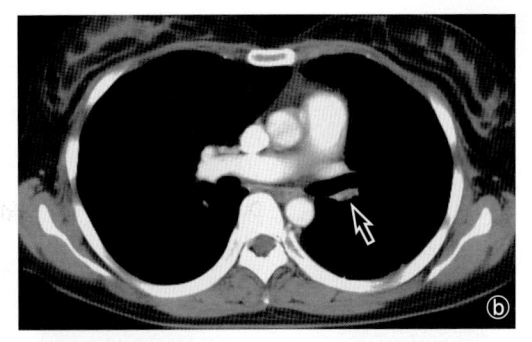

図7 左肺動脈閉塞を来した例（原因は不明であるが臨床的には高安動脈炎が疑われる）
ⓐ撮影時のスカウト写真で，左下肺野は明るく見える。また左胸部は小さい。
ⓑ造影CT像では，左肺動脈の閉塞がみられる（➔）。原因は不明であるが，何らかの血管炎の存在が疑われる。
ⓒ高分解能CT像では左下葉で肺動脈分枝が極めて狭小化（▶）している。

3 Unilateral hyperlucent lung syndrome

　特に一側の肺野全体が対側に比べて明るく見えることをunilateral hyperlucent lung syndromeといい，種々の原因でこの現象が生じます。日常の臨床のなかで実際に最も多い原因は，撮影体位が斜位になっている場合です。斜位撮影に近くなると後胸壁が斜めに投影されるので胸壁の透過性に左右差が生じるためと説明されており，どちらの肺野が白く見えるかは状況により異なります。体位が斜めでなくとも，胸壁の厚みに左右差がある場合は，胸部単純撮影で，肺野の明るさに左右差が認められます（図5）。胸壁に原因がある場合は，胸壁筋の先天性欠損や乳房切除後などで患側の肺野が明るく見えます（図8）。

　患側の肺野が暗く見えるのは大きな胸壁腫瘤が存在する場合です。胸水が存在すると，臥位撮影時に胸水が背側よりに貯留するので患側の胸郭が暗く見えます。肺に原因がある場合は，肺門部の腫瘍や気道異物により一側の含気が低下する場合と，逆にチェックバルブの機構など

119

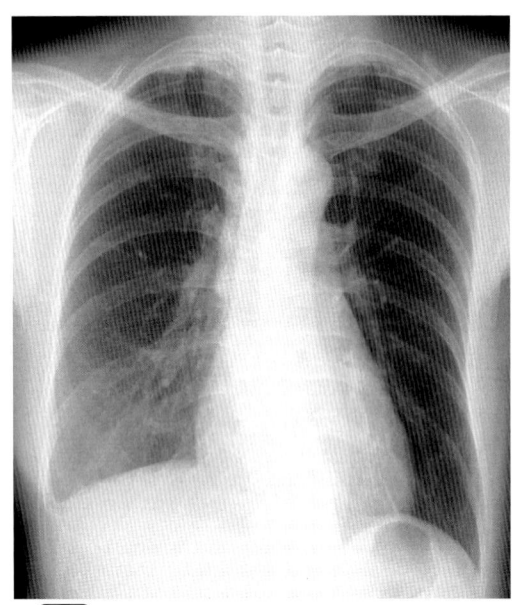

図8 左乳癌の術後
胸部正面像では左肺野が明るく見えるが，これは乳房切断術後のためである。

により過膨張が起きる場合，ブラなどが存在する場合があります。

　また原因が不明で一側肺が明るく見える疾患をSwyer-James-McLeod症候群といい，その詳しい成因についてはまだ議論が多いのですが，幼少児期の肺炎罹患により広範な細気管支炎が生じその結果としてチェックバルブ機構により肺野が明るく見えるとされます。しかし肺実質の破壊に伴い患側肺の容積は減少することが多く，air trapは呼気時の撮影で明瞭になりますので，患側肺は明るくかつ小さくなり，また呼気時にこの傾向は著明になります。

第10章
縦隔(1)：正面像のチェックポイント

症例

症例 1

64歳，男性。ここ4カ月ほど進行性の呼吸困難がある。胸部単純正面像（図1 ⓐ）を示します。異常所見をはどこにありますか？

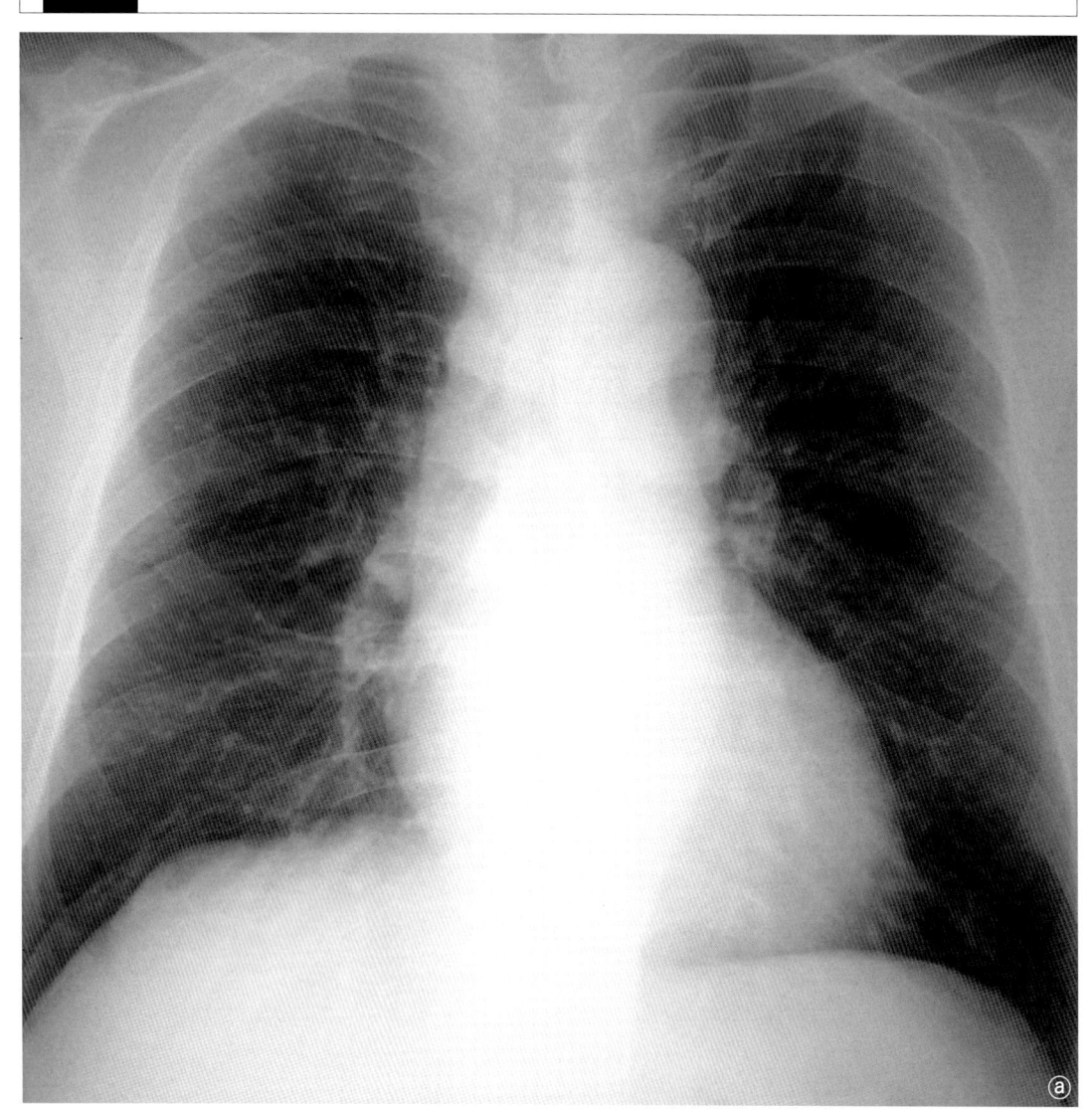

図1

正面像のチェックポイント 第10章

症例の解説

症例 1

図1

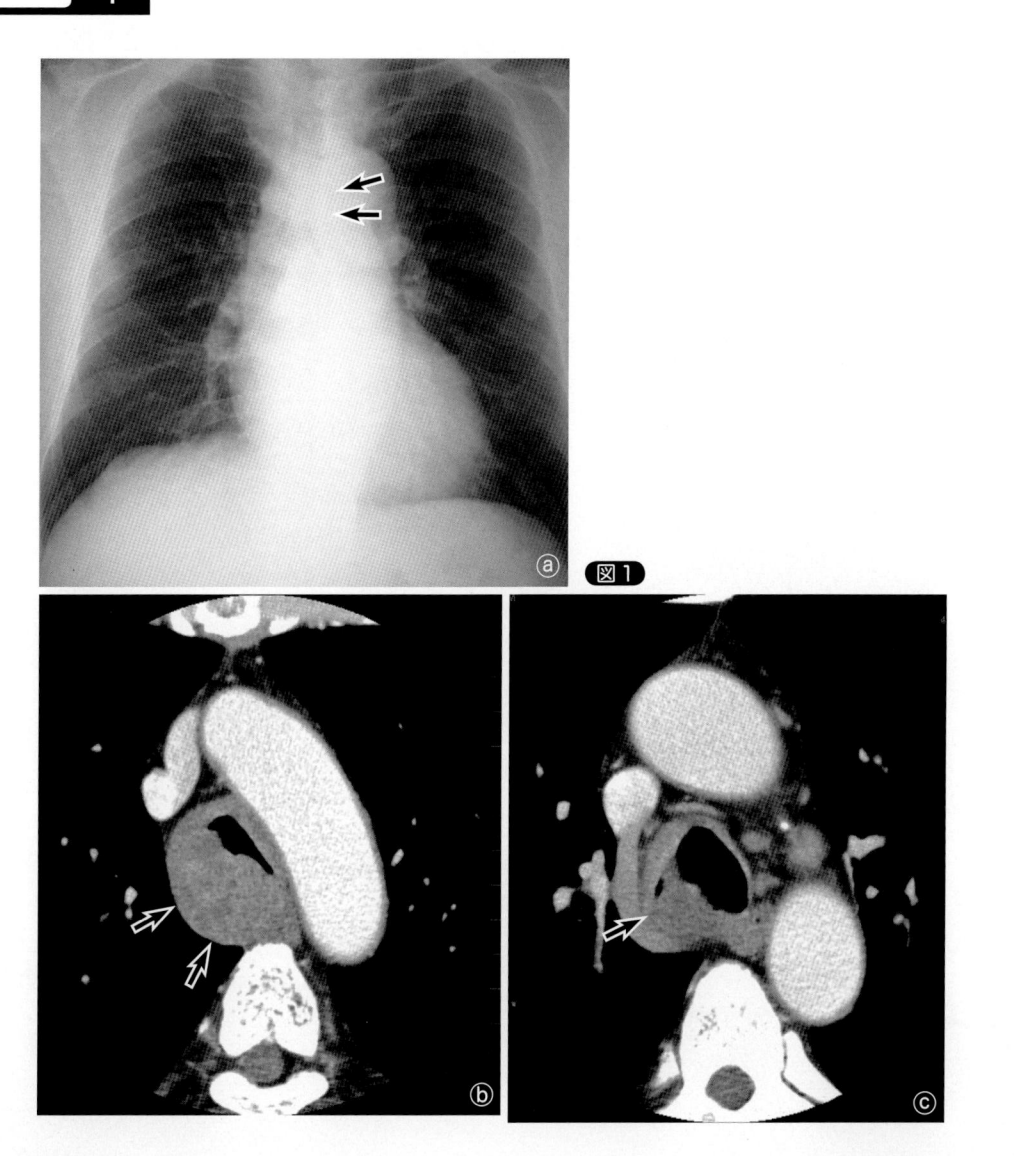

【気管下部の腺様嚢胞癌】

　胸部単純正面像（図1ⓐ）では，気管下部から気管分岐部の透亮像が不明瞭となっており（➡）。
　気管上中部の透亮像に比べて，下部の濃度が高くなっています。CT像（図1ⓑ，ⓒ）では，後壁中心の気管壁の肥厚（➡），腫瘤形成が見られる気管下端付近から発生した腺様嚢胞癌例です。

症例

症例2 30歳,女性。3カ月間,軽度の呼吸困難があった。眼科でぶどう膜炎を指摘されている。胸部単純正面像(図2ⓐ)を示します。異常所見を全て指摘してください。

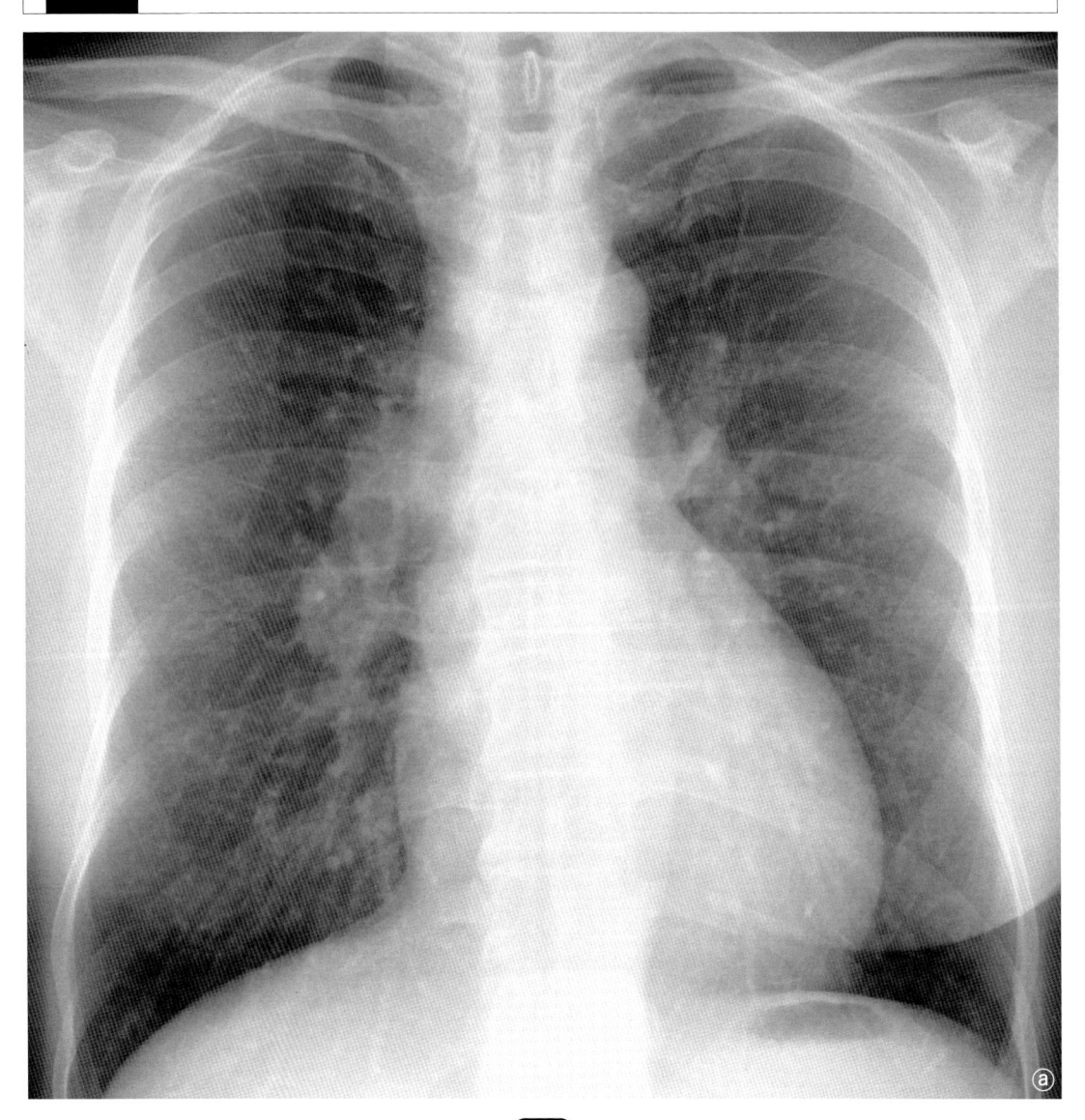

図2

正面像のチェックポイント　第10章

症例の解説

症例 2

図2

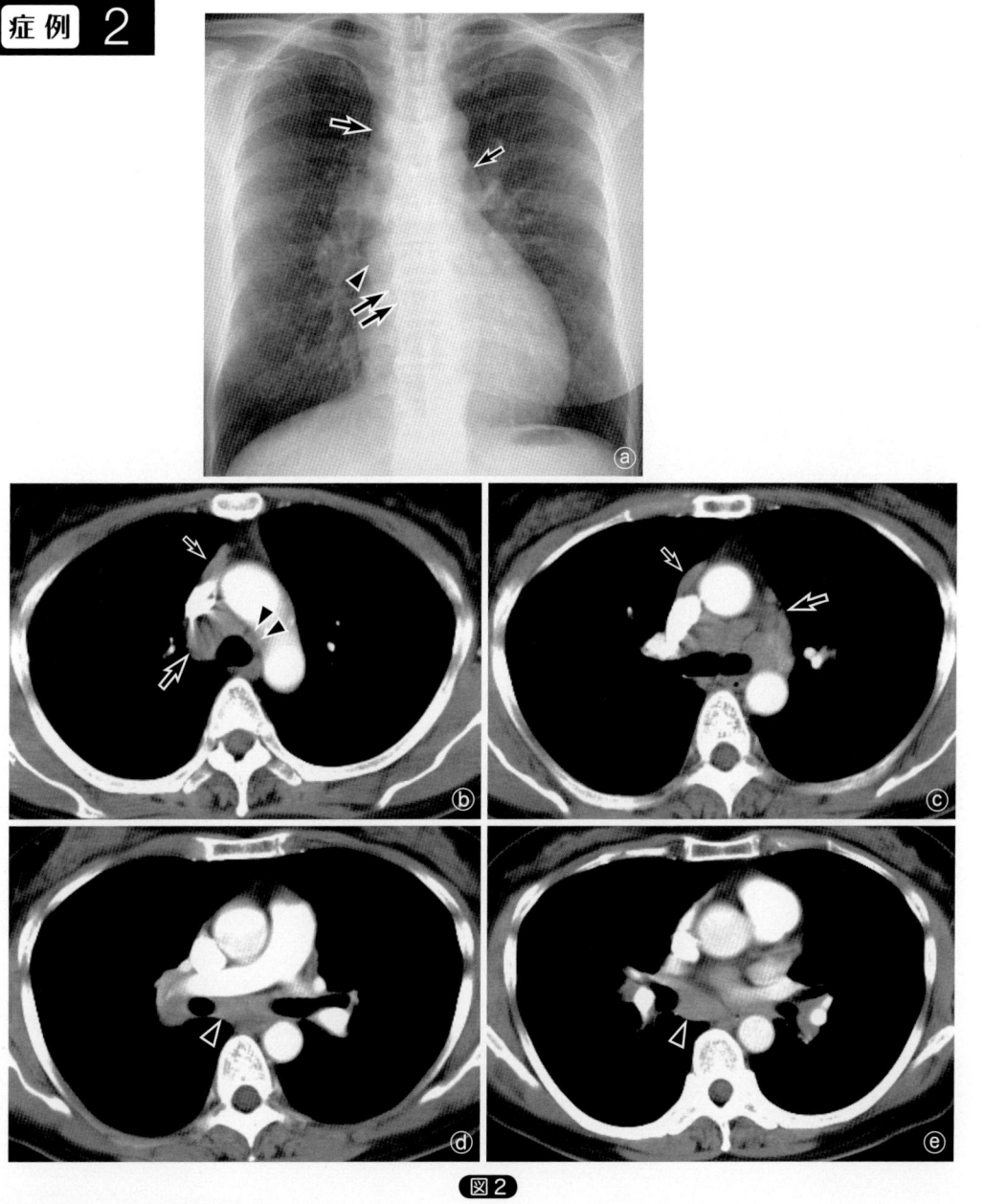

【サルコイドーシス】

　胸部単純正面像（図2ⓐ）では，右傍気帯（right paratracheal stripe）の拡大（➡）が見られ，右傍気管リンパ節の腫大が疑われます。CT像（図2ⓑ）（➡）で確認でき，またこれに加えて，大動脈肺動脈窓部の突出（➡）がみられ，動脈管索リンパ節の腫大が考えられます。また右傍食道線の偏位（⇉）と気管分岐下部の軟部組織腫瘤（▶）が見られ，分岐部リンパ節の腫大が疑われます。各々は図2ⓒ（➡），図2ⓓ（▶），図2ⓔ（▶）のCT像で確認できます。なお，CT像で右前縦隔にもリンパ節腫大（図2ⓑ，ⓒの小矢印）をみとめるが胸部単純正面像では右傍気管リンパ節腫大と重なり不明瞭です。また左傍気管リンパ節（図2ⓑの▶）は単純像では，その腫大の診断が困難です。なお図2ⓐで肺野にもすりガラス陰影と細粒状陰影があり，肺野病変も存在していると思われます。

症例

症例 3

37歳，女性。検診で異常陰影を指摘された。胸部単純正面像（図3 ⓐ）を示します。異常所見はどこにありますか？

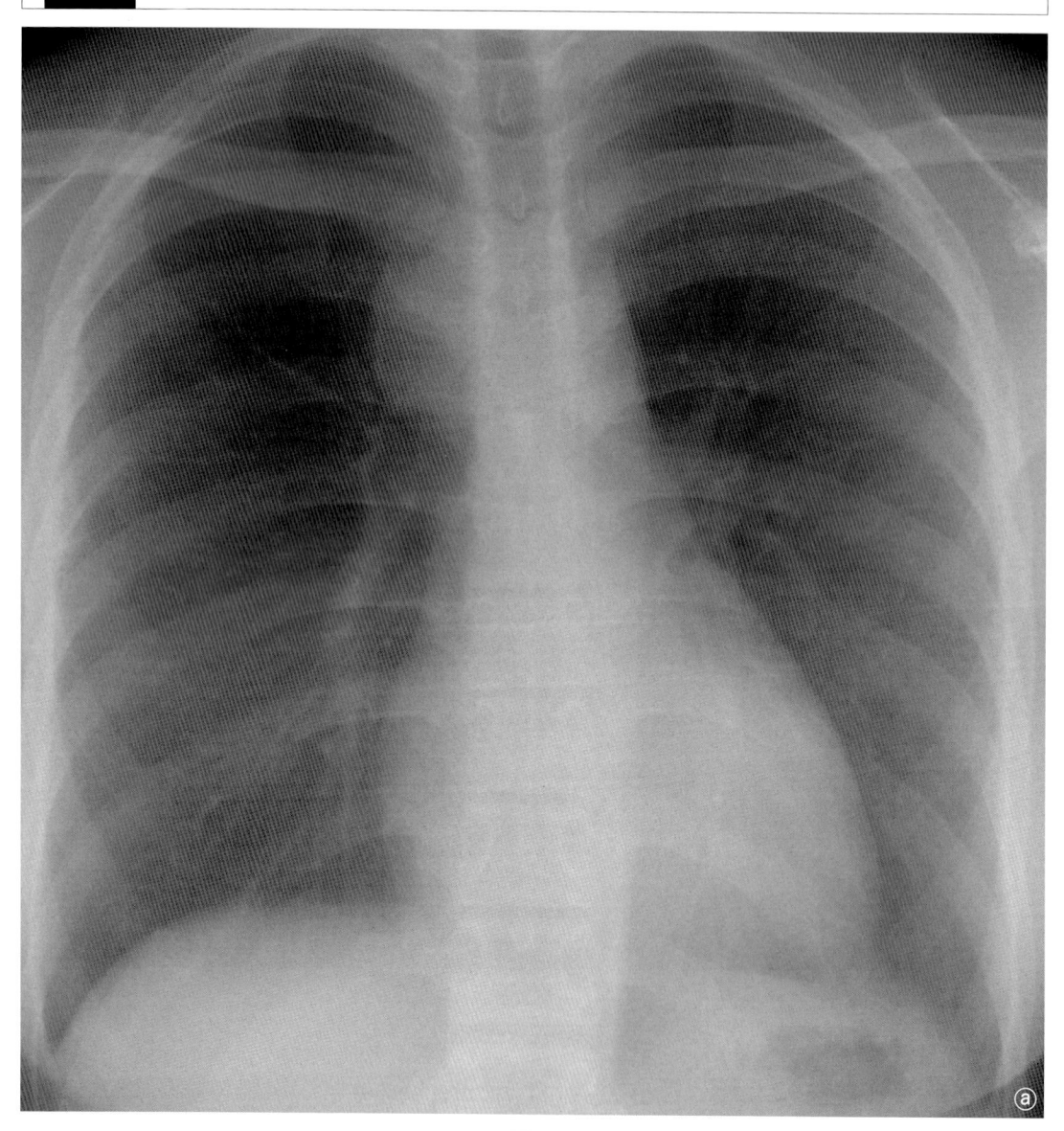

図3

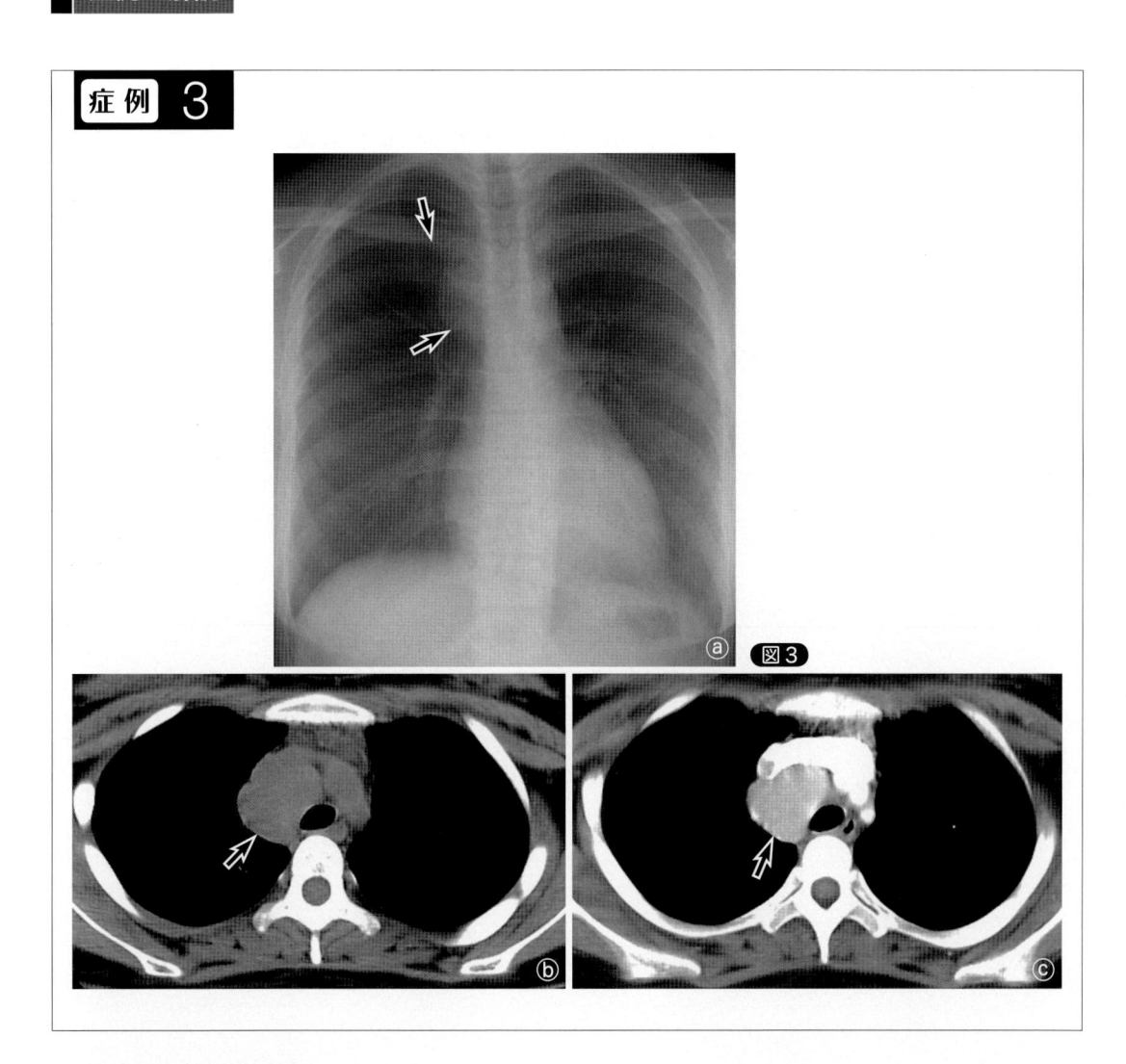

正面像のチェックポイント　第10章

症例の解説

症例 3

図3

【右中縦隔神経原性腫瘍】

　胸部単純正面像（図3ⓐ）では，右傍気管帯の不明瞭化とこの部分の腫瘤陰影（➡）が見られます。単純および造影CT像（図3ⓑ，ⓒ）で，右傍気管領域に造影効果を示す軟部組織濃度を示す腫瘤（➡）が見られ，神経原性腫瘍でした．存在部位からは迷走神経起源のものを疑います．

症例

症例 4
42歳,女性。検診で異常を指摘された。胸部単純正面像(図4 ⓐ)を示します。異常所見と鑑別診断はどのようなものが考えられますか？

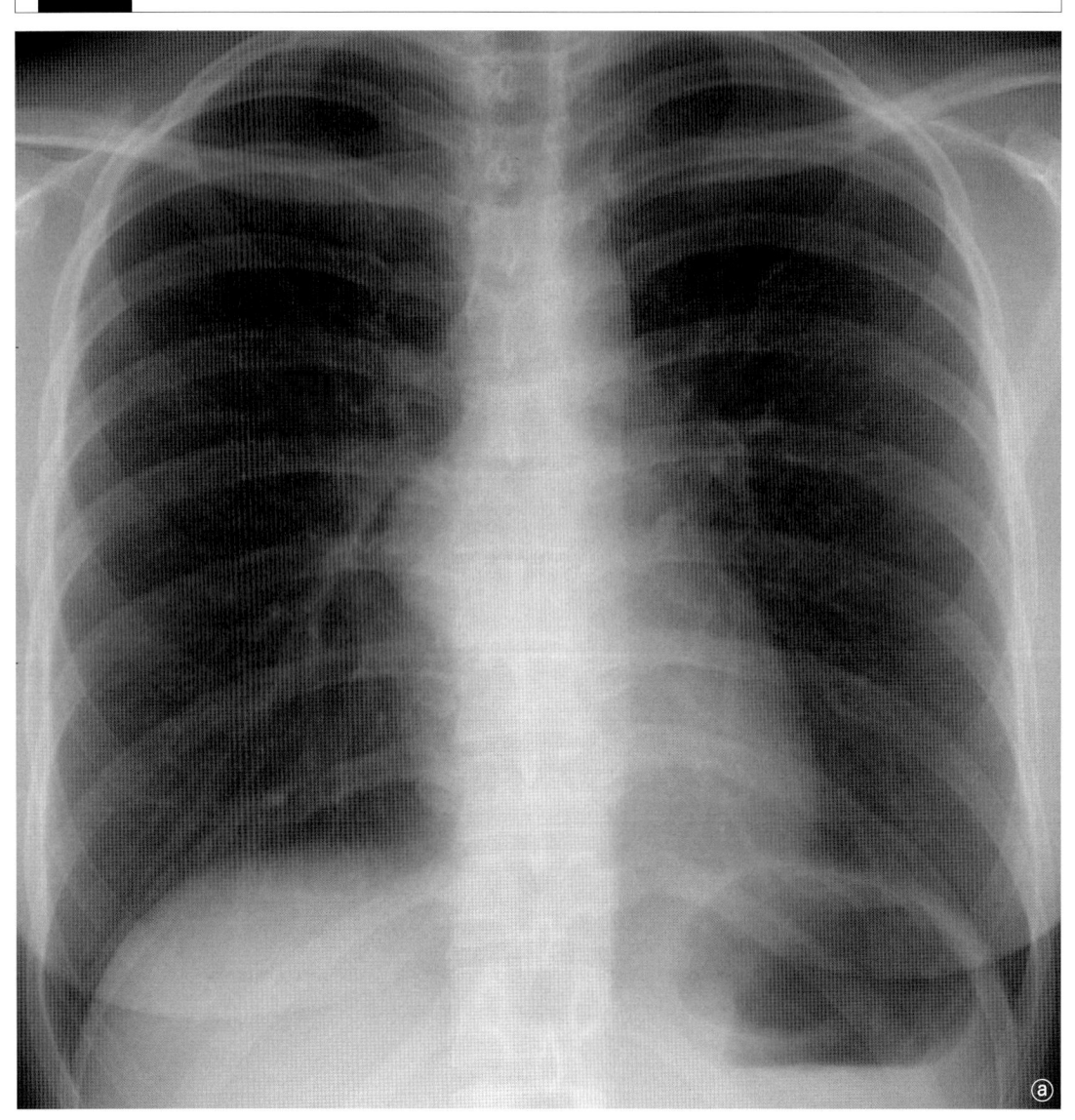

図4

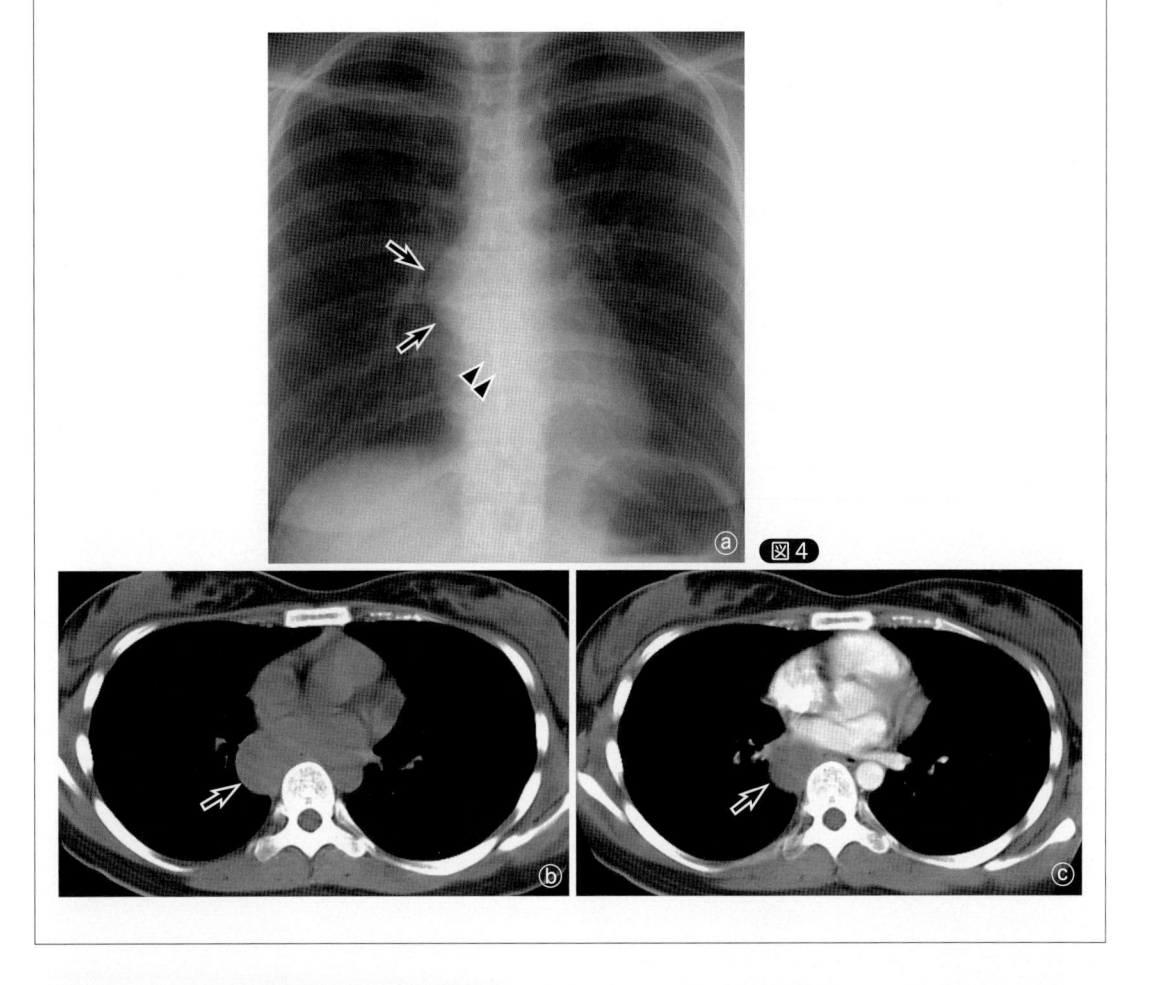

正面像のチェックポイント | 第10章

症例の解説

症例 4

図4

【中縦隔食道奇静脈陥凹部気管支原性嚢胞】

胸部単純正面像（図4ⓐ）では，右傍食道線の右方偏位（▶）とこれに連続する腫瘤陰影が見られます（➡）。単純および造影CT像（図4ⓑ，ⓒ）で中縦隔食道奇静脈陥凹部に造影効果を示さない軟部組織腫瘤（➡）が見られます。

症例

症例 5

70歳，女性。白内障の術前に撮影された胸部単純撮影で異常を指摘された。胸部単純正面像（図5 ⓐ）を示します。異常所見はどこにありますか？

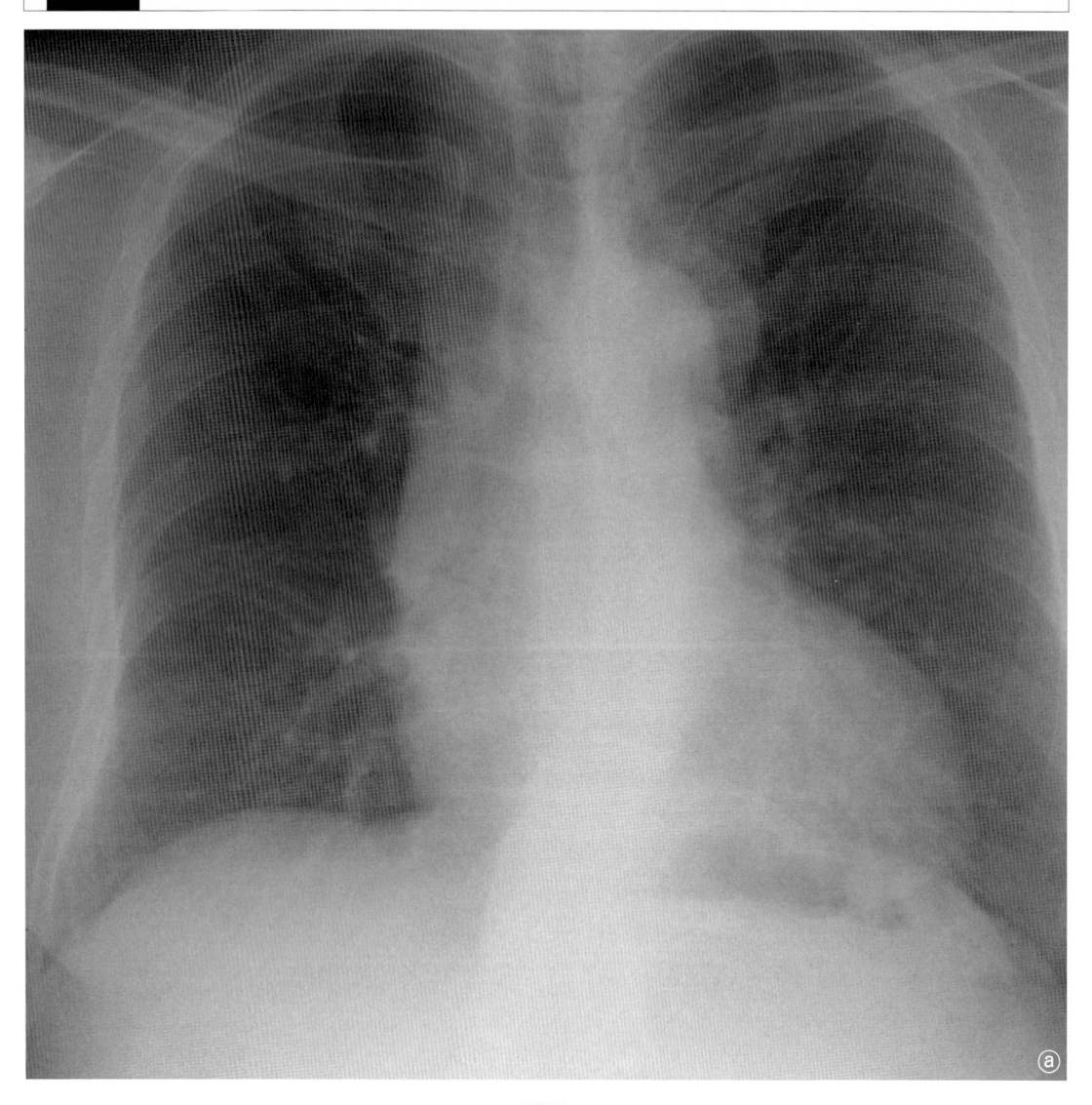

図5

症例の解説

症例 5

図5

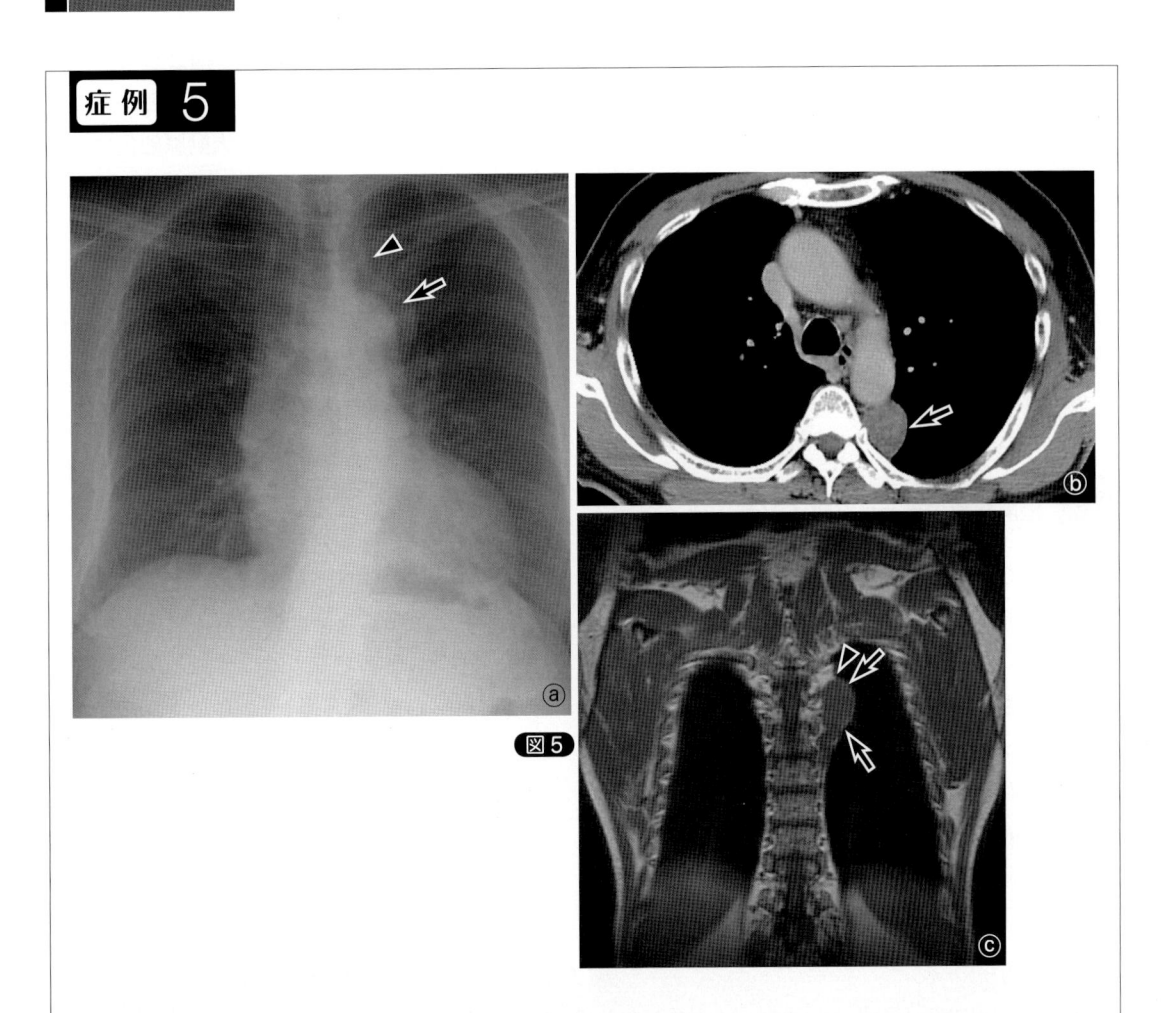

【後縦隔神経原性腫瘍】

　胸部単純正面像（図5ⓐ）では，左上肺野に軟部組織腫瘤が見られます（➡）。大動脈のシルエットはよく保たれており，この陰影の外縁は上方では傍脊椎線に移行します（▶）。CT像（図5ⓑ）で後縦隔に軟部組織腫瘤が見られます。冠状断MRT1強調像（図5ⓒ）で病変部は低信号（➡）に見られており，腫瘍と椎体の位置関係，単純像における傍脊椎線の偏位（▶）がよく説明できます。病変が後縦隔傍脊椎領域でもやや腹側にあること，上下に細長いことなどから交感神経幹由来の神経原性腫瘍が考えられます。

1 はじめに

今回は縦隔病変の胸部単純正面像におけるチェックポイントを示します。縦隔病変を単純撮影でチェックするためには，縦隔と肺の境界面を示す線状陰影や帯状陰影の正常像とその異常をよく理解しておく必要があります。これらの病変のうちには，側面像を撮影しておけば見落とすことのない病変も存在しますが，いつも側面像が撮影されているとは限らず，側面像ではかえって発見しにくい病変もあります。

2 縦隔異常のチェックポイント

正面像でチェックできる縦隔異常のポイントについて順次例をあげて述べます。

1) 気管，主気管支，食道の透亮像 (trachea, main bronchus and esophagus)

気管や主気管支，食道の透亮像は正面像でもチェック可能です。胸郭入口部での気管透亮像の異常は，気管の狭窄や圧排所見が中心となります。胸郭入口部で気管透亮像が圧排される原因として，甲状腺腫瘍によるものがもっとも多いのですが（図6），その他原因としてリンパ節腫大や胸郭入口部神経原性腫瘍などがあげられます。また，気管中部では大動脈硬化による大動脈の蛇行延長で気管が左方から圧排されることはまれではありません。びまん性に気管の狭窄が見られる病態は，再発性軟骨炎やアミロイドーシス，Wegener肉芽腫症（図7）や，再発性多発軟骨炎，クローン病などがその例です。

正常例で気管の右壁を上方から下方に追求すると右主気管支上壁に移行しますが，その外側の輪郭がやや不明瞭になるところがあり，右上葉気管支の入口部に相当します。この部分が不明瞭になる場合には，右上葉気管支を閉塞する腫瘍や右上葉気管支周囲の腫瘍の可能性があります。また，気管左壁を追求すると左主気管支上壁に移行しますが，気管から左主気管支の透亮像の局所性の低下に注意する必要があります（図7）。左主気管支透亮像の局所性の低下所見から左主気管支腫瘍が発見されることがあるからです。

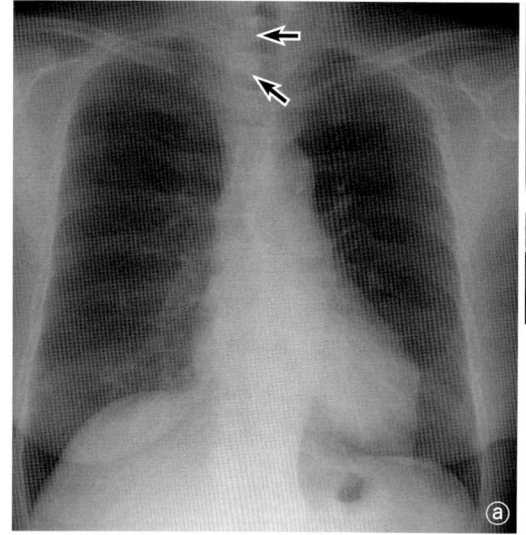

ⓐ胸部単純正面像：気管上部の右からの圧排（➡）が見られる。

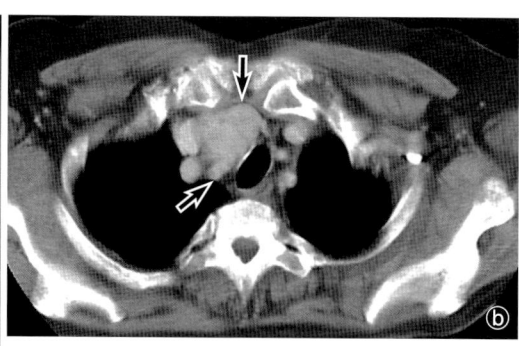

ⓑCT像：甲状腺右葉に腫瘤が見られる。

図6 結節性甲状腺腫

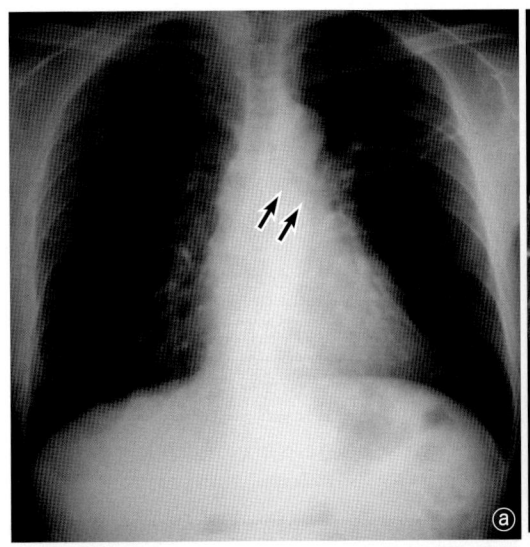

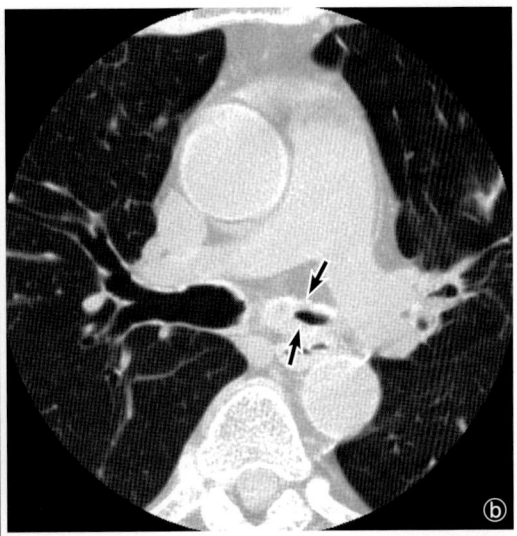

ⓐ胸部単純正面像：大動脈に重なる左主気管支の透亮像が不鮮明化し，狭窄（➡）を疑う。

ⓑCT像：左主気管支の狭窄と壁の肥厚（➡）が確認される。

図7　ウェゲナー肉芽腫症

食道内部に空気による透亮像が見られるときは，air esophagogram と呼ばれます。大動脈弓部付近で食道内に空気が見られることは正常でも見られる所見ですが，食道の全長にわたって空気がその内腔に見られるときや，拡張した食道内腔に空気が見られる場合は，食道下部の閉塞病変や全身性硬化症などの食道機能異常を考慮すべきと考えられます（図8）。

2）前後接合線（anterior and posterior junction line）

左右の臓側胸膜が縦隔の前方部および後方部の正中近くで近接し，接合するために見られる帯状あるいは線状の陰影です。丁度上方から下方に向かうに従って左右から近接し，Y字型の形態を示します（図9）。一方背側よりでの左右の縦隔の接合線を後接合線といいますが，前接合線は，後接合線よりその位置が低く，前接合線は上部がやや左に傾いたY字形を示します。前縦隔腫瘍で腫瘍が前接合線を押し分けるように発育することがありますが，この場合には前接合線の形成するY字型が開いた形態になります。

3）傍気管線（paratracheal stripe）

気管右壁では，気管内部の空気と右肺の空気にはさまれた軟部組織が帯状の陰影として同定可能です。この軟部組織には，気管壁とこの外側の軟部組織，これに接する縦隔胸膜，臓側胸膜が含まれます。正常ではこの幅は3mm以下であり，4mm以上では異常と考えられます。これらの構造に何らかの腫瘤性病変が見られた場合には，右傍気管線の肥厚が見られますが，実際には右傍気管リンパ節の腫大によることが最も多いようです（図2）。この他に右傍気管線の肥厚は気管壁の局所性の肥厚や胸膜腫瘍などの胸膜肥厚，血腫やその他の軟部組織腫瘤などでみられません。右傍気管リンパ節は気管の真横ではなく，そのやや前方にあるので，傍気管リンパ節の腫大が主に前方方向に向かった場合には，リンパ節腫大があっても胸部単純撮影では不明瞭なことが多いようです。この関係はCTの方がよく分かります。

左傍気管リンパ節は気管左壁に接しています

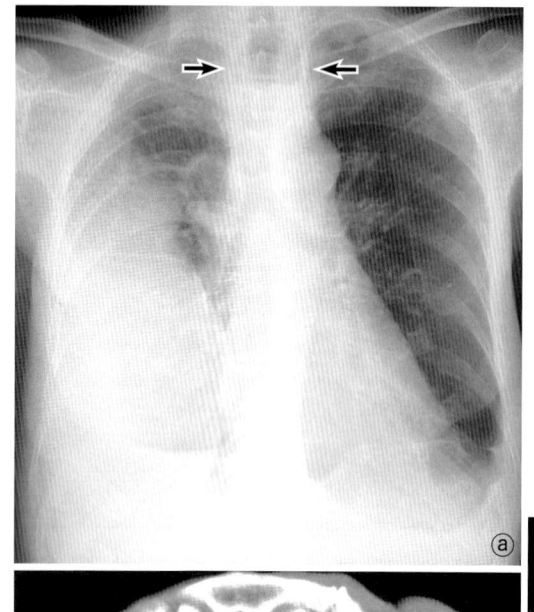

図8
ⓐ胸部単純正面像：食道上部の拡張と，液体貯留による液面形成（➡）が見られる。
ⓑ上部縦隔レベルでのCT像：食道の拡張（➡）が見られる。液面形成もあきらかである。
ⓒCT像：中部食道レベルでの食道癌による軟部組織腫瘤（➡）が見られる。

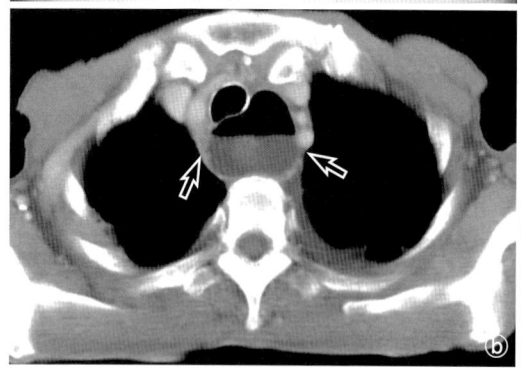

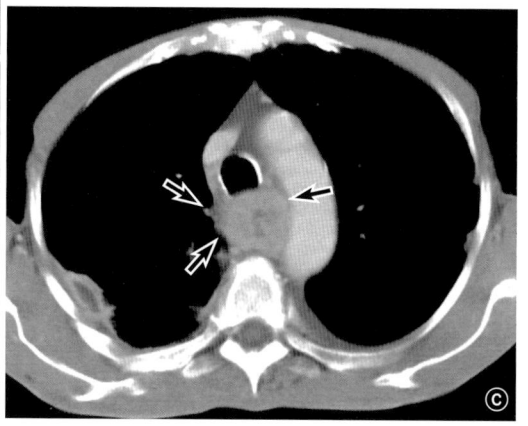

が，その左方には肺が接していないために単純撮影正面像ではよほど腫大が進行しないと発見できません（**図2**）。左傍気管リンパ節は動脈管索リンパ節へと連続しています。

4）傍食道線（right paraesophageal line）

食道の右壁を奇静脈が走行しているので，食道の右壁と右肺の境界をなす線（右傍食道線）は食道奇静脈陥凹（azygoesophageal recessus）とも呼ばれています。食道右壁で胸椎椎体の前面にどの程度肺が入り込んでいるにかによって，その明瞭さが違って見えてきます。右傍食道線を上方に追求すると奇静脈弓へと連続します。食道左壁は胸部単純撮影では十分に評価できません。右傍食道線の変位は，食道腫瘍やこれに接する腫瘤性病変により起こります（**図4**）。食道奇静脈陥凹は気管支原性嚢胞の好発部位であり，この例では右傍食道線の右方変位とこれに連続する腫瘤陰影が同定できます。また，気管分岐部リンパ節腫大でも分岐部下にリンパ節腫大による腫瘤陰影と右傍食道線の変位が見られます（**図2**）。

5）傍大動脈線（paraaortic line）

下行大動脈と左肺の境界面が胸部単純正面像で線状陰影として認識できるものです。大動脈瘤などの大動脈病変で変位し，あるいは大動脈に接する軟部組織腫瘤がある場合にはそのシルエットが消失し，これに連続する腫瘤陰影が見られます。また，左下葉の無気肺でも下行大動

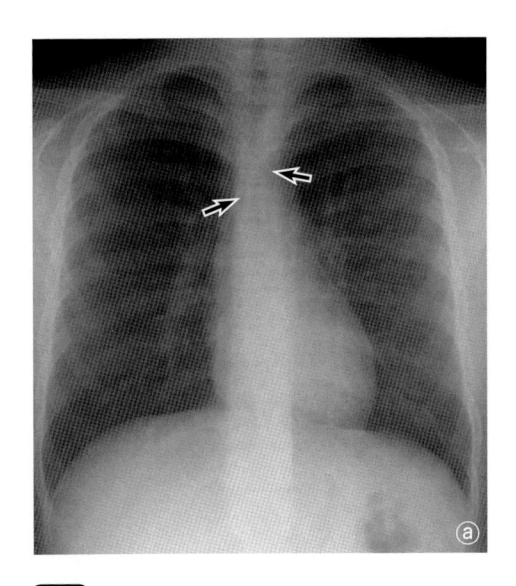

図9
ⓐ正常胸部単純正面像：前後の接合線(→)が見られる。

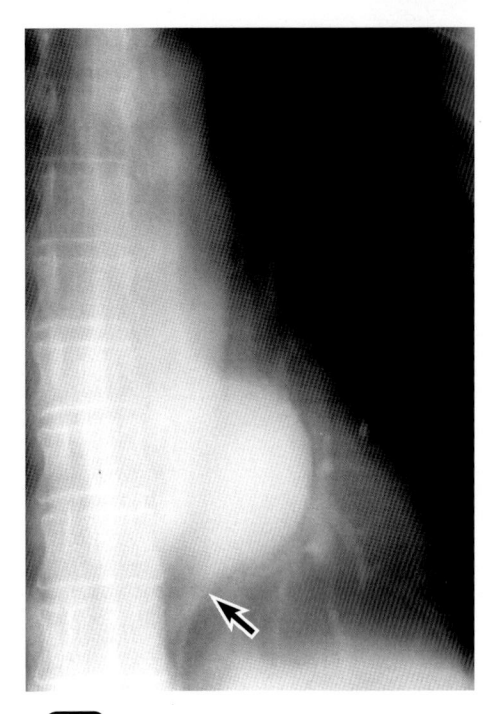

図10
神経原性腫瘍による傍脊椎線の偏位(→)。

脈のシルエットが消失します。なお，下行大動脈前面に左肺が深く入り込むと，この部分での左肺の翻転部が線状陰影としてみられるようになります。これを前大動脈線(preaortic line)と呼びます。

6)大動脈肺動脈窓(aorticopulmonary window)

下行大動脈と肺動脈主幹部から左肺動脈の挟まれた部位が大動脈肺動脈窓です。動脈管索リンパ節や左前縦隔リンパ節の腫大(図2)，あるいはこの近傍に腫瘍があると，この部分に軟部組織腫瘤陰影が見られるようになります。

7)傍脊椎線(paraspinal line)

胸椎椎体の外側縁と肺の境界面が線状陰影として認識されるものです。右側では不明瞭であり，左側でより明瞭です。椎体やその近傍の病変により変位が見られます(図5，図10)。また，これに接する軟部組織腫瘤がある場合はシルエットが消失しその連続性が消失します。脊椎炎や神経原性腫瘍の診断に有用です。

# 第11章
縦隔(2)：側面像のチェックポイント

症例

症例 1

61歳,男性。嚥下困難を主訴に来院。初診時の胸部単純像2方向を示します(図1ⓐ,ⓑ)。異常所見を指摘し,鑑別診断をあげてください。

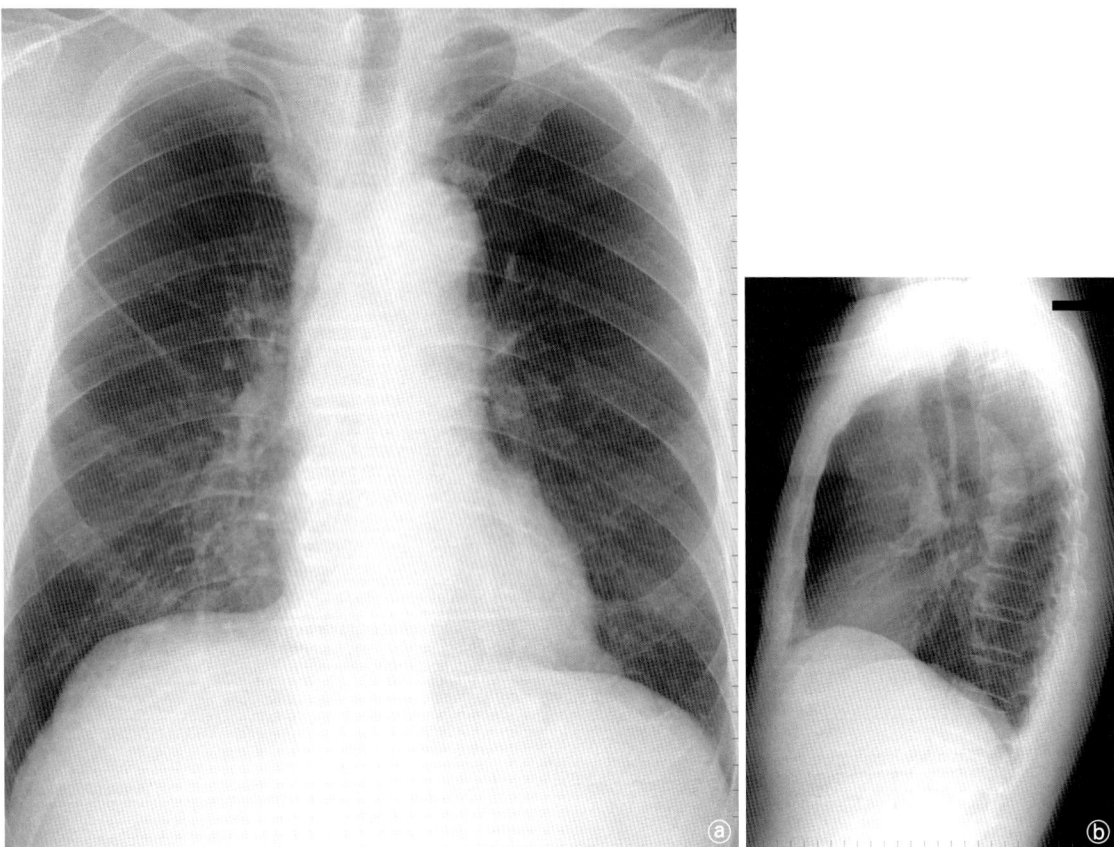

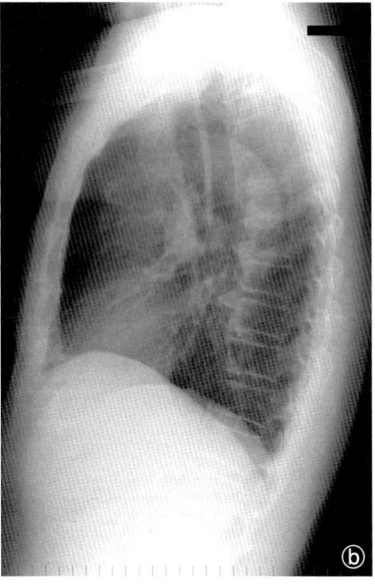

図1

第11章 側面像のチェックポイント

症例の解説

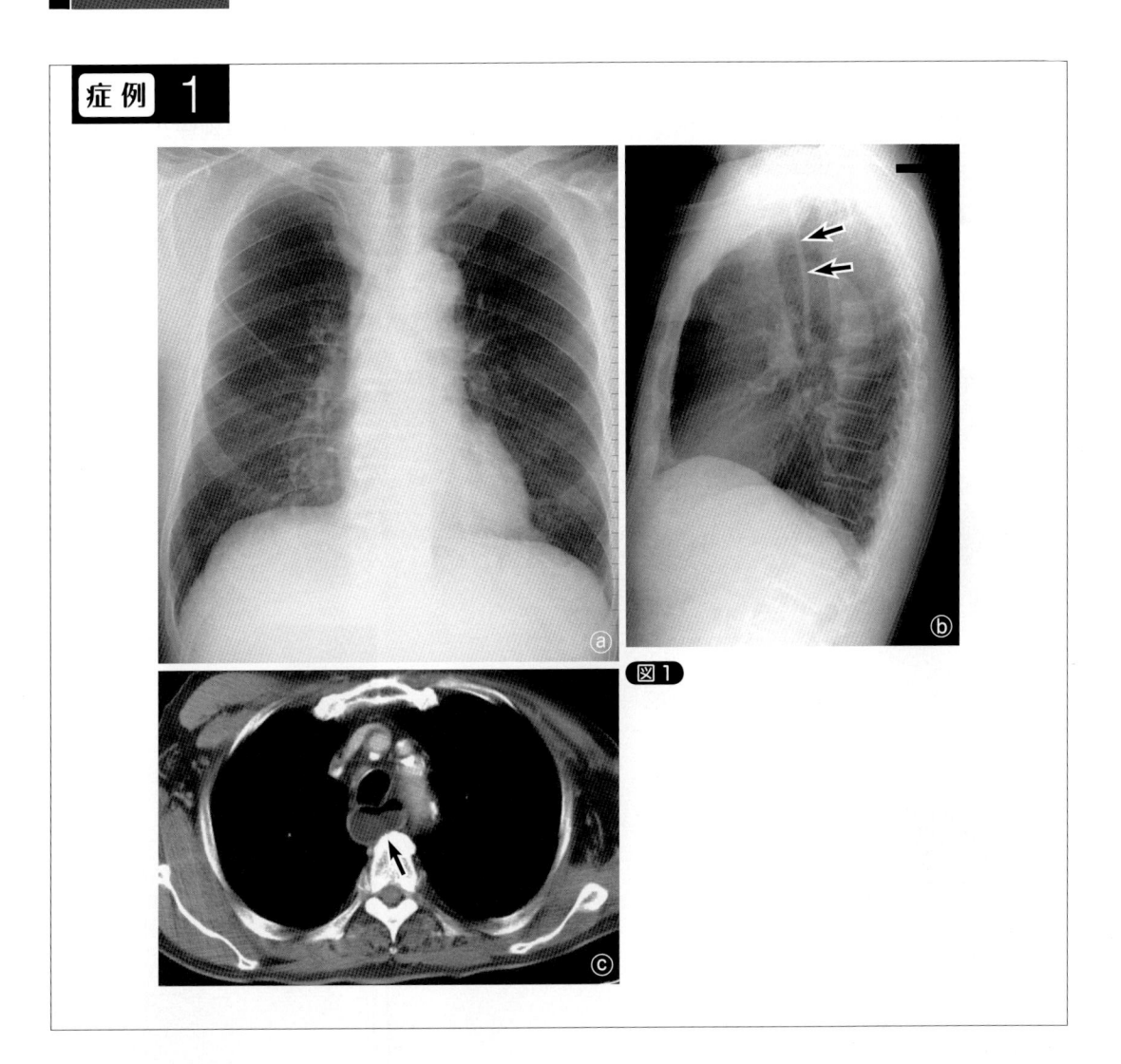

症例 1

図1

【食道癌】
　胸部正面像(図1ⓐ)では,明らかな異常は指摘できません。胸部側面像(図1ⓑ)では,気管と食道内腔の空気に挟まれた,軟部組織陰影(traceoesophageal stripe)の肥厚がみられます(➡)。CT像(図1ⓒ)では,食道癌とそれにより生じた食道の拡張(➡)が描出されています。

139

症例

症例 2

33歳，女性。嚥下時胸骨後部痛を主訴に来院。初診時の胸部単純像2方向を示します（図2 ⓐ，ⓑ）。異常所見を指摘し，鑑別診断をあげてください。

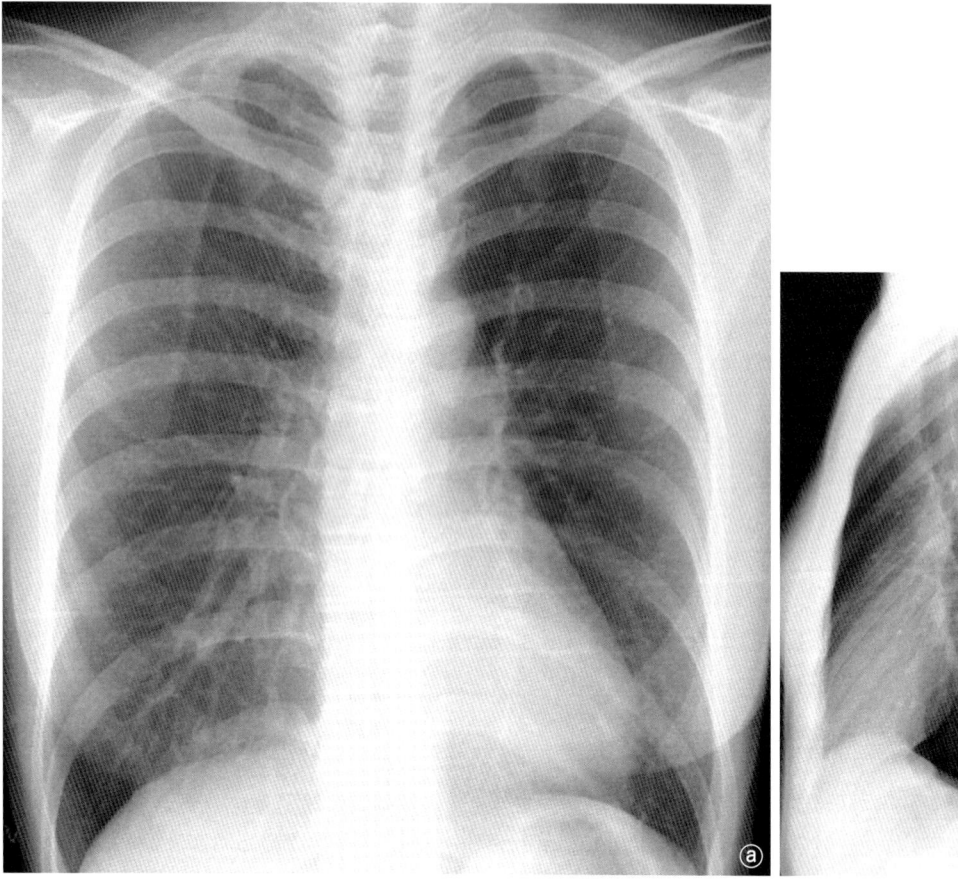

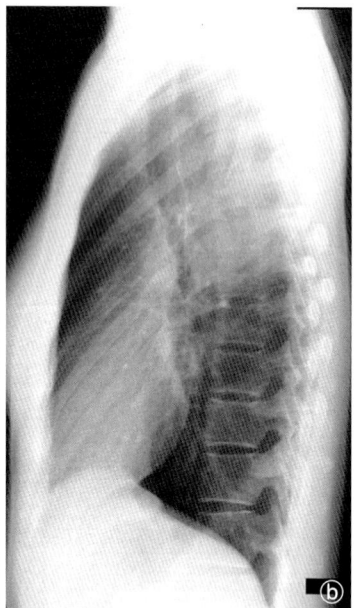

図2

症例の解説

症例 2

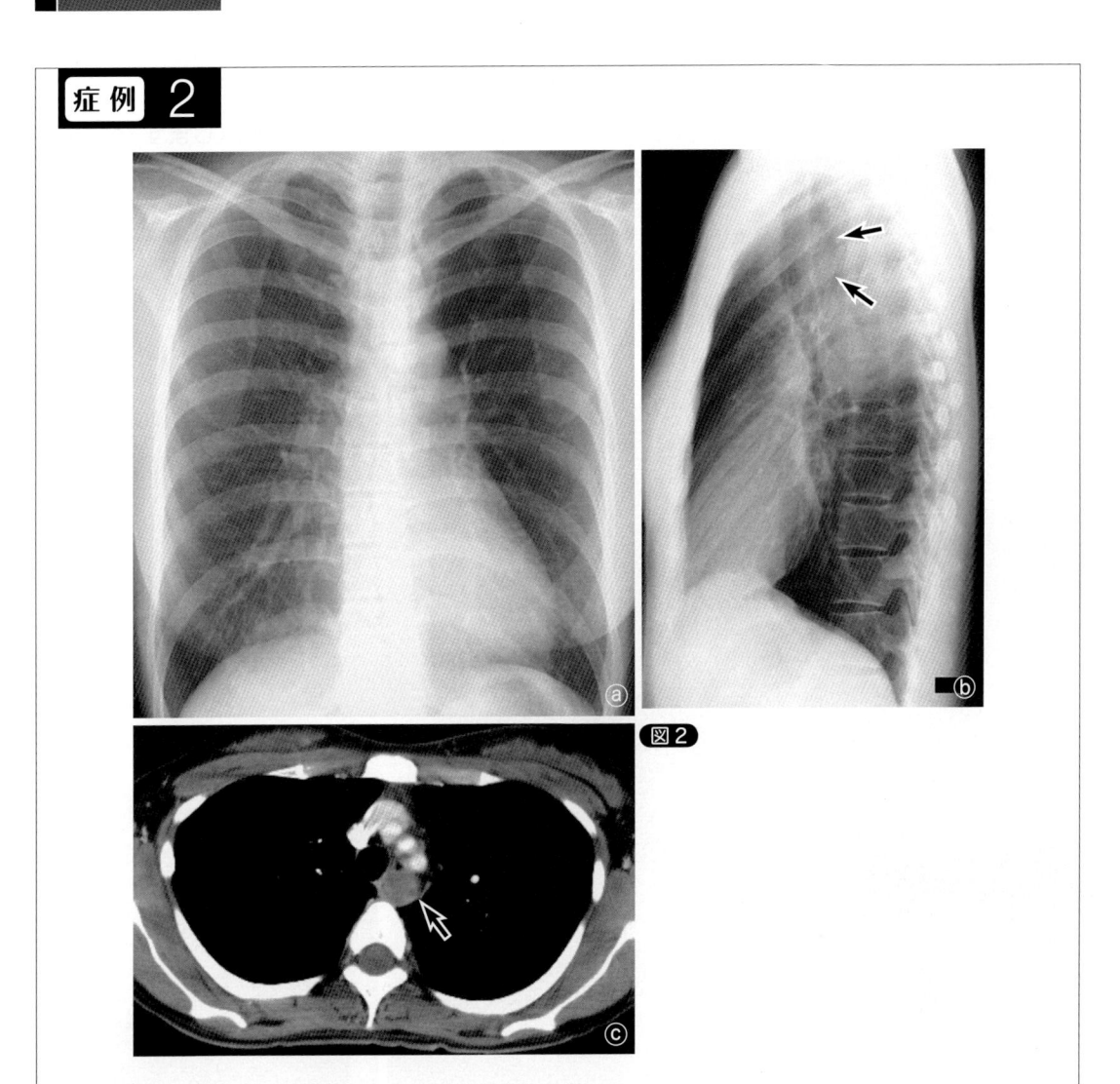

図2

【食道粘膜下腫瘍】
　胸部正面像（図2ⓐ）では，明らかな異常所見を指摘できません。胸部側面像（図2ⓑ）では，気管後壁に接して，食道の透亮像内に軟部組織陰影（➡）がみられます。CT像（図2ⓒ）では，食道の腫瘤（➡）が描出されています。内視鏡により，食道粘膜下腫瘍と診断されました。

症例

症例 3

29歳，男性。咳を主訴に来院。初診時の胸部単純像2方向を示します（図3 ⓐ，ⓑ）。異常所見を指摘し，鑑別診断をあげてください。

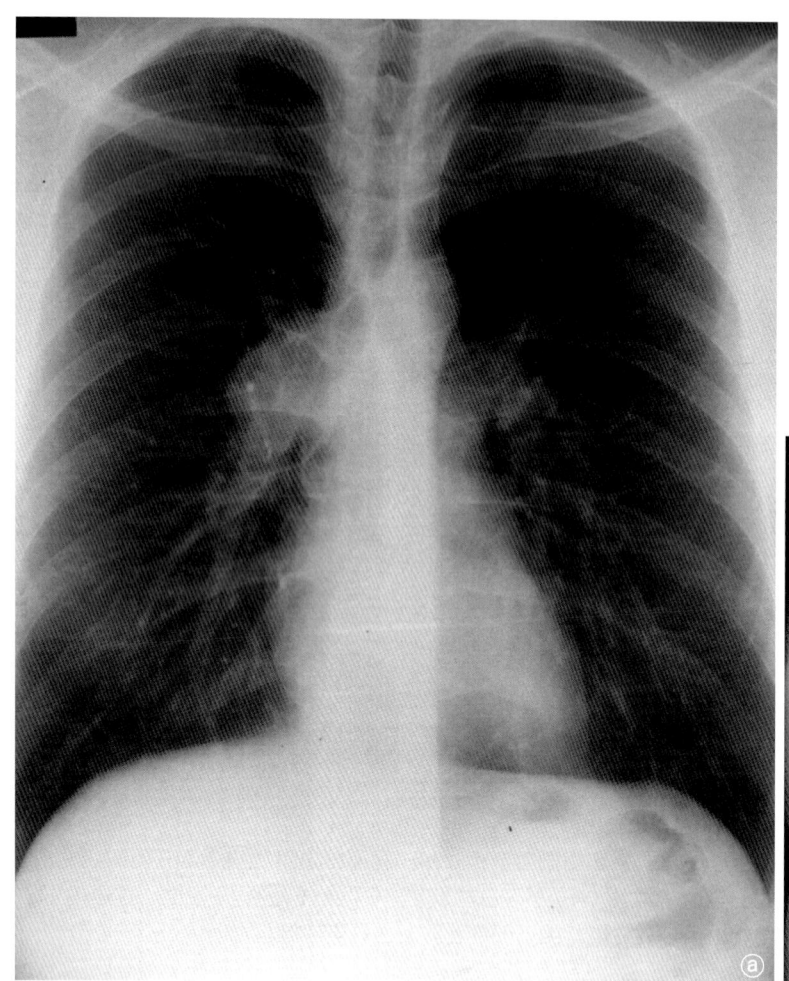

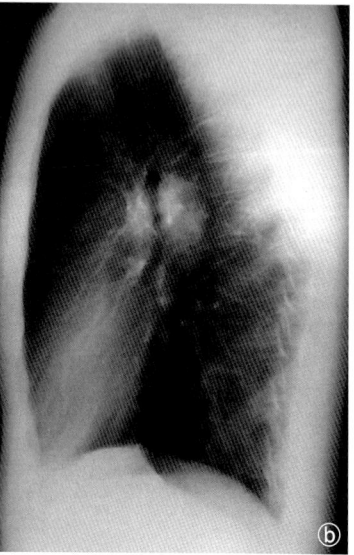

図3

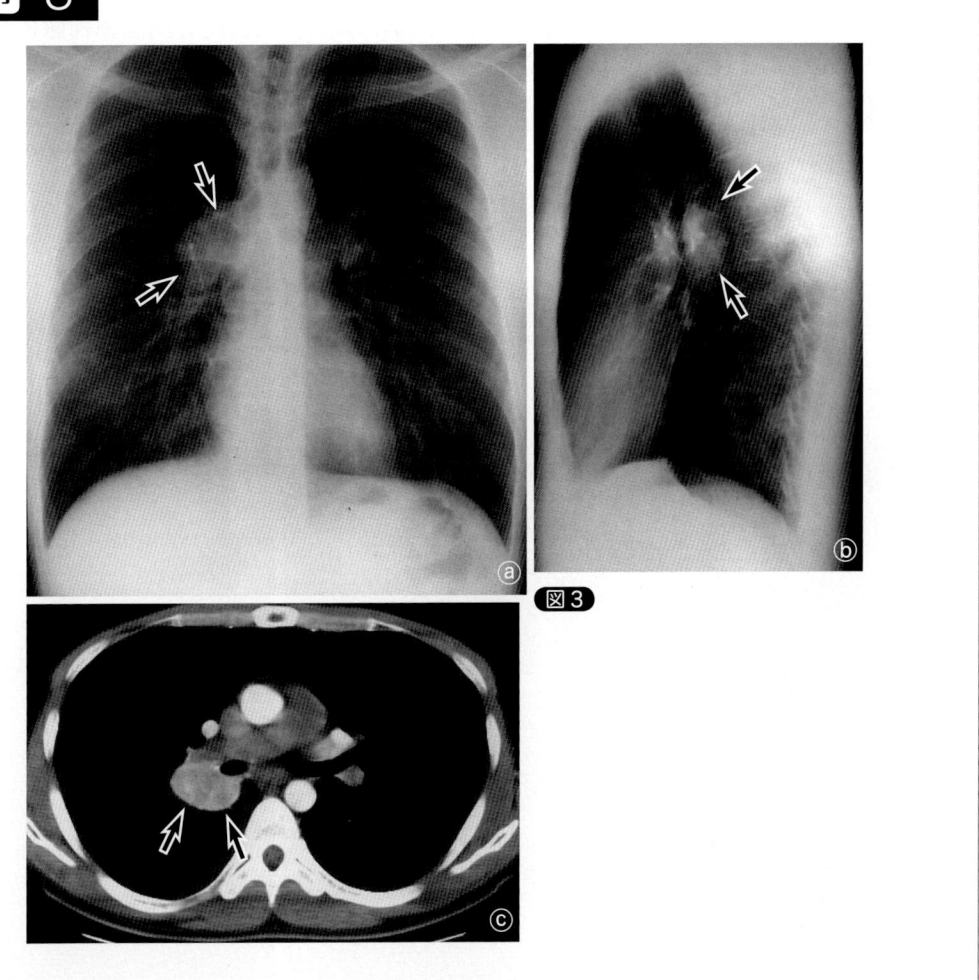

側面像のチェックポイント　第11章

症例の解説

症例 3

図3

【中間気管支幹後壁腫瘍（Castlemanリンパ腫）】
　胸部正面像（図3 ⓐ）では，右肺門部に腫瘤陰影（➡）がみられます．胸部側面像（図3 ⓑ）では，腫瘤は右中間気管支幹の後壁に接して存在することが分かります（➡）．CT像（図3 ⓒ）で，右中間気管支幹の後壁に接して軟部組織腫瘤（➡）がみられ，手術によりCastlemanリンパ腫が切除されました．

症例

症例 4

27歳，女性。発熱，全身倦怠感を主訴に来院。初診時の胸部単純像2方向を示します（図4 ⓐ，ⓑ）。異常所見と鑑別診断をあげてください。

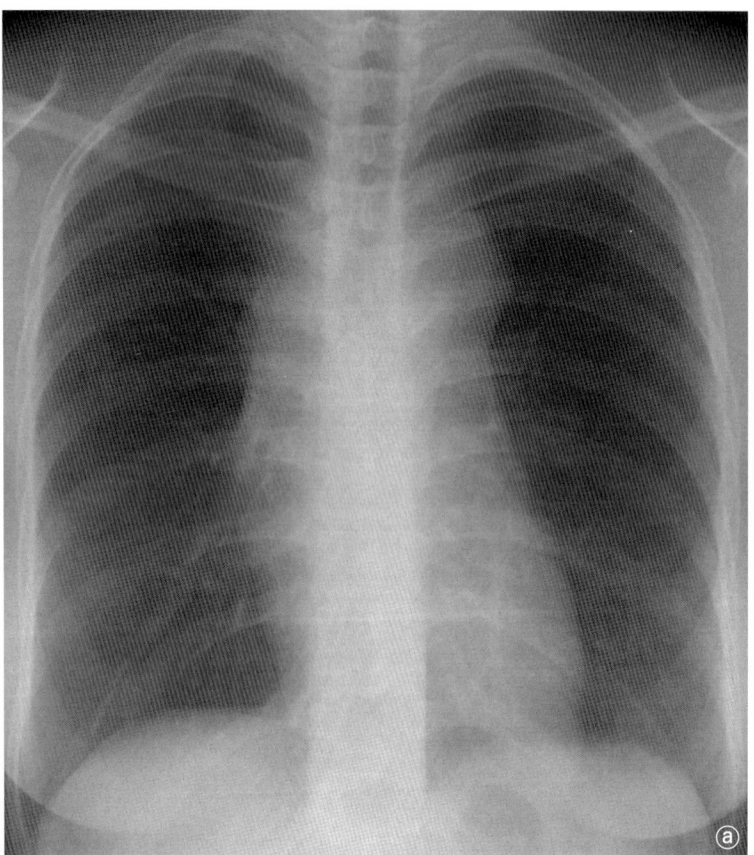

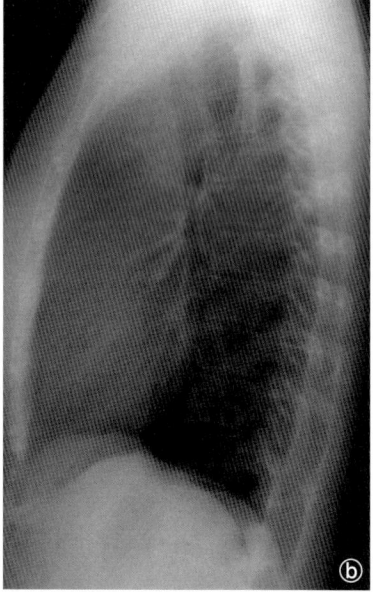

図4

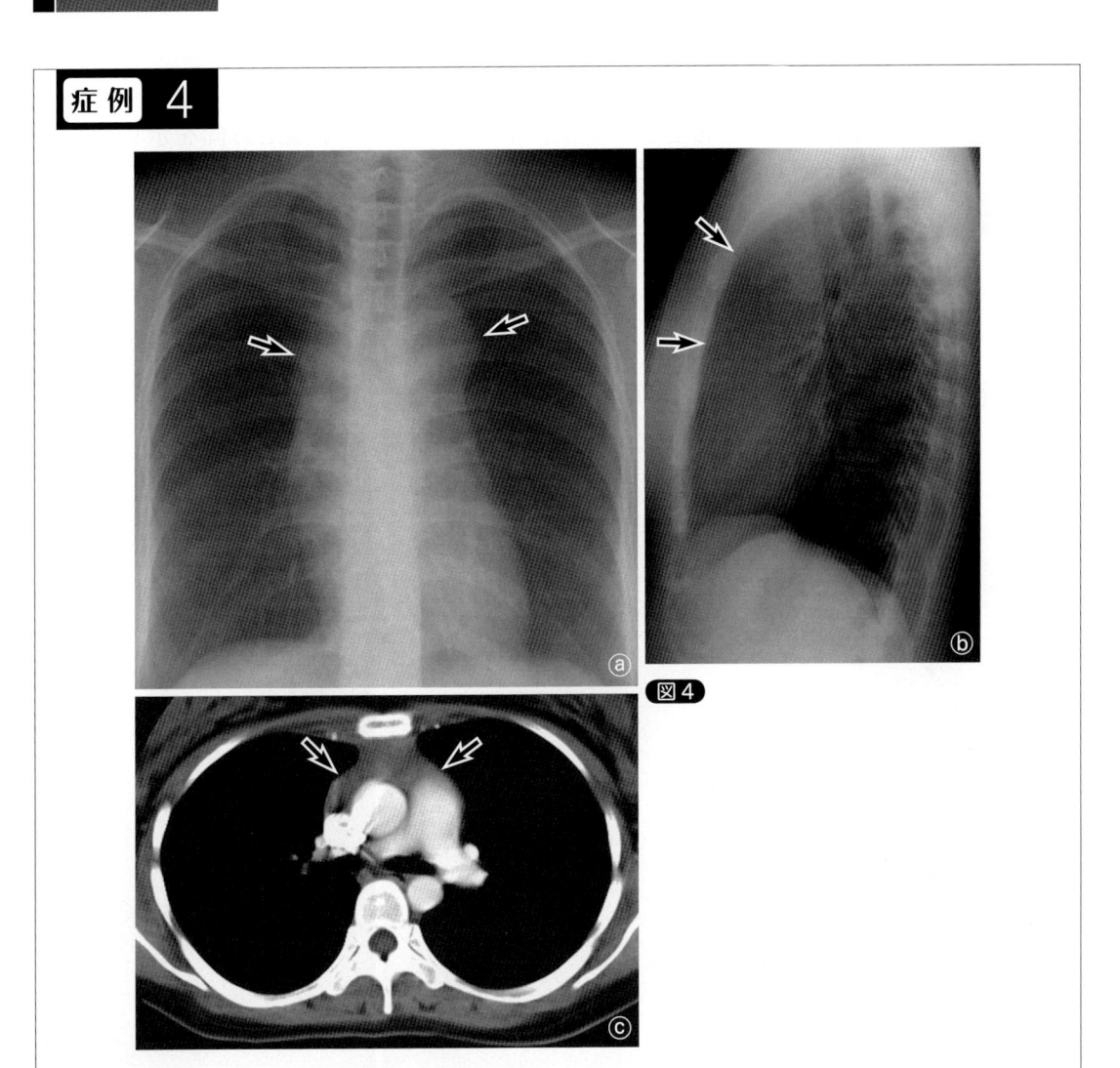

第11章 側面像のチェックポイント

症例の解説

症例 4

図4

【前縦隔腫瘍（ホジキン病）】
　胸部正面像（図4ⓐ）では，縦隔陰影の拡大（→）がみられます。胸部側面像（図4ⓑ）では，いわゆるretrosternal clear spaceの部分に軟部組織腫瘤（→）がみられます。これはCT像（図4ⓒ）で確認できます（→）。

症例

症例 5

66歳，男性。胸痛を主訴に来院。初診時の胸部単純像2方向を示します（図5ⓐ，ⓑ）。異常所見を指摘してください。

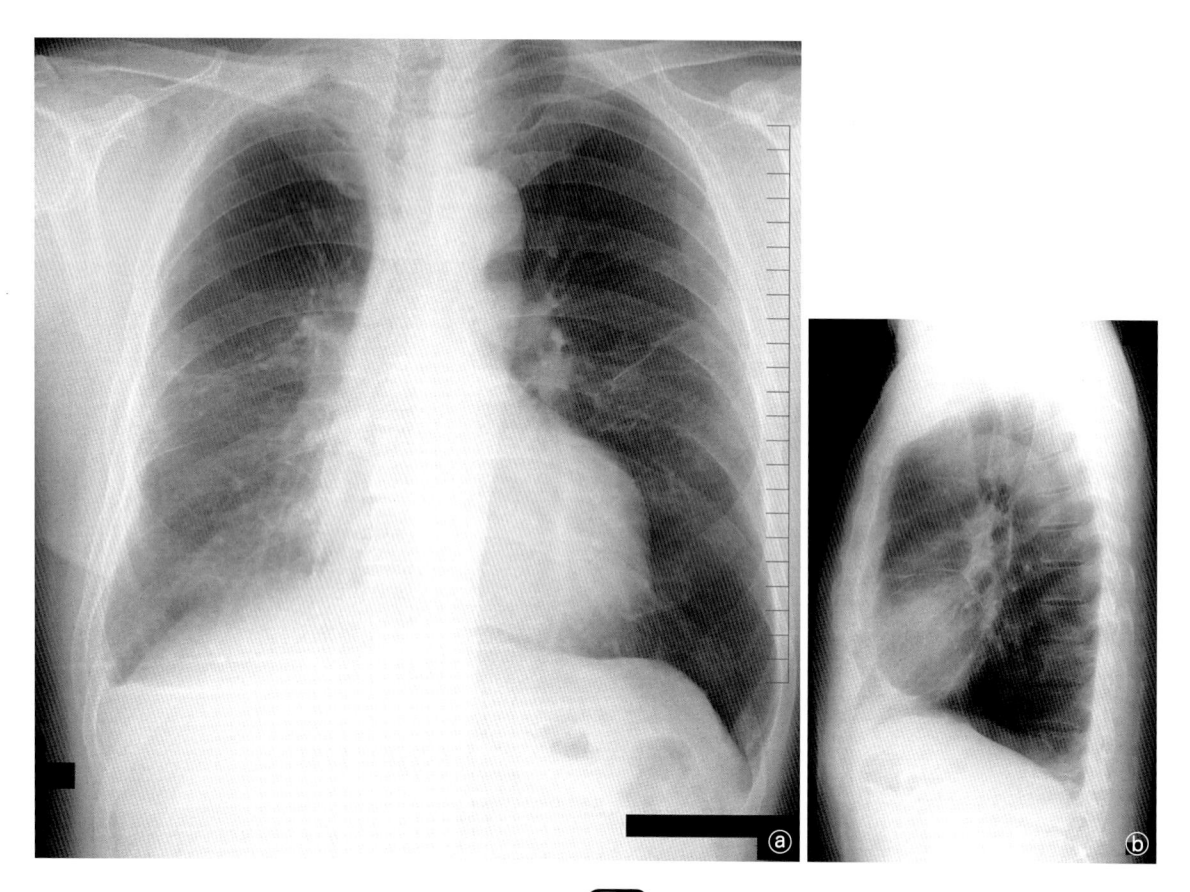

図5

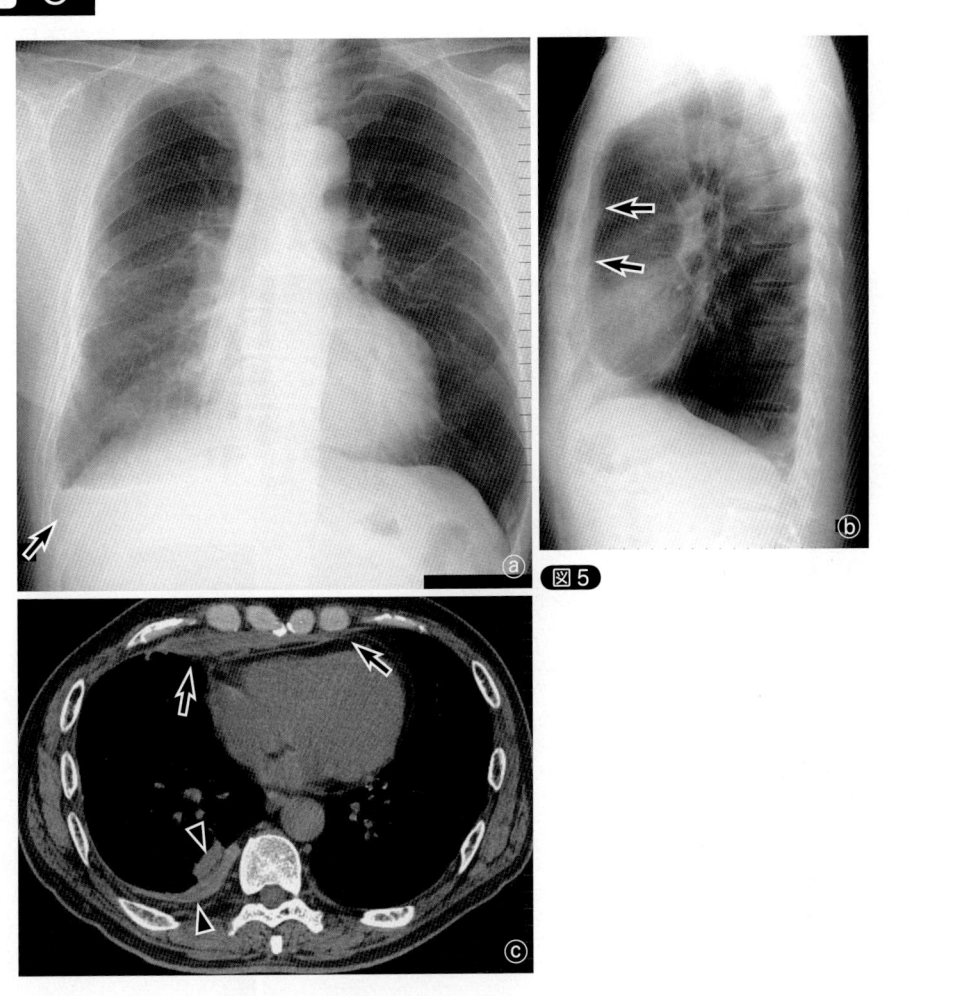

側面像のチェックポイント 第11章

症例の解説

症例 5

図5

【胸膜肥厚，円形無気肺，retrosternal mass】
　胸部正面像(図5ⓐ)では，右下肺野に異常陰影がみられ，肋骨横隔膜角の鈍化がみられます(➡)。図5ⓑでは，胸骨後方，および左右の前胸壁の後方と肺の間に帯状の軟部組織陰影(➡)がみられ，胸骨後部に腫瘤性病変の存在が疑われます。CT像(図5ⓒ)で確認でき(➡)，手術下の生検で線維性組織が証明され線維胸と診断されました。なお，右下葉の陰影は，胸膜肥厚と円形無気肺(▶)によるものです。

症例

症例 6

15歳，男性。突然の胸部から頸部にかけての痛みを主訴として，救急外来を受診。受診時の胸部単純像2方向を示します（図6ⓐ，ⓑ）。異常所見を指摘してください。

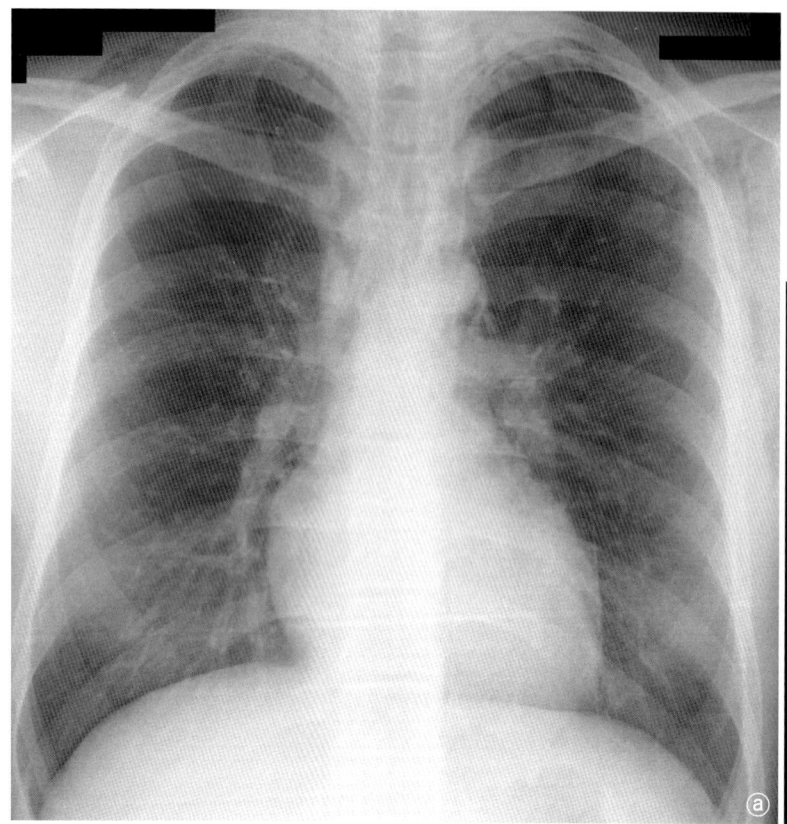

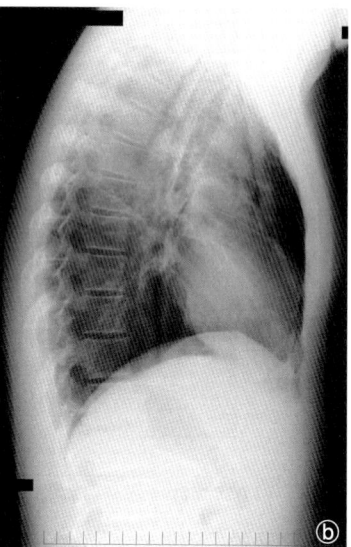

図6

第11章 側面像のチェックポイント

症例の解説

症例 6

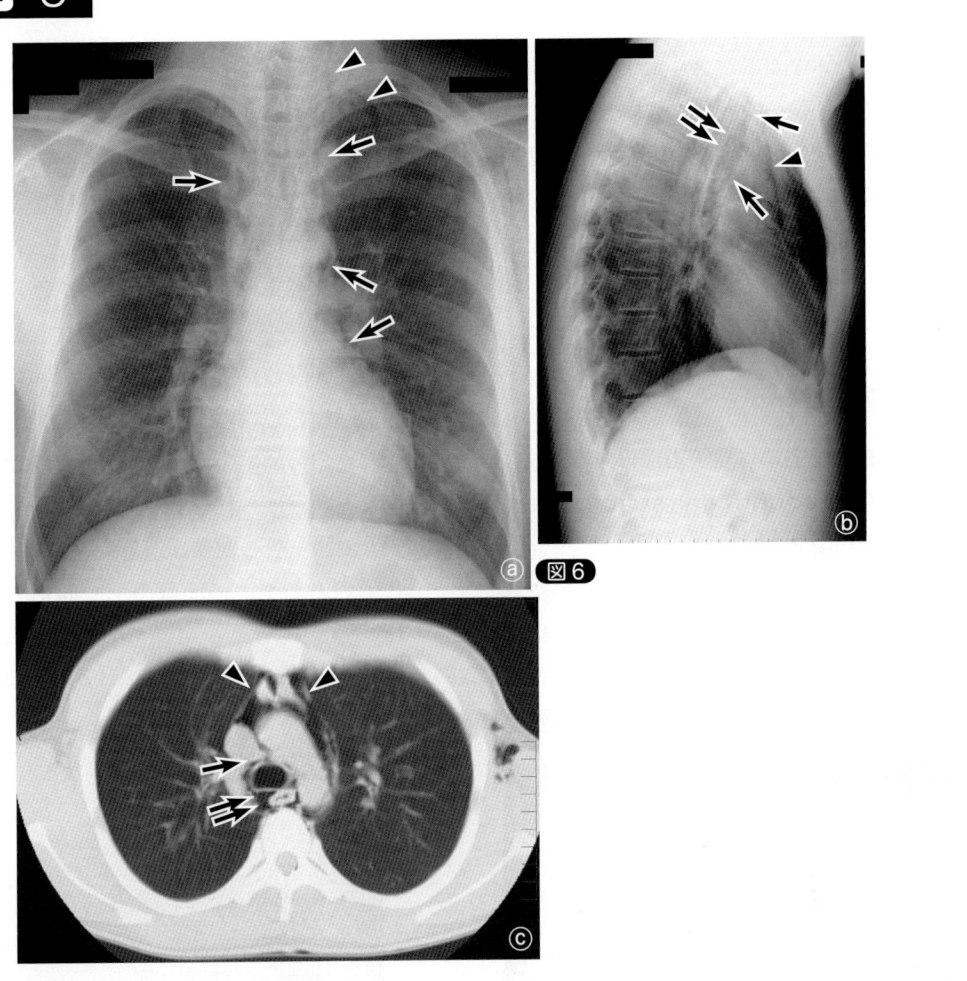

図6

【特発性縦隔気腫】
　胸部正面像（図6ⓐ）では，縦隔大血管の周囲に線状の低吸収域（➡）が多数見られ，縦隔気腫の所見です。胸壁の皮下気腫（▶）も伴っています。側面像（図6ⓑ）では，前縦隔内部の空気により胸腺が浮き出して見えます（▶）。気管前壁に接する縦隔内部に空気が見られ，気管前壁が明瞭になっています（➡）。また，気管食道帯内部にも空気が見られます（⇉）。CT像（図6ⓒ）で，前縦隔（▶），気管前の縦隔内部（➡），気管と食道の間（⇉）などに縦隔気腫による空気が見られます。
　とくに原因が特定できず特発性縦隔気腫と診断されました。

1 はじめに

今回は，前回に引続き，縦隔の異常像の側面像におけるチェックポイントをまとめたいと思います。側面像での縦隔病変のチェックには，以下のようなポイントがあります。縦隔病変診断における側面像の役割は，腫瘍性病変の縦隔区分の正確な決定，肺縦隔の境界面，気管や食道の異常描出することです。腫瘍性病変診断のための縦隔区分の決定における側面像の役割については，次章にまとめたいと思います。

2 各チェックポイントの解説

1) 気管食道帯あるいは気管後部帯 (tracheoesophageal stripe, retrotracheal stripe)

正常胸部側面像で，気管と食道内腔の空気に挟まれ，気管後壁内面から食道前壁内面までの軟部組織が帯状に認められるものを気管食道帯 (tracheoesophageal stripe) と呼びます (図7)。

この軟部組織陰影の幅は食道の拡張の程度によって異なるので，正常値は設定できません。また，食道が完全に虚脱し，その内腔にまったく空気が含まれていない場合には，気管後壁内面から食道が軟部組織陰影としてみられ，これを気管後部帯 (retrotracheal stripe) と呼びます (図8)。

気管食道帯の正常値は設定できませんが，明らかにこれが肥厚してみえたり (図1)，局所性に肥厚している場合 (図9)，あるいは気管後壁に接して軟部組織陰影がみられる場合 (図2) は，気管後壁から食道にかけての腫瘍性病変が疑われます。この部に形成される軟部組織腫瘤としては，食道腫瘍，甲状腺腫瘍が気管と食道の間に発育したものや，気管後壁の腫瘍などが挙げられます。

なお，気管の前壁は通常縦隔の脂肪組織に接しているので，側面像の上で同定できません (図7)。しかし，縦隔気腫で縦隔内に空気が入り，気管前壁に空気が接したり，高度の肺気

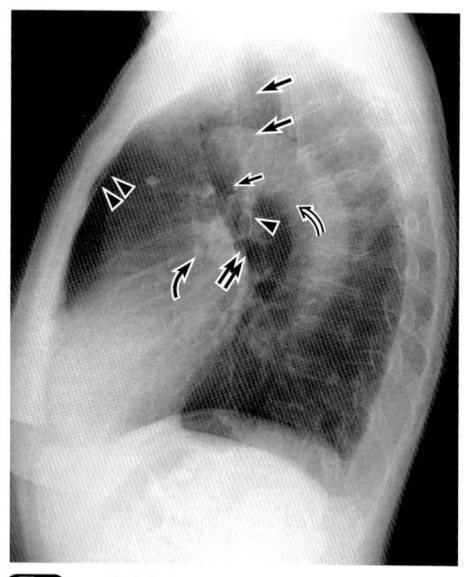

図7 正常胸部側面像
Tracheoesohpageal stripe (➡)，中間気管支幹後壁 (▶)，Rerosternal stripe (▶)，右肺動脈 (↗)，右上葉気管支口 (➡)，左肺動脈 (↗)，左主気管支 (⇒) などのおのおの正常の構造を示す。

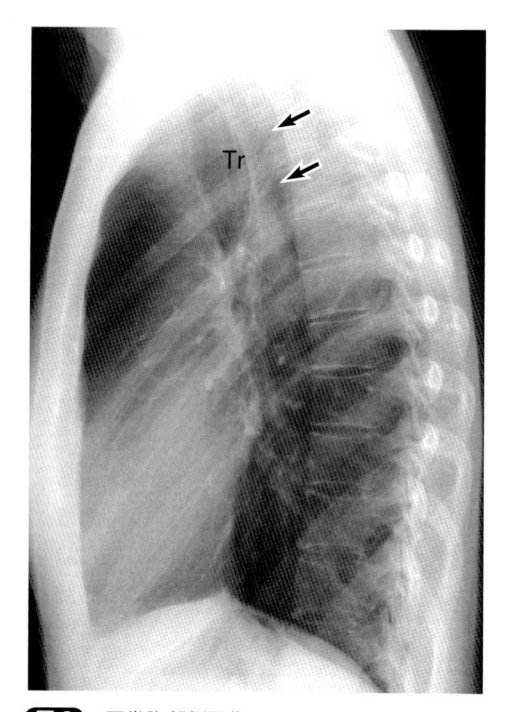

図8 正常胸部側面像
気管後部帯 (➡)，Tr：気管。

腫やるい痩で縦隔脂肪が消失し，肺の空気が気管壁に直接接するようになると，気管の前壁は側面像で認めることができるようになります（図6）。

2）左主気管支後壁，中間気管支幹後壁
(posterior wall of the left main bronchus and right intermediate bronchus)

正常の側面像では，右上葉気管支および左主気管支の正接像が円形の透亮像として見られます。この透亮像は，側面性が良好でない側面像では描出されにくいので，注意を要します。側面性の良好な写真では，右上葉気管支口後壁から下方に伸びる線状陰影が証明できます（図7）。これは，右中間気管支幹の内腔の空気と肺の空気に挟まれた中間気管支幹の後壁と胸膜が，線状の陰影として見られるものです。中間気管支幹レベルの正常CT像（図10）を見れば，なぜ側面像で中間気管支幹の後壁が胸部単純側面像で明瞭に見られるのかがよく理解できるでしょう。同様に左主気管支遠位部の後壁が約6割の例で証明できます（図7）。

中間気管支幹後壁にみられる腫瘤のほとんどは，リンパ節腫大によるものですが，そのほかには，中間気管支幹後壁に接する肺腫瘤や，中間気管支幹の腫瘍などがあります（図3）。

3）左右肺動脈陰影と大動脈肺動脈窓
(pulmonary arteries and aortopulmonary window)

左肺動脈は，右肺動脈と異なり，左主気管支を乗り越えて後方に走行した後に，葉間肺動脈に移行します。この左主気管支を乗り越える部分が，左主気管支の上方に側面像で同定できます。この部は正面像では，いわゆる大動脈肺動脈窓の部位に相当し，やや明るく見えます（図7）。これに対して，右肺動脈は右中間気管支幹の前方に位置します。胸部側面像で異常

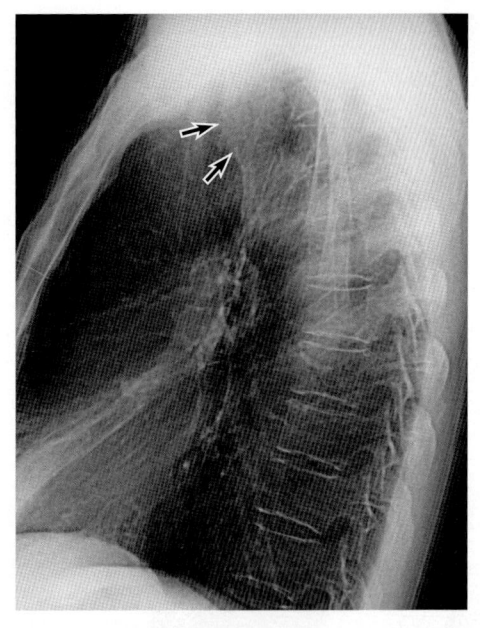

図9 食道癌tracheoesophageal stripeの局所性肥厚胸部側面像
食道癌によるtracheoesophageal stripeの局所性肥厚（→）を認める。

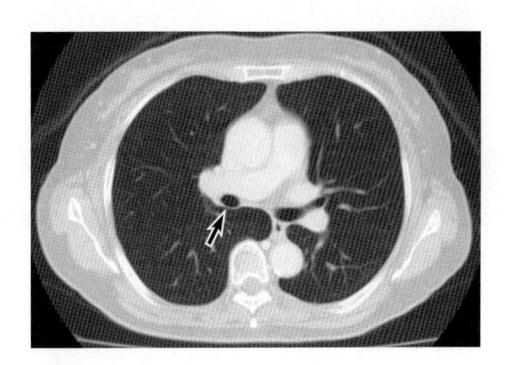

図10 中間気管支幹レベルの正常CT像
中間気管支幹（→）を示す。側面像で，中間気管支幹が線状陰影として見られる理由がよく分かる。

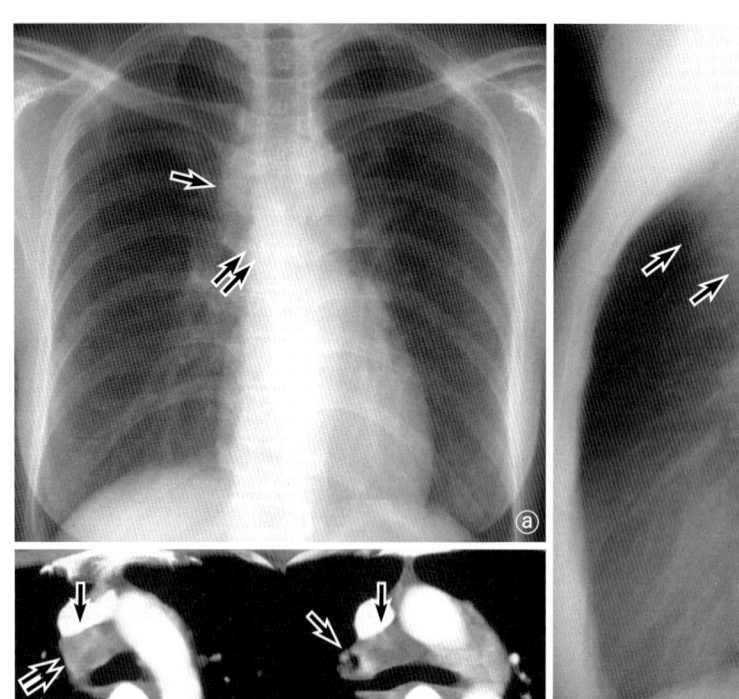

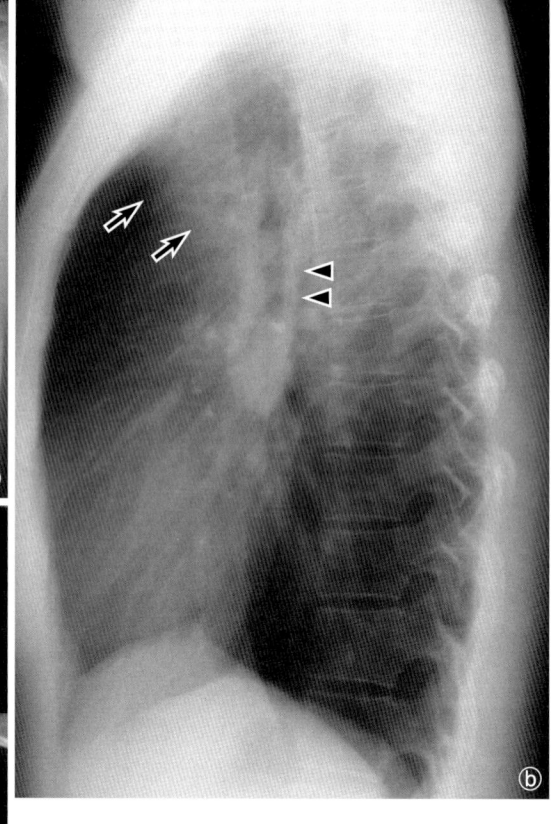

図11 右傍気管リンパ節腫大(サルコイドーシス例)
ⓐ胸部正面像。右傍気管線の肥厚がみられ，右傍気管リンパ節腫大が疑われる(→)。また正面像では分岐部リンパ節腫大(⇉)も指摘可能である。その他に動脈管索リンパ節，分岐部リンパ節，両側肺門リンパ節腫大がみられる。
ⓑ胸部側面像。上大静脈に重なって軟部組織陰影(→)がみられるが，これが前縦隔のリンパ節か右傍気管リンパ節かの判断は困難である。また中間気管支幹後壁の肥厚もみられる(▶)。
ⓒCT像。右傍気管リンパ節腫大(→)，中間気管支幹後壁のリンパ節腫大(▶)，分岐部リンパ節腫大(⇉)が確認される。その他の部位のリンパ節腫大も，CT像でより正確に診断可能である。

陰影がみられた場合には，これらの肺動脈陰影との関係をチェックすることが重要です。

4) 上大静脈陰影および下大静脈陰影 (superior and inferior vena cava)

上大静脈陰影は，縦隔上部にみられますが，この近傍にみられる腫瘍やその他の疾患で，さまざまな異常を示します。正常の上大静脈の前縁は肺に接していますが，明瞭な正接の効果がないので，側面像でその前縁は同定できません。また，後縁は縦隔の脂肪，あるいは右傍気管リンパ節に接しているので後縁は描出されません。しかし，奇静脈葉があると，上大静脈の後縁に肺が入り込み，正接の効果が生じるので，後縁が明瞭にみえるといわれています(第14章)。右前縦隔の後縁は上大静脈前縁で終わっていますので，右前縦隔上部腫瘍の腫瘍では，上大静脈陰影の前方に腫瘍陰影が形成されます

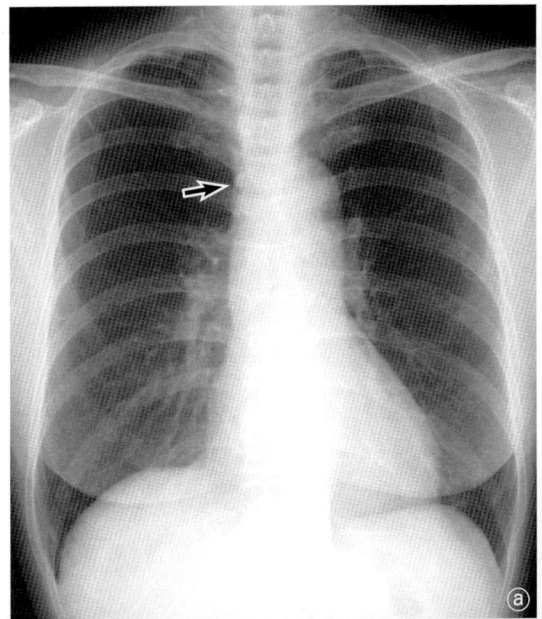

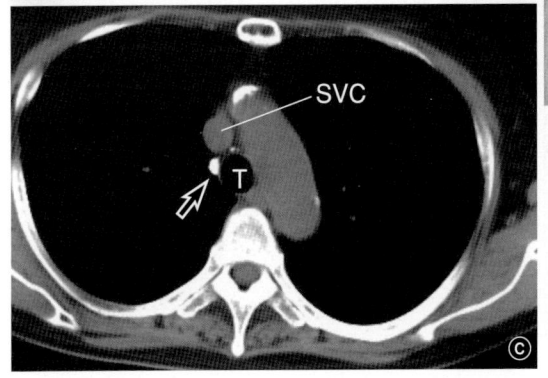

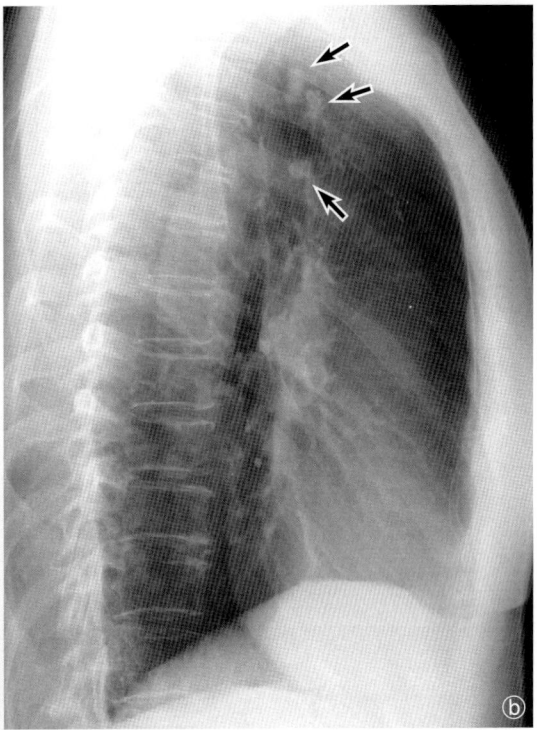

図12 右傍気管リンパ節石灰化
ⓐ胸部正面像。右傍気管領域にリンパ節による石灰化がみられる(➡)。
ⓑ胸部側面像。石灰化はほぼ気管に重なる部位にみられる(➡)。
ⓒCT像。CTで，気管(T)，上大静脈(SVC)，石灰化右傍気管リンパ節(➡)の位置関係を確認されたい。

(図4)。これに対して，右傍気管リンパ節などの中縦隔腫瘤では，上大静脈より後方で気管に重なるように腫瘤陰影がみられます(図11)。この両者の側面像での鑑別は，上大静脈の前後縁の描出がありませんので，よほど大きな腫瘤でない限り困難なことが多いようです。図12に右傍気管リンパ節が石灰化した症例を提示しますので，側面像での右傍気管リンパ節の位置をよく覚えて下さい。

加齢者でしばしばみられる腕頭動脈蛇行(buckling)は，胸部正面像で右縦隔上部右側の腫瘤陰影を形成しますが，側面像では前縦隔上部に胸壁上方から下垂するような陰影を形成し，この陰影と胸壁の移行部はvascular incisuraと呼ばれています(図13)。bucklingでは気管に対する圧排は通常みられません。また奇静脈葉では，上大静脈と気管の間に右肺が入り込むので，上大静脈の後縁が側面像で明瞭に見ることができます。

下大静脈陰影は，心陰影後縁と横隔膜陰影の間に三角形の陰影としてみられます。通常直線状の輪郭を示します。下大静脈が拡大するとその輪郭が後方に凸となり，また，左室が拡大すると心陰影が後方に拡大するので，この三角形の陰影が縮小します。ただし，側面性の悪い画像では，この判断が困難になることが多いようです。

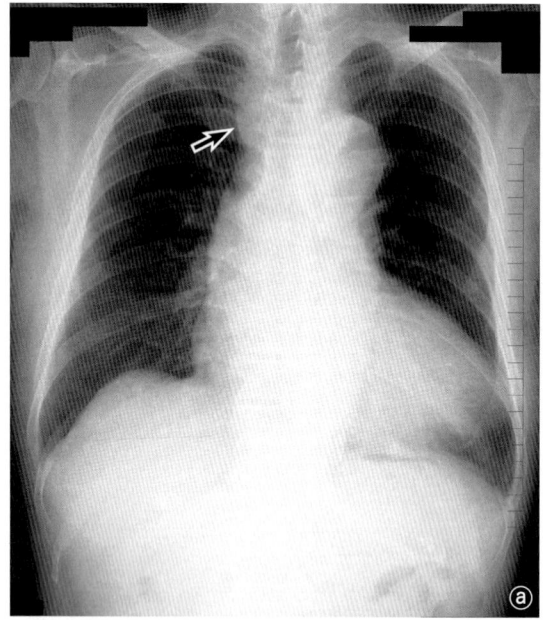

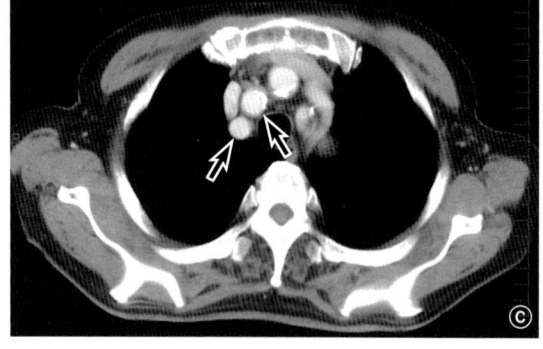

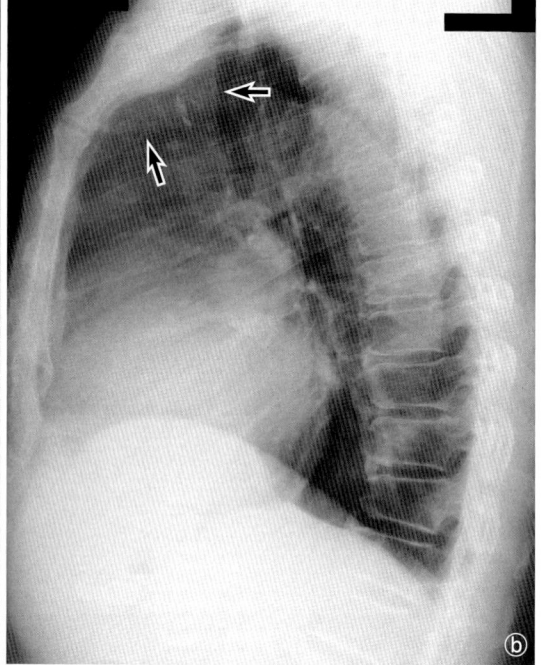

図13 腕頭動脈蛇行（Buckling of innominate artery）
ⓐ胸部正面像。正面像では，右縦隔上部に腕頭動脈の蛇行による突出が見られる（→）。気管に対する圧排はみられない。
ⓑ胸部側面像。Vascular incisura（→）を示す。
ⓒCT像。腕頭動脈の蛇行（→）がみられる。

5）傍胸骨陰影（parasternal line），胸骨後部陰影（retrosternal stripe）

　胸骨後部陰影（retrosternal stripe）は，胸骨の後方にみられる帯状の軟部組織陰影のことをいいます。側面性のよい側面像では，正常値は3mm以内です。側面性の悪い斜位ぎみの写真では，胸骨後部に接して異常な軟部組織陰影があるようにみえます。正常では，縦隔胸骨後部の脂肪組織により，この陰影が形成されます。胸骨の側部の腫瘤が存在すると，これが肥厚してみえます（図6）。これに対して，傍胸骨陰影（parasternal stripe）は，胸郭の上方2/3が左右前胸壁の後方に接する軟部組織陰影で，3〜7.5mmが正常範囲内です。正常では，肋軟骨，肋間動静脈，肋間筋，内胸動静脈，リンパ節などからなり，肋骨以外のレベルで分葉した輪郭をもつ腫瘤が見られた場合は，内胸リンパ節腫大を疑います。

6）胸骨後部透亮像（retrosternal clear space）

　胸骨後方と心臓大血管陰影の間の明るい部分をretrosternal clear spaceと呼びます（図7）。前縦隔前方部，ことに正中部に形成された腫瘤よりretrosternal clear spaceが暗くなったり，腫瘤陰影が形成されます（図4）。肥満者などでは，縦隔の脂肪組織により腫瘤陰影がなくてもretrosternal clear spaceが暗く見えることもあります（図14）。また逆に，retrosternal clear spaceが明るく見える状態として肺気腫などがあります。

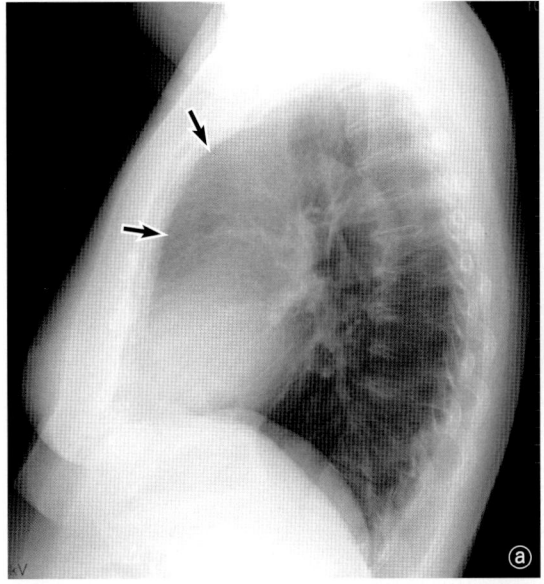

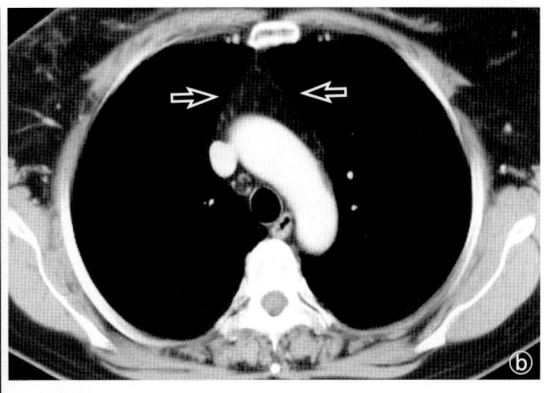

図14 縦隔の脂肪によるretrosternal clear spaceの透過性低下
ⓐ胸部側面像。側面像で，retrosternal clear spaceは全体に暗く見える（➡）。
ⓑCT像。CT像では，前縦隔に増加した脂肪組織を認めるのみである（➡）。

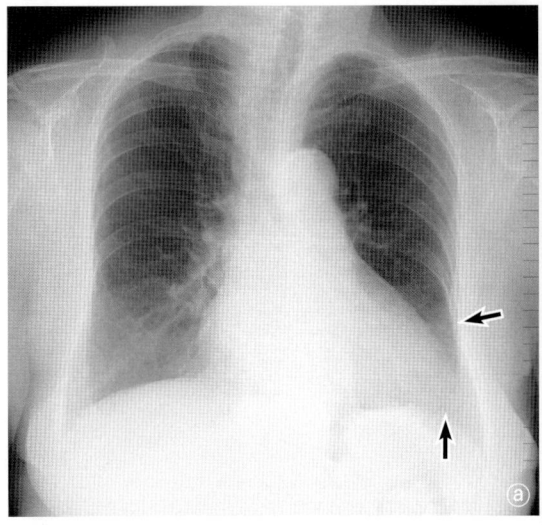

図15 Cardiac incisura（心切痕）
ⓐ胸部正面像。心尖部に接して，脂肪組織による陰影（➡）がみられる。
ⓑ側面像では心陰影に重なる淡い陰影（➡）としてみられ，Cardiac incisuraと呼ばれる。

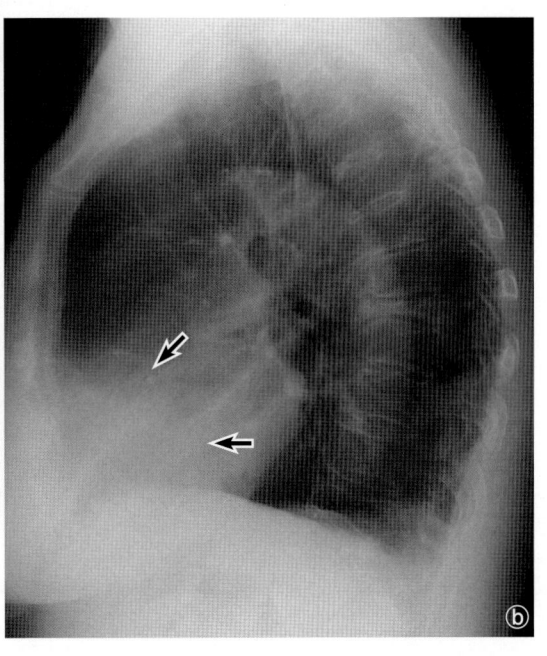

7）心外膜脂肪組織（pericardial fat pad）

pericardial fat padは胸部正面像では，左右の心横隔膜角部の三角形あるいは楔状の陰影としてみられますが，胸部側面像では，心陰影に重なる比較的境界が明瞭な淡い陰影として認められます。このように，pericardial fat padや心臓の心尖部などにより，肺が圧排されて生じる陰影を心切痕（cardiac incisura）（図15）と呼びますが，これを異常な腫瘤陰影と見誤らないよう注意が必要です。ここは，morgagniの傍胸骨ヘルニアや前部横隔膜リンパ節腫大などがあると異常陰影がみられる部位でもあります。

第12章
縦隔(3):縦隔腫瘍の診断

症例

症例 1

27歳，男性。胸痛を主訴に来院。来院時の胸部単純撮影（図1 ⓐ，ⓑ）を示します。血清中のAFPの上昇が見られます。異常所見を指摘してください。

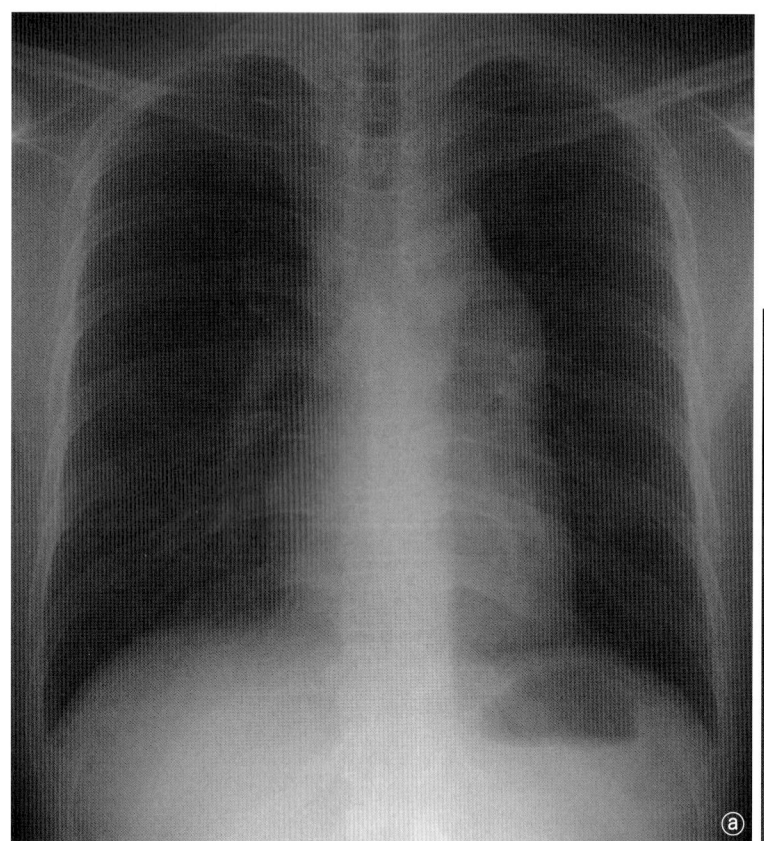

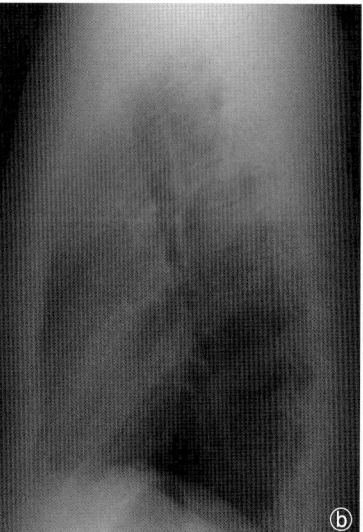

図1

症例の解説

症例 1

図1

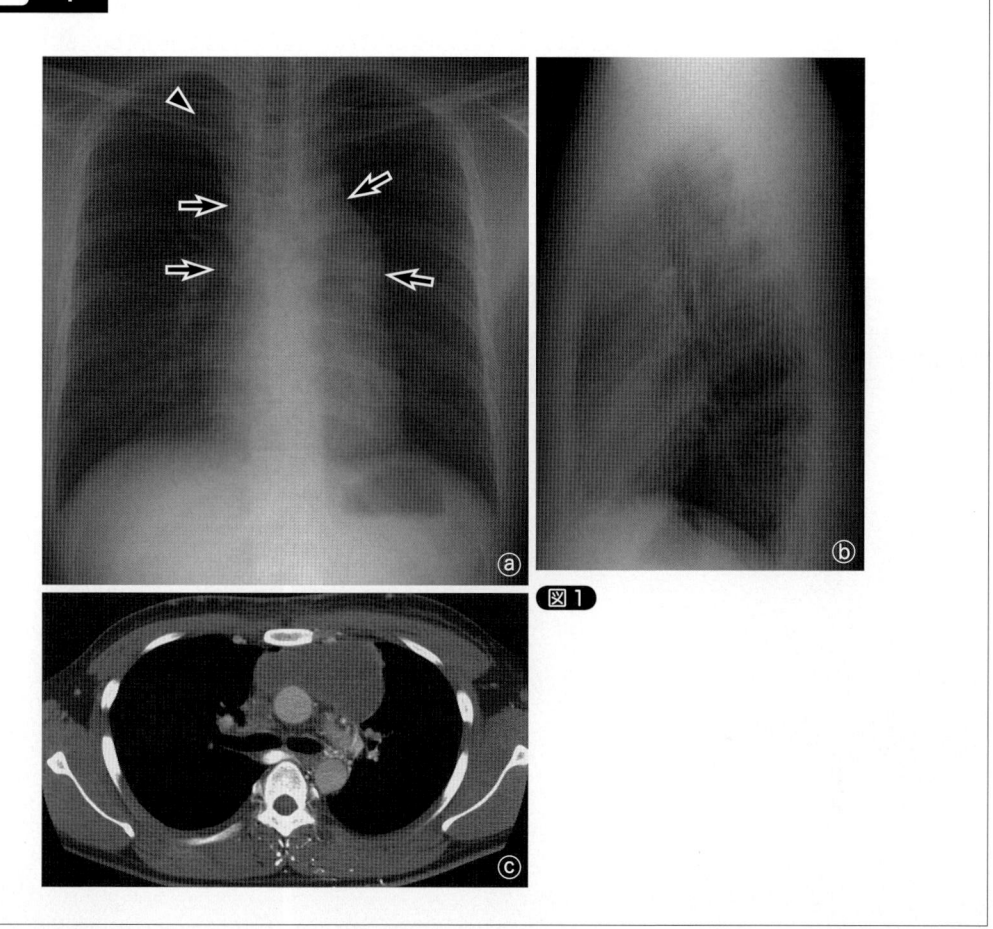

【前縦隔胚細胞性腫瘍（extrapleural sign, hilum overlay sign, cervicothoracic sign）】

図1ⓐの胸部単純正面像では，縦隔陰影の両側への拡大がみられます（➡）。右縦隔上部においても縦隔陰影の辺縁は外側に拡大しているが，その辺縁は鎖骨近傍で不明瞭になっています（▶）。
図1ⓑの胸部側面像では，retrosternal clear space前縦隔に軟部組織陰影が見られます（➡）。
図1ⓒのCT像では，明らかな前縦隔腫瘍が認められます。鎖骨付近では前縦隔腫瘍と肺が境界面を形成することがなくなるので，cervicothoracic signがみられることになります。

症例

症例 2

67歳，女性。胸部違和感を主訴に来院。来院時の胸部単純撮影（図2 ⓐ，ⓑ）を示します。検査所見では異常を認めません。異常所見を指摘し，鑑別診断をあげてください。

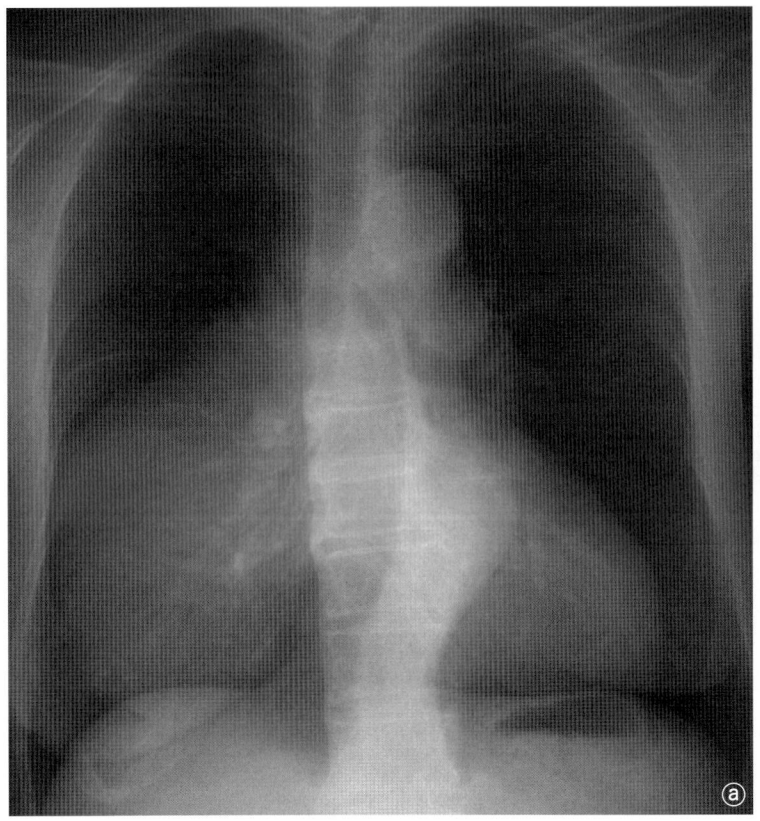

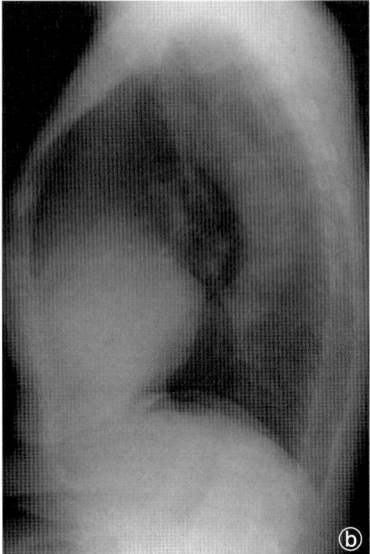

図2

症例の解説

症例 2

図2

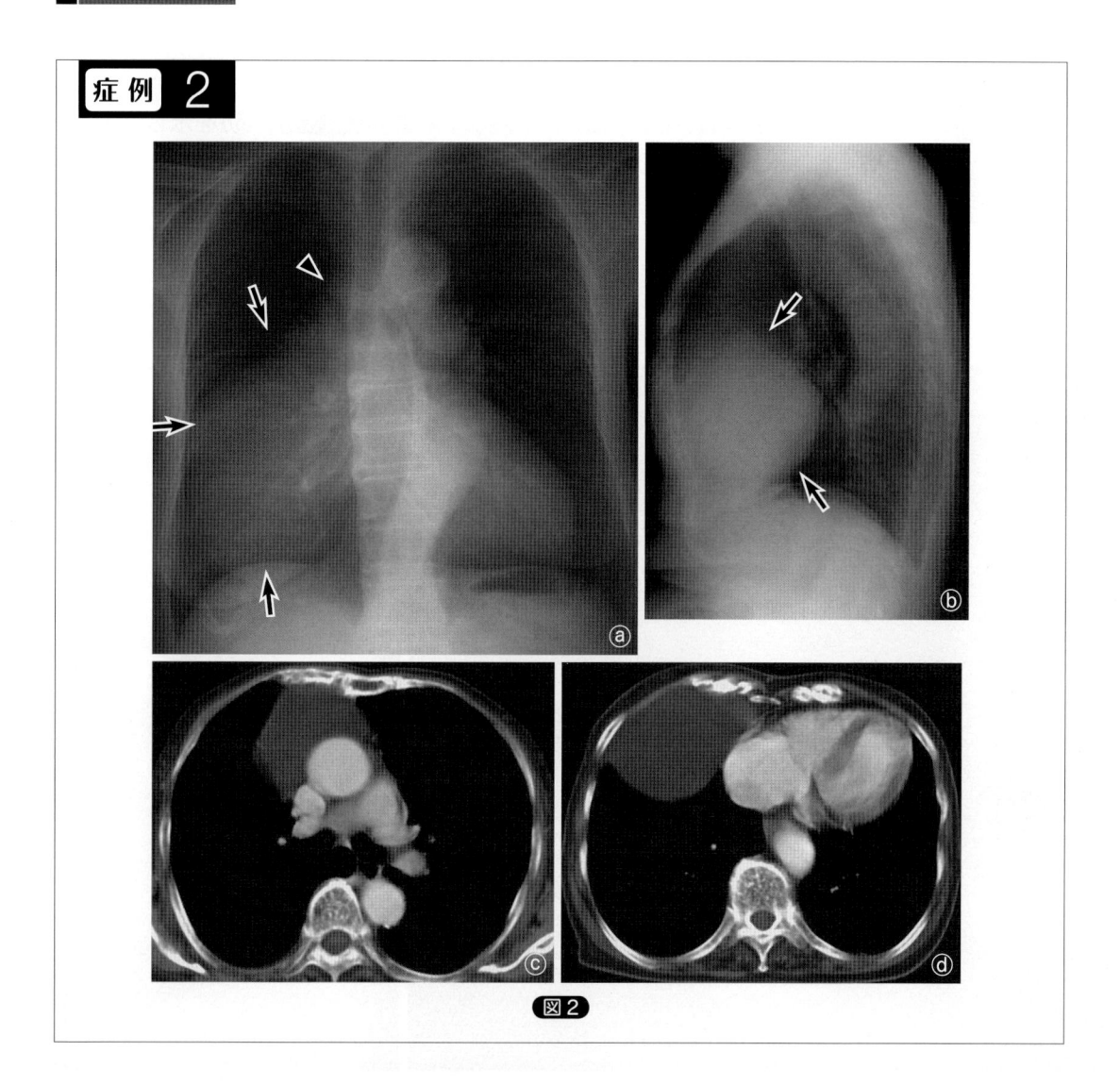

【前縦隔胸腺囊胞（側面像で心陰影に重なる陰影）】

 図2 ⓐの胸部正面像では，心陰影に接して大きな腫瘤陰影が見られます（➡）。腫瘤陰影の上縁にはtapering edge（▶）が見られ縦隔由来の腫瘍と考えられますが，下縁にはtapering edgeは認められません。図2 ⓑの胸部側面像では腫瘤陰影は心陰影に重なって認められます（➡）。図2 ⓒのCT像では，右前縦隔に水の濃度を示す囊胞性腫瘤が見られ，図2 ⓓの心室レベルのCT像では，囊胞性腫瘤は心臓に接して認められ，胸部側面像の所見を説明しています。

症例

症例 3

23歳，女性。検診異常を主訴に来院。胸部単純撮影（図3 ⓐ，ⓑ）を示します。異常所見を指摘し，鑑別診断をあげてください。

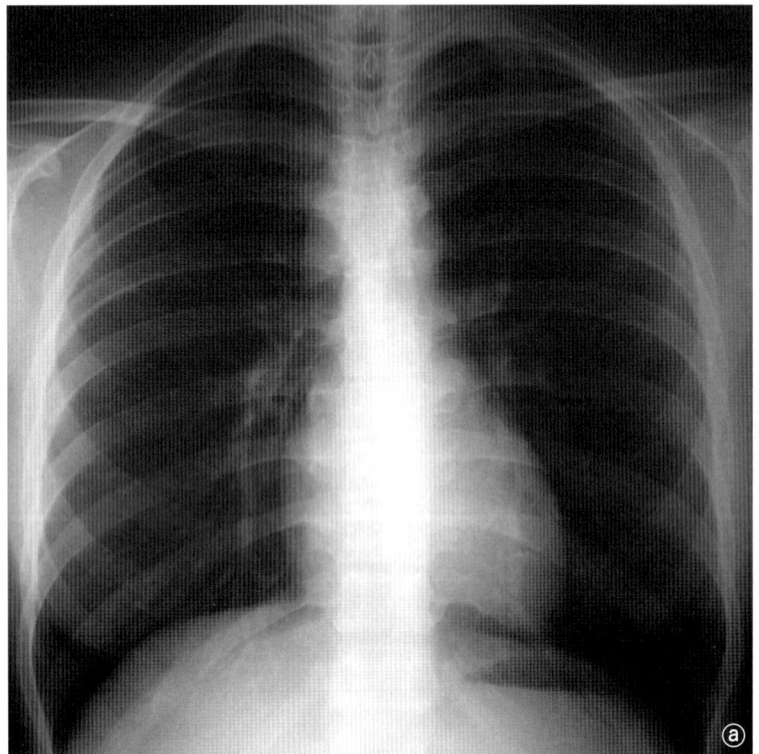

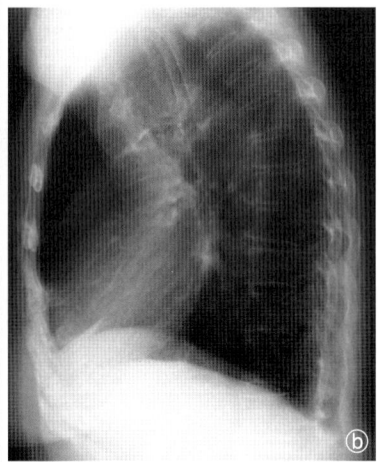

図3

症例の解説

症例 3

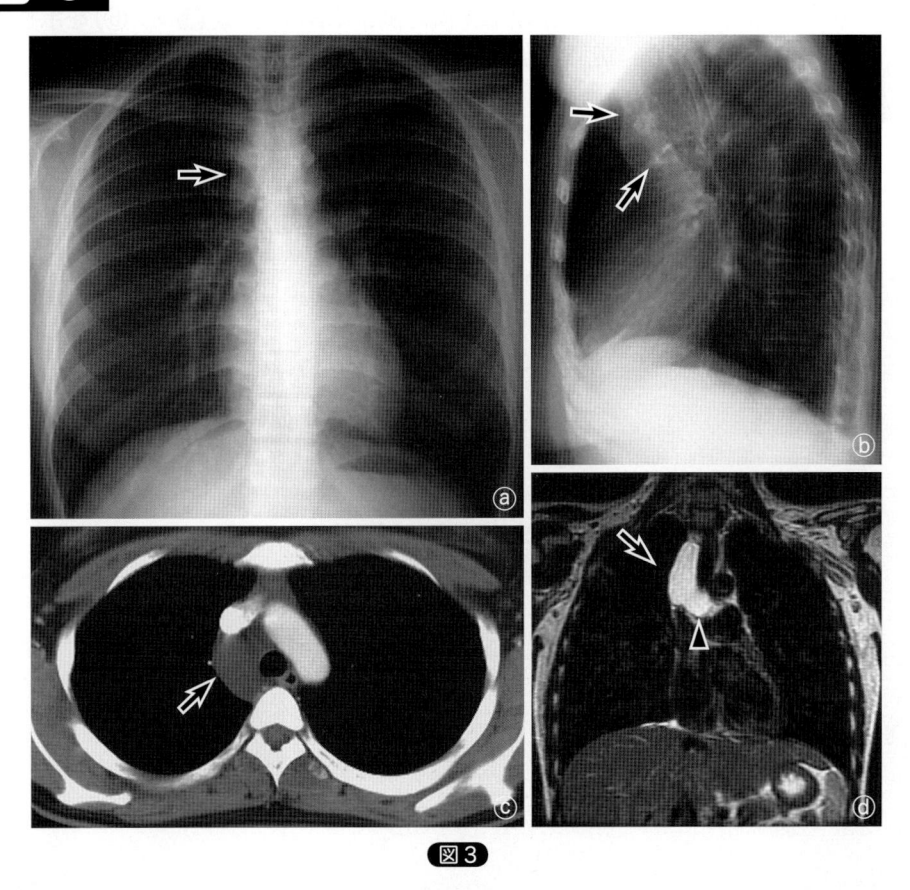

図3

【心膜嚢腫】

図3ⓐの胸部正面像では，右傍気管帯 (right paratracheal stripe) の拡大がみられ (➡)，右中縦隔の腫瘤性病変の存在が考えられます。図3ⓑの胸部側面像では，腫瘤陰影 (➡) は気管に重なる部分に見られますが，側面像でその正確な位置を決定することは困難です。図3ⓒのCT像では，右傍気管領域に造影効果を示さない嚢胞性腫瘤 (➡) が認められます。図3ⓓの胸部MRT2強調像では，高信号を示す嚢胞性腫瘤が，右傍気管領域 (➡) から気管前領域 (▶) に及んでいることが分かります。右傍気管領域まで進展した心膜嚢腫例です。気管前領域の腫瘤の存在は単純撮影ではまったく指摘できません。

症例

症例 4

47歳，女性。検診異常を主訴に来院。胸部単純撮影（図4 ⓐ，ⓑ）を示します。異常所見を指摘し，鑑別診断をあげてください。

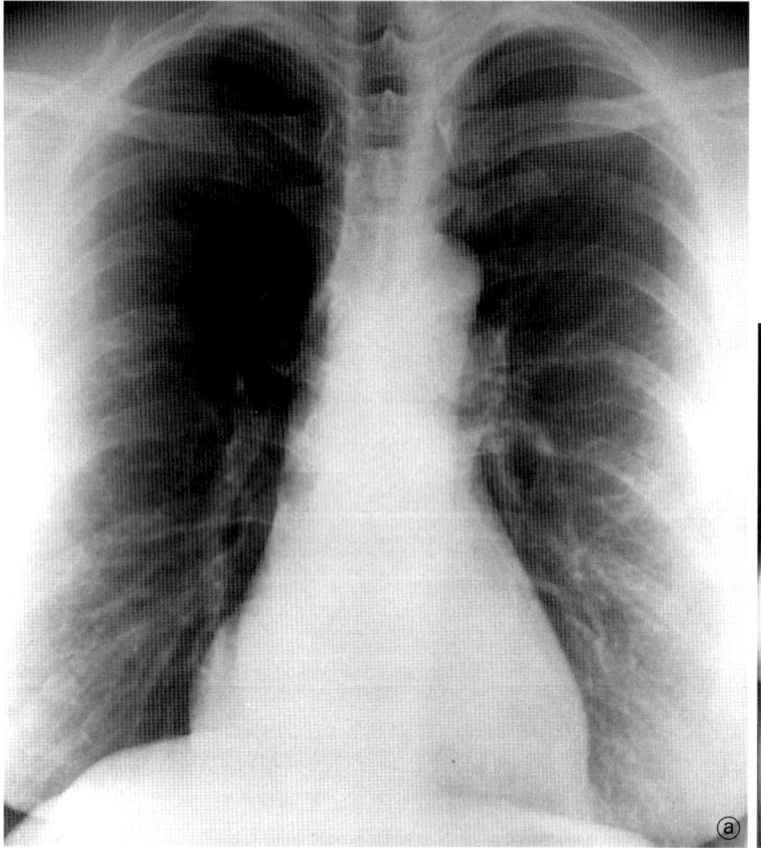

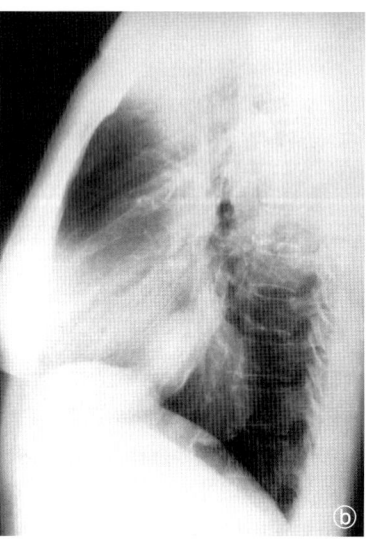

図4

症例の解説

症例 4

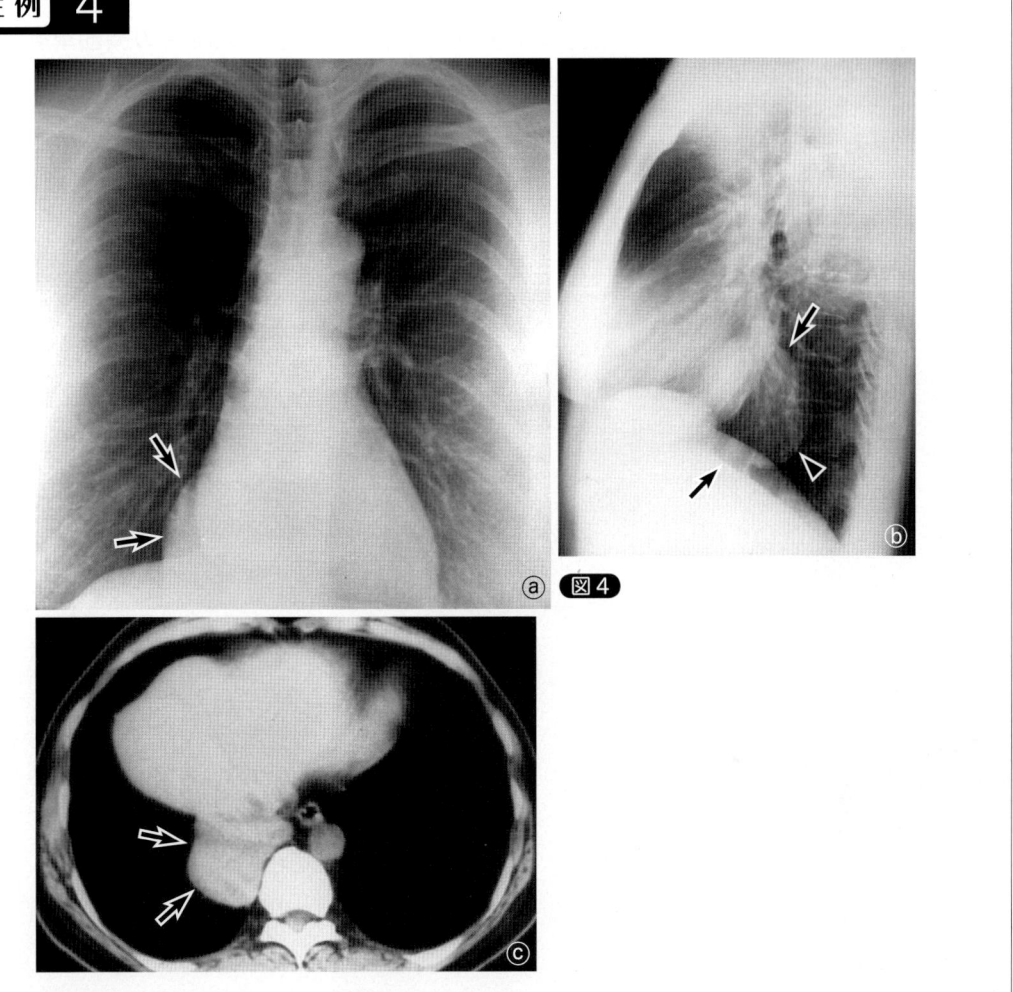

図4

【気管支原性嚢胞】

　図4ⓐの胸部正面像では右心縁に重なって右心縁とはシルエットを形成しない腫瘤陰影（➡）が見られます。心臓とは接していません。これよりも後方に存在する腫瘤性病変によるものと考えられます。図4ⓑの胸部側面像では，中縦隔と思われる部分に腫瘤陰影（➡）が見られ，その明瞭な後縁は椎体前縁を越えて後方に及んでいます（▶）。図4ⓒのCT像では，中縦隔食道奇静脈陥凹部に嚢胞性腫瘤（➡）が見られ，気管支原性嚢胞の好発部位です。

症例

症例 5

14歳，男性。胸痛，軽度の呼吸困難を主訴に来院。来院時の胸部単純撮影（図5ⓐ，ⓑ）を示します。異常所見と鑑別診断をあげてください。

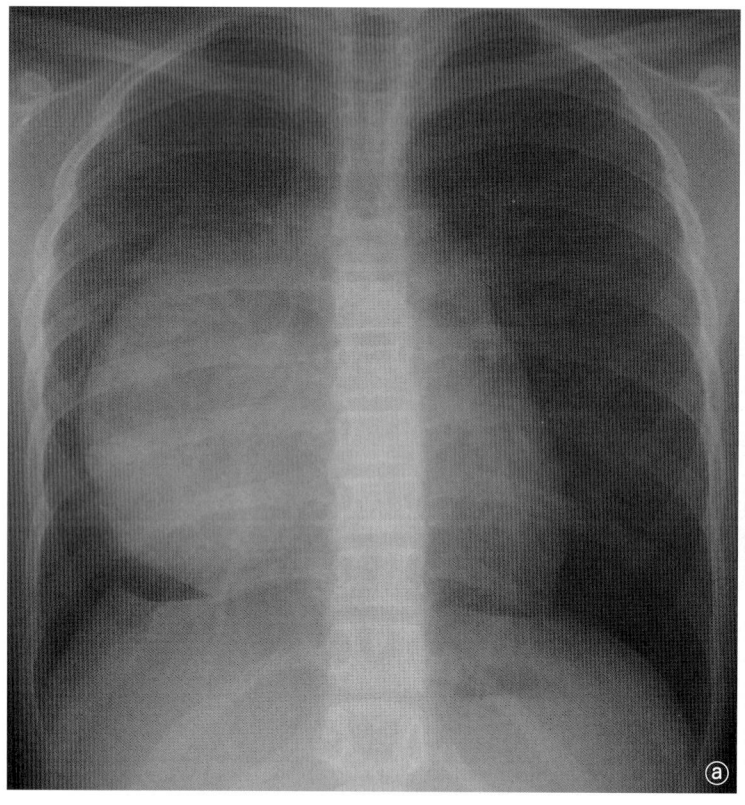

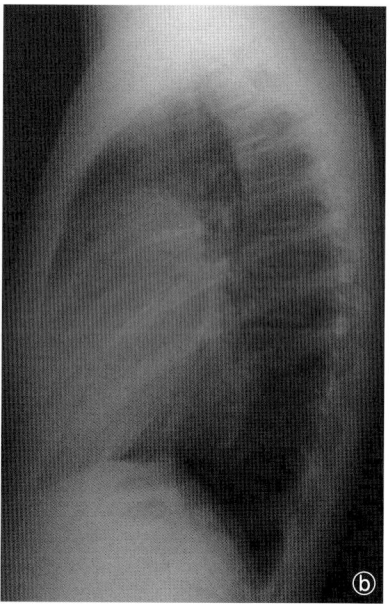

図5

縦隔腫瘍の診断 第12章

症例の解説

症例 5

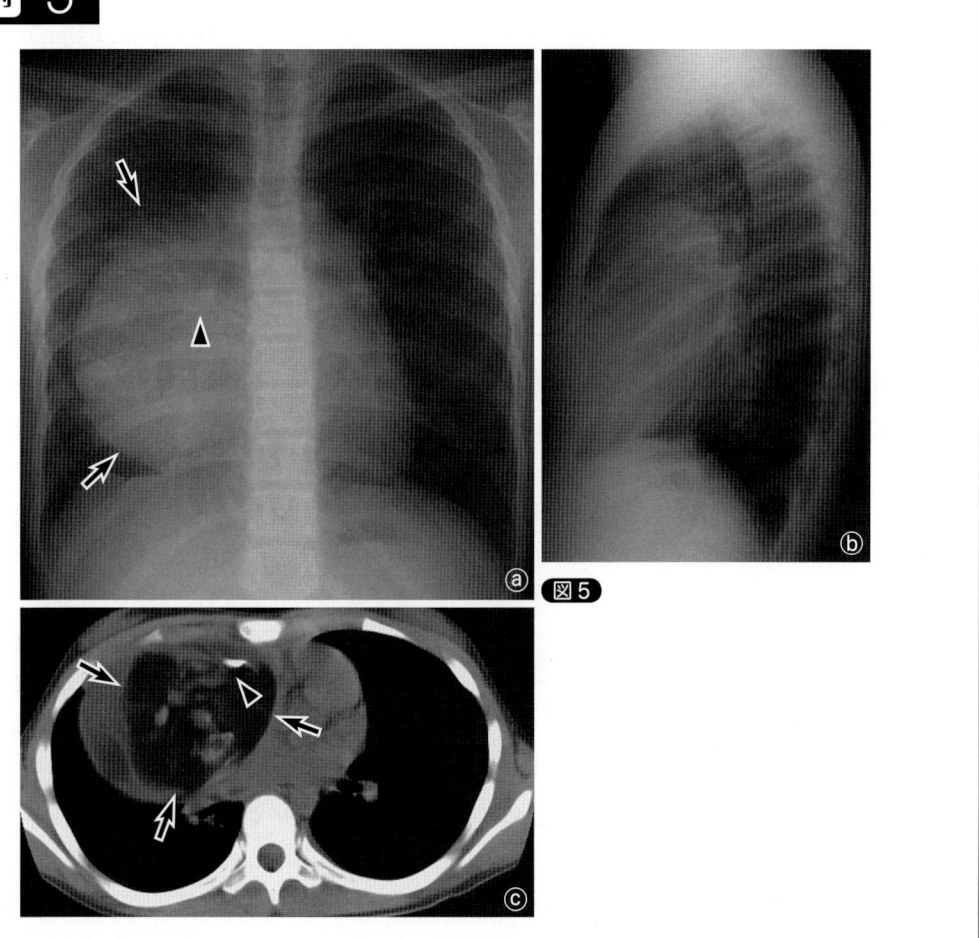

図5

【成熟型奇形腫】

　図5ⓐの胸部正面像では，右心縁に接してこれとシルエットを形成する腫瘤陰影（➡）が見られます。その内部に石灰化巣（▶）の存在が疑われますが，確実ではありません。**図5**ⓑの胸部側面像では，腫瘤は心陰影に重なる部位にも見られます（➡）。**図5**ⓒのCT像では，腫瘤内部に明らかな石灰化（➡）と脂肪（▶）がみられ，奇形腫の診断が可能です。

ポイント
縦隔腫瘍の単純撮影診断に役立つ役立つサイン

1 はじめに

縦隔腫瘍の胸部単純撮影診断における単純撮影診断の役割は，①縦隔腫瘤性病変の検出，②腫瘍の正確な部位診断，③腫瘍の内部構造による鑑別診断です。これらの諸点は単純撮影に比べてCTあるいはMRの方が，より正確で信頼性の高い評価が可能ですが，単純撮影でも注意深い読影によりかなり正確な評価が可能です。しかし，単純撮影の限界点があることも確かであり，これをわきまえて読影，判断することが必要です。前2回の正面像と側面像のチェックポイントで言及できなかった点を中心に解説します。

2 解説

1) 縦隔腫瘍の検出

縦隔腫瘍が存在すると，胸部単純撮影で縦隔の輪郭の局所性の突出や縦隔陰影の拡大がみられます。もちろん小さな腫瘍や，縦隔陰影の輪郭に影響を与えないような部位の腫瘍では，単純撮影による発見が困難になります。縦隔から発生して肺の方向に発育した腫瘍では，縦隔陰影から山の裾野のようなtapering edgeをもって腫瘍に移行します (extrapleural sign) (図1)。Extrapleural signとは一種の言葉の誤用 (misnomer) でもう少し正確に言えばextrapulmonary signというのが正しいのだろうと思います。これに対して肺から発生して縦隔の方向に向かって進展した腫瘍では，縦隔陰影と腫瘍辺縁の間にノッチが形成されます。Tapering edgeはある一方向からしか証明できないことも多く，胸部2方向撮影のみではそのサインが証明できず，斜位の撮影などで初めて証明されることがあります。正面像で，正常の縦隔陰影内部に埋もれて認識できない腫瘍でも，側面像で腫瘍陰影が明瞭に認められることがあります。

しかし，このextrapleural signは例外が多いことで知られており，診断に利用する場合はその限界をわきまえなければなりません。とくに，肺尖部などの立体的にドーム状の形態をとっている部位では，肺実質外から発生した腫瘍でもextrapleural signを呈さないことがしばしばあります。

Hilum convergence sign (図1) と hilum overlay sign (図6) は，肺動脈陰影に重なる腫瘍陰影が見られた場合，これが縦隔腫瘍か，または心臓や肺動脈の拡大によるものかどうかの鑑別に役立つサインです。すなわち腫瘍陰影に向かって肺門血管が収束する場合には，肺動脈の拡張と判断することができるということです (hilum convergence sign)。腫瘍陰影に重なって肺門部の血管陰影が1.5cm以上にわたって透見できる場合は，その陰影は心臓大血管によるものとは考えにくく，縦隔腫瘍が疑われるとするものです (hilum overlay sign)。実はこのhilum overlay signも心嚢水貯留などで陽性になるなど例外が比較的多いことで知られています。

2) 縦隔腫瘍の局在診断
a. 縦隔腫瘍の局在診断の有用性

縦隔腫瘍の局在診断を正確に行うことが必要である理由は，周知のように縦隔の区分により好発する腫瘍のスペクトラムが大きく異なるからです。すなわち前縦隔には，胸腺腫，奇形腫，胸郭内甲状腺腫，悪性リンパ腫が多く発生し，中縦隔には気管支原性嚢胞などの前腸嚢胞やリンパ節腫大，食道腫瘍などが多く，後縦隔には神経原性腫瘍が多いとされます。ただしここで注意が必要なのは，縦隔のX線学的区分は解剖

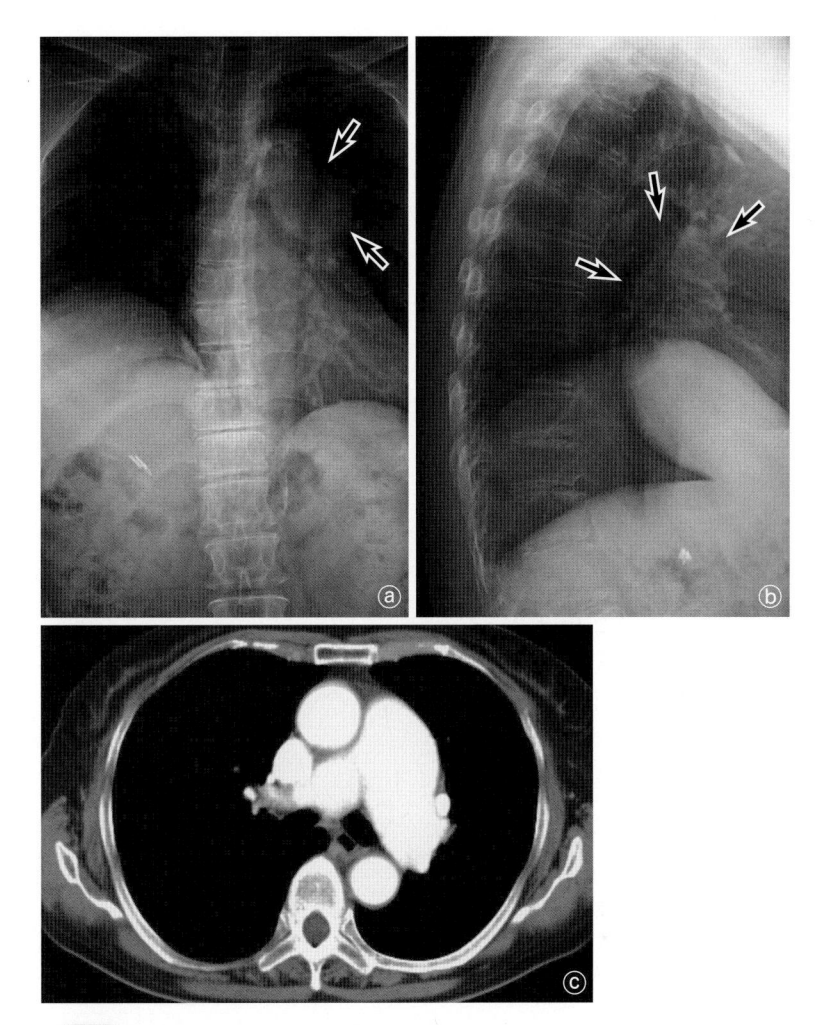

図6 Hilum convergence sign
ⓐ胸部正面像
　　いわゆる左第2弓の拡大がみられる(➡)。この部に肺動脈陰影が集中し，左2弓のすぐ内側で肺動脈分枝の輪郭が追えなくなっているhilum convergence signと考えられる。
ⓑ胸部側面像
　　左肺動脈陰影の拡大(➡)がみられる。
ⓒ造影CT像
　　縦隔腫瘍はなく，肺動脈の拡張がみられる。

学的な区分と異なり，またいくつかのものが提案されていることです。すなわちどの区分を使用するかにより，各区分に好発する腫瘍のリストが異なることに注意しなければなりません。

b．単純側面像による縦隔区分

解剖学の教科書に従えば，前縦隔は心臓大血管の前方，中縦隔は気管食道の周囲，後縦隔は椎体の近傍と記載されています(**図7**ⓐ)。これをそのまま胸部側面像に適用すると図のようになります。しかし，この縦隔区分法をそのまま胸部単純側面像に適応すると，胸腺腫の約半数は中縦隔に発生することになり，前縦隔に胸腺腫が多いという一般に受け入れられている命題が正しくなくなってしまいます(**図2**)。そこで，CTの出現以前にFelsonは縦隔腫瘍の鑑別診断能を検討して，胸部側面像における前，

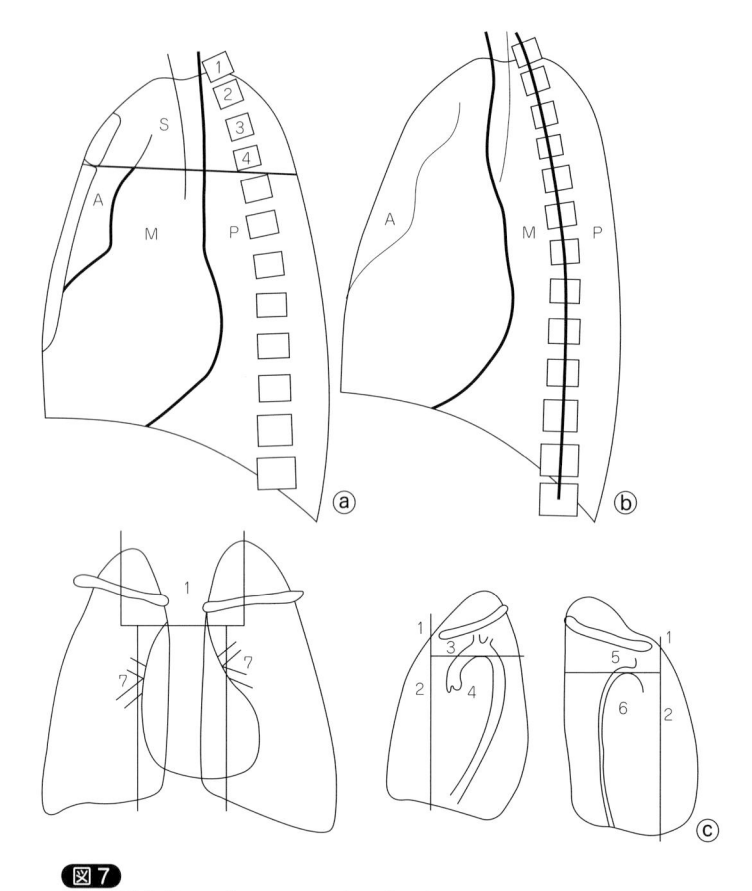

図7
ⓐ解剖学的縦隔区分をそのまま側面像に投影した図
ⓑFelsonの縦隔区分
ⓒHeitzmanの縦隔区分

中，後縦隔の境界線をそれぞれ気管後壁から心陰影の後縁，椎体の前縁から1cm後方に引いた線としました（図6ⓑ）。この区分に従えば，従来一般的にいわれている好発する腫瘍のリストと縦隔の区分がよく一致します。HeitzmanはFelsonとはまったく別の縦隔区分を提唱しています（図7ⓒ）が，例えば前縦隔は心臓大血管の前方に限定されますが，もしこの区分を用いるのならそれに合わせた好発腫瘍のリストが必要になります。

なお縦隔上部を独立した区分と考えるか否かについては，いくつかの考え方があります。すなわち上縦隔を独立した区分と考える場合は，第4胸椎下縁と胸骨柄上縁を結ぶ線から上方を上縦隔とします。上縦隔の上縁は頸部に連続しています。現実には上縦隔には，甲状腺腫や神経原性腫瘍が多いのです。しかし，上縦隔は，頸部や縦隔の下部と連続しているので特にこれを区別せず，前，中，後縦隔の連続として理解すればよいとする考えもあります。筆者の個人的好みでいえば上縦隔は，独立した1つの区分とした方がよいと考えています。その理由は胸部内甲状腺腫の進展がこの部位にとどまる例が多いことによります。Felsonの区分は簡便ですが，大変すぐれた区分で，その臨床的価値は大きいと思います。ただ，この区分法は解剖学的な記載と一見して矛盾します。この矛盾を完全に解消するためにはCTの出現を待たなければなりませんでした。CTで縦隔の区分を考えると，この一見して奇妙に見える問題が解決し

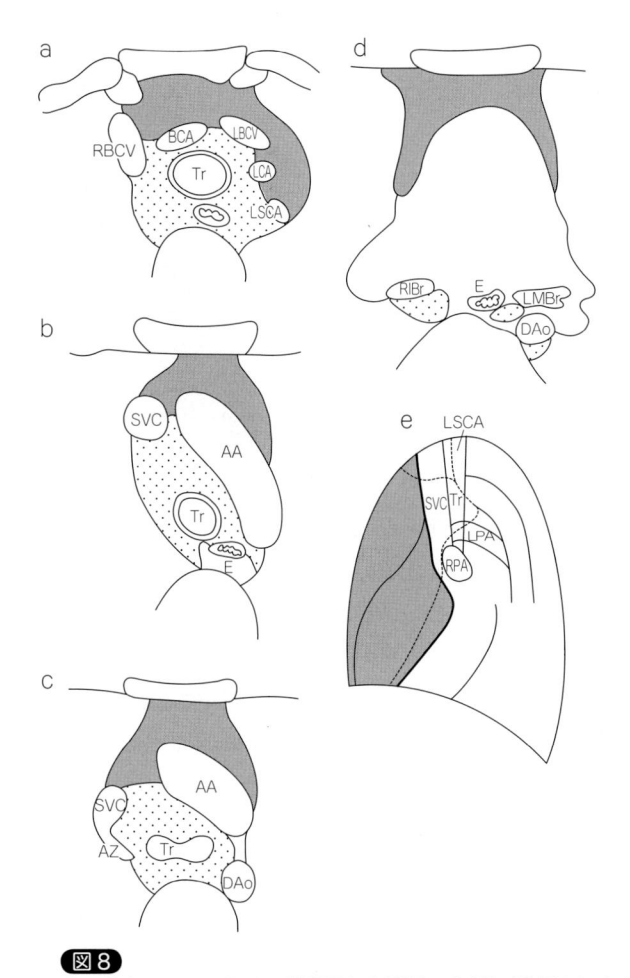

図8
ⓐ～ⓓ各レベルにおける前縦隔と中縦隔の広がり（曽根らによる）
ⓔⓐ～ⓓの前縦隔の広がりを胸部側面像に投影したもの

ます（**図8**）。すなわち曽根らによるCTでの縦隔における各区分の広がりの検討の結果から、正中部では確かに前縦隔は心臓大血管の前方であり、胸部単純側面像での心臓大血管陰影の前方に相当します。しかし、縦隔の外側よりになると右上部縦隔では上大静脈が、右下部縦隔では右肺門がその後縁となります。また左外側では左肺門部までその後縁が伸びています。すなわち外側部ではかなり後部まで前縦隔の後縁が伸びていると考えられます。これは乳幼児のCTを見れば、さらに明瞭で胸腺組織が外側部では、両側の肺門付近まで存在していることによっても明らかにされます。外側よりの胸腺組織から発生した胸腺腫瘍は、胸部単純側面像で心大血管陰影に重なる部分に陰影を形成することに何の不思議もありません。すなわち、解剖学的な記載と胸部単純側面像における区分の一見した矛盾は、立体的な広がりをもつ縦隔を平面に投影したことによる矛盾と考えられます。

後縦隔傍脊椎領域には神経原性腫瘍の頻度が圧倒的に高いのですが、神経原性腫瘍の多くは脊髄神経根から発生するものであり、同じ傍脊椎領域でもやや背側に位置することが多いです。一方中縦隔腫瘍の後縁が後方に延びて椎体の前縁を越えて後方に陰影を形成することはまれではありません（**図4**）。したがって腫瘍の鑑別診断の立場からすれば、中縦隔と後縦隔の境界は脊椎の前縁からやや後方に置いたほうが

鑑別の精度が上がることになります。

このようにCT像を仔細に検討すると，Felsonの単純側面像における縦隔区分は極めて妥当なものであり，いまだにその価値はいささかも減じておらず，極めて簡便で有用な区分法と考えられるでしょう。

c．胸部正面像で局在診断を行うのに有用なサイン

胸部正面像でも腫瘍の局在を決定するのに有用なサインがいくつか知られています。

①Cervicothoracic sign（図1，図2）：前縦隔腫瘍では，肺との境界が，鎖骨付近で不明瞭になる所見です。これは前縦隔がほぼこの高さで前胸壁と接し，肺との境界面が消失するのに対して，中縦隔，後縦隔ではまだ肺との境界面を有しており，腫瘍を形成した場合でもその輪郭が明瞭に追えます（図9）。

②Third mogul sign：左心縁で，第3弓に相当する部分が突出する所見をいいます。その原因としては，左前縦隔の腫瘍性病変，左房の拡大，心膜の部分欠損などがあります。Mogulとはスキーのモーグル競技のモーグルのことで，丘あるいは低い山のことです。

③Tracheoesophageal stripeの肥厚：気管と食道の間の軟部組織陰影の肥厚所見です。中縦隔腫瘍の所見であり，食道腫瘍，気管後壁の腫瘍，気管と食道の間に発育した甲状腺腫瘍などが鑑別の対象になります。

④Paraaortic line Right, paraesophageal line (azygoesophageal recessus)，Paraspinal lineなどの偏位：おのおのの境界面が偏位したり，これに連続する軟部組織腫瘤が存在することにより，腫瘍の局在が診断できることがあります。

Paraaortic lineの偏位は大動脈瘤などの大動脈病変やこれに接する病変，paraesophageal lineでは，気管支原性嚢胞などの中縦隔腫瘍，paraspinal lineでは神経原性腫瘍などの後縦隔腫瘍などがこの所見を呈することがあります。

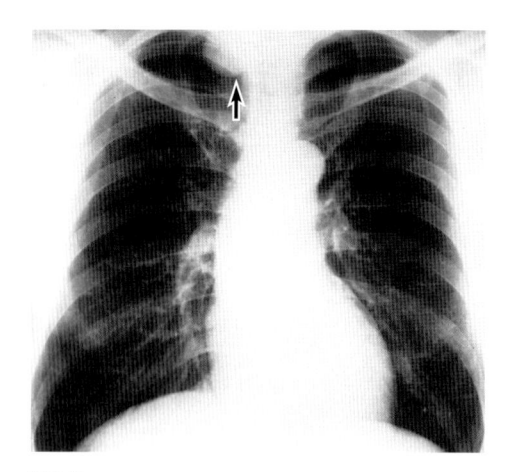

図9 後縦隔神経原性腫瘍
胸壁とtapering edgeをもって移行する腫瘤陰影（→）が見られる。腫瘤陰影の辺縁は鎖骨を越えて上方である肺尖部でも明瞭に見え，中あるいは後縦隔の病変であることが分かる。

3）内部構造による縦隔腫瘍の鑑別診断

単純撮影では腫瘍が，嚢胞性のものか充実性のものかの判断はできません。明瞭な石灰化や脂肪の存在が鑑別診断上役立ちます。しかし，石灰化や脂肪の検出は当然CTより劣るため，正確な評価にはCTあるいはさらにMRが必須です（図5）。

a．石灰化

腫瘍内部に石灰化が存在する腫瘍は多いものです。石灰化が起こりうる腫瘍は，奇形腫や胸腺腫，胸郭内甲状腺腫などですが，神経原性腫瘍や各種リンパ節病変でも石灰化が生じることがあります。この中で特徴的なのは，奇形腫にみられる歯牙です。またリンパ節病変で特徴的な石灰化は，塵肺症などにおける卵殻様の石灰化です。胸腺腫では石灰化は無定形あるいは弧状の形態を，甲状腺腫では無定形の石灰化像を示しやすい傾向にあります。

b．脂肪

腫瘍内部に脂肪を含む腫瘍は，奇形腫，脂肪腫，胸腺脂肪腫などですが，真の腫瘍ではありませんが，心外膜脂肪組織や縦隔脂肪腫症大網を内容とする横隔膜ヘルニアなどで腫瘍内部に脂肪による低吸収がみられることがあります。

第13章
肺門陰影の読影

症例

症例 1 74歳，女性。霧視のため眼科を受診し，胸部単純X線像でも異常を指摘された（図1ⓐ, ⓑ）。異常所見を指摘してください。

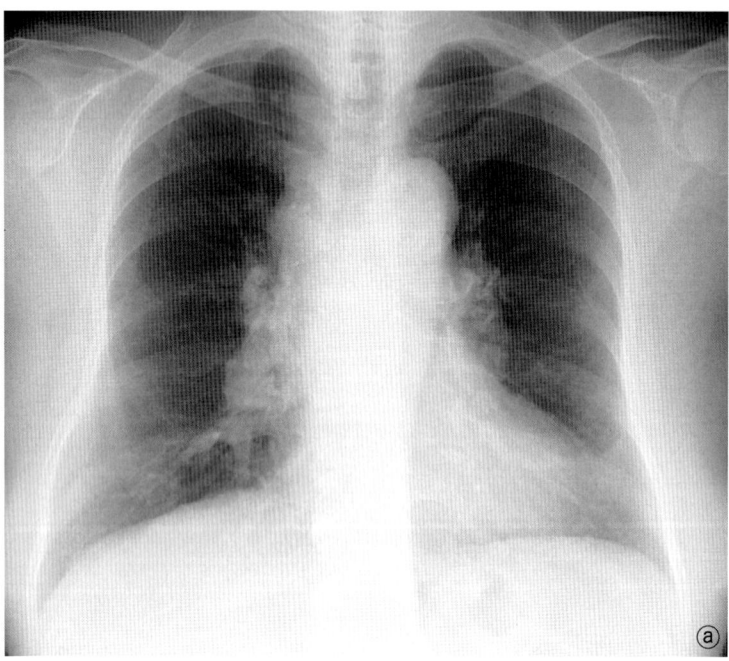

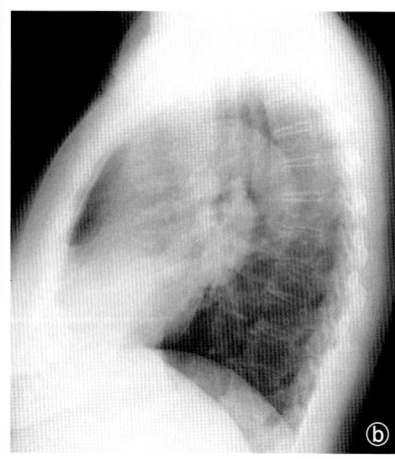

図1

第13章 肺門陰影の読影

症例の解説

症例 1

図1

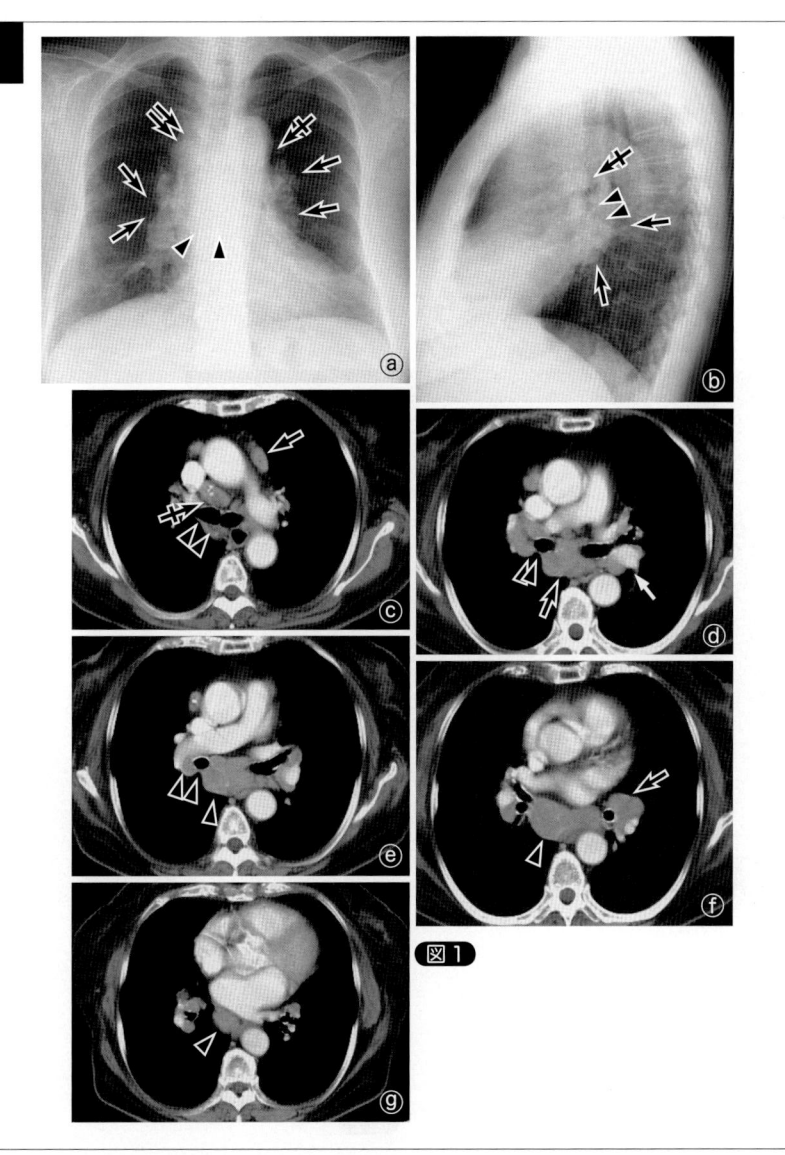

【サルコイドーシス】

　胸部正面像（**図1**ⓐ）では両側肺門陰影の拡大（➡），右傍気管線（right paratracheal stripe）の拡大（⇉），気管分岐部下の軟部組織腫瘤陰影（▶），大動脈肺動脈窓部の軟部組織腫瘤（crossed arrow ↛）などの縦隔リンパ節腫大がみられます。このことから肺門縦隔リンパ節の腫大が考えられます。リンパ節は融合傾向に乏しいものと思われ，一つ一つのリンパ節の輪郭が明瞭で，いわゆるpotato-like appearanceを示しています。胸部側面像（**図1**ⓑ）では，両側肺門陰影の拡大に相当して左右主気管支周囲の八頭状の軟部組織陰影が認められます（➡）。また，右上葉気管支，左主気管支周囲のリンパ節腫大のためにこれらの透亮像の辺縁が明瞭になっており，右中間気管支幹後壁の著明な肥厚も認められます（▶）。これらの所見は**図1**ⓒ〜ⓖの造影CT像で確認されます。**図1**ⓒでは右中間気管支幹後壁のリンパ節腫大（▶）右上葉気管支周囲のリンパ節腫大（↛）が，また**図1**ⓓでは左主気管支周囲のリンパ節腫大（⇨）や右中間気管支幹後壁のリンパ節腫大（▶）が証明されます。また**図1**ⓓ〜ⓖで分岐中リンパ節腫大（▶）が明瞭です。

175

症例

症例 2
65歳，男性。集団検診の胸部単純X線写真で異常を指摘され来院した（図2 ⓐ，ⓑ）。異常所見はどこでしょうか？

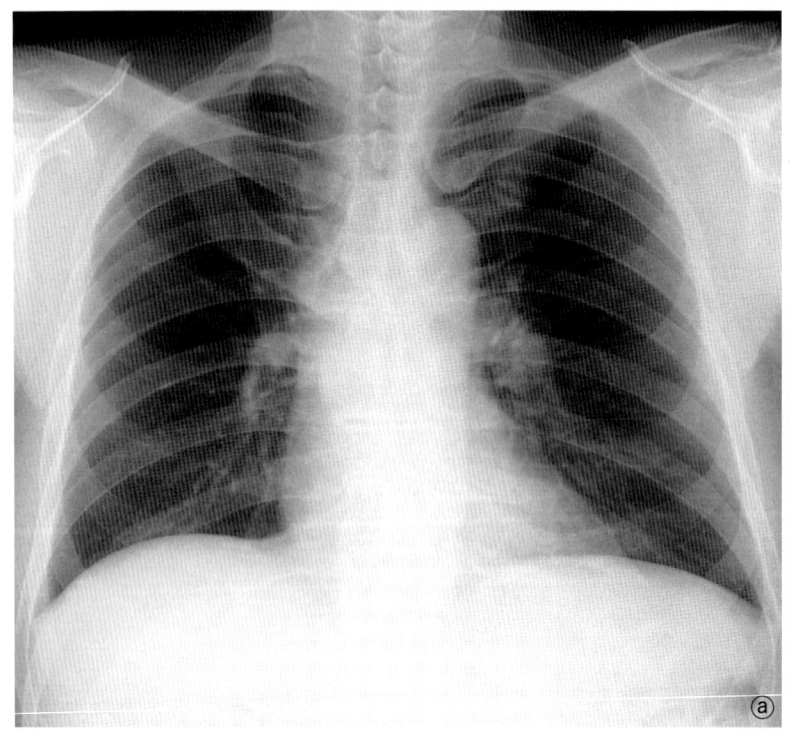

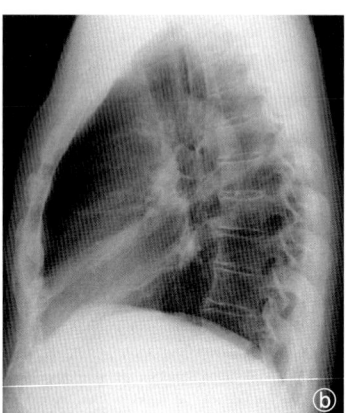

図2

症例の解説

症 例 2

図2

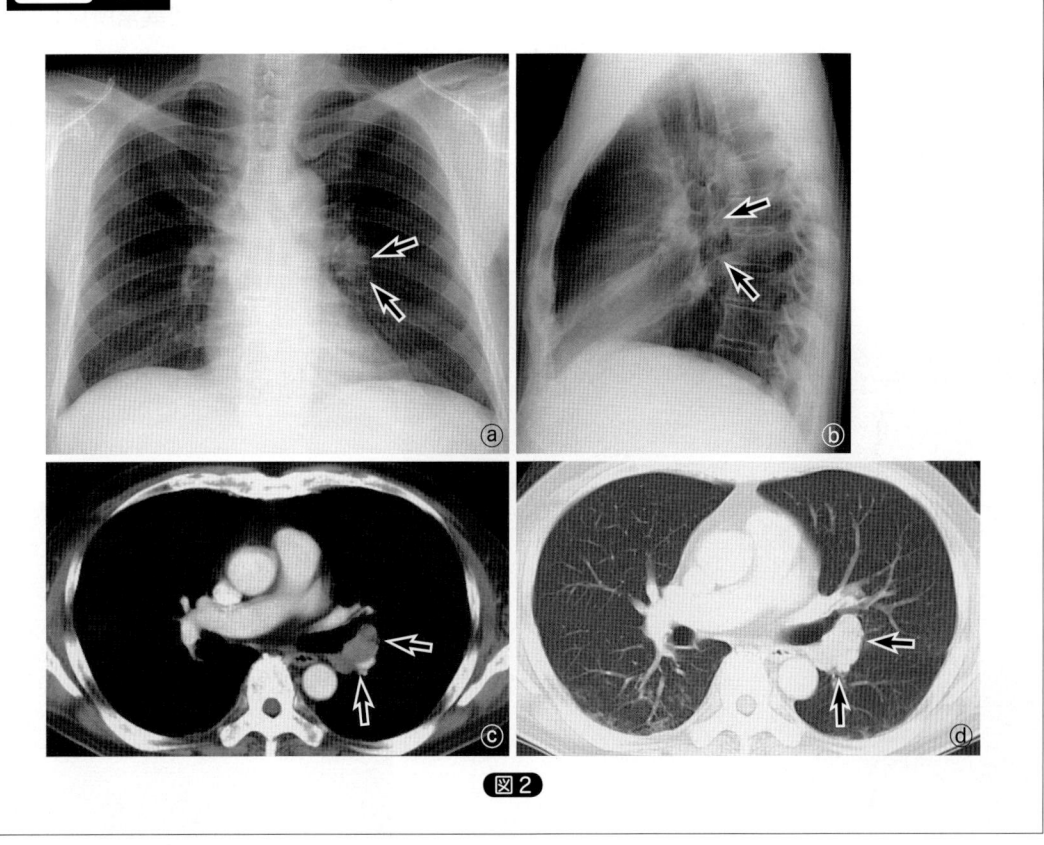

【肺門部肺癌】

　胸部正面像（**図2** ⓐ）では，左肺門下部の輪郭が大きく（→），やや濃厚になっています。また側面像（**図2** ⓑ）では，左主気管支の後方にやや濃厚な陰影（→）が見られ，正面像とあわせると左葉間肺動脈遠位部付近に肺門部腫瘤の存在が疑われます。この所見はCT像（**図2** ⓒ，ⓓ）で確認されますが（→），左下葉B^{6}は閉塞し，肺門リンパ節腫大と原発巣が一塊となった左肺門部肺癌が疑われます。

症例

症例 3

67歳，男性。前胸部痛で受診した。胸部単純像（図3 ⓐ，ⓑ）で異常所見を指摘し，病変は解剖学的にどこにあるか考えてください。

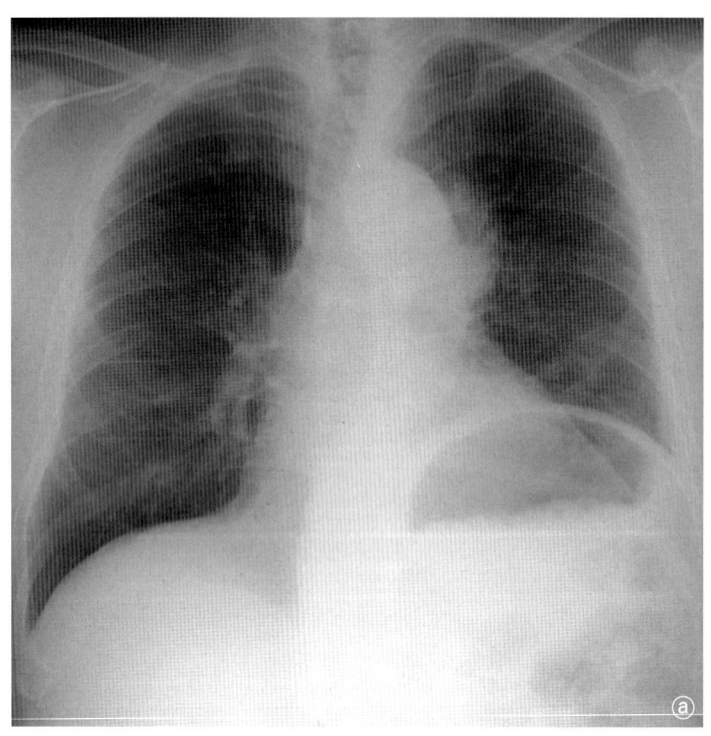

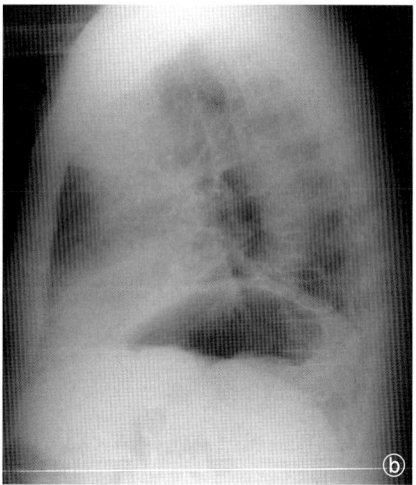

図3

第13章 肺門陰影の読影

症例の解説

症例 3

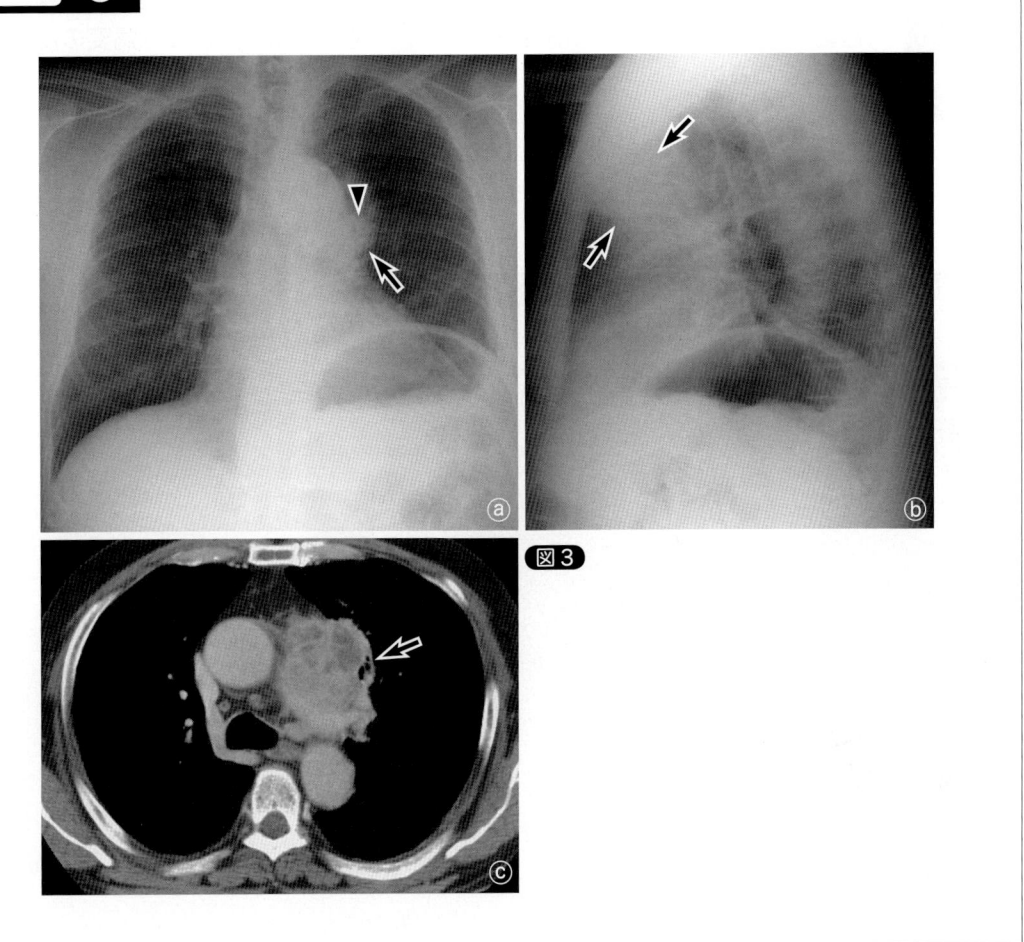

図3

【縦隔腫瘍（胸腺癌）】

　胸部正面像（図3ⓐ）では，左肺門に一致して軟部組織腫瘤（➡）がみられます。この部位をよく観察すると，腫瘤陰影の内側まで肺血管陰影の輪郭が追求でき（▶），いわゆるhilum overlay sign陽性と考えられます。側面像（図3ⓑ）では，胸骨のすぐ後方の前縦隔と考えられる部位に軟部組織腫瘤陰影が（➡）見られます。造影CT像（図3ⓒ）で，前縦隔腫瘤が証明され（➡），組織学的には胸腺癌でした。

症例

症例 4
61歳，女性。腎細胞癌で手術後経過観察をされていたが，胸部単純X線写真（図4ⓐ，ⓑ）での異常所見を指摘された。異常所見を指摘し，病変の局在を考えてください。

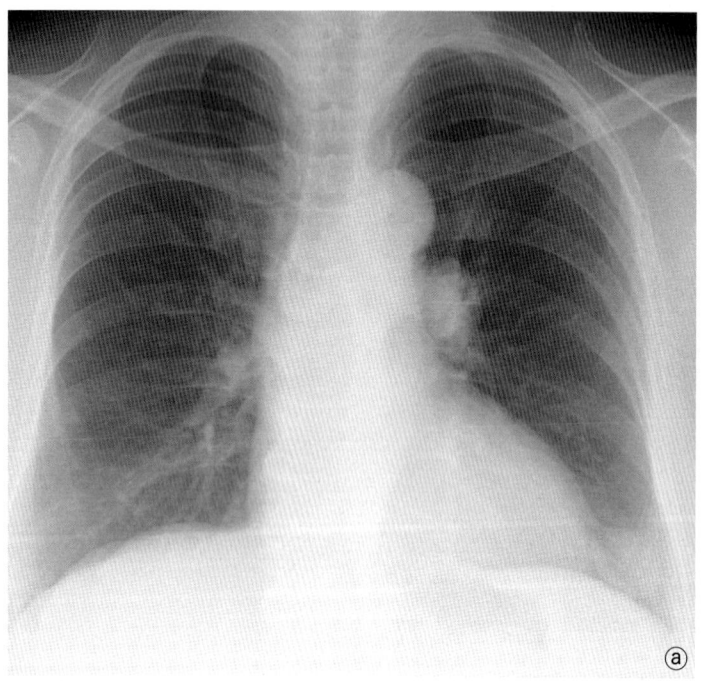

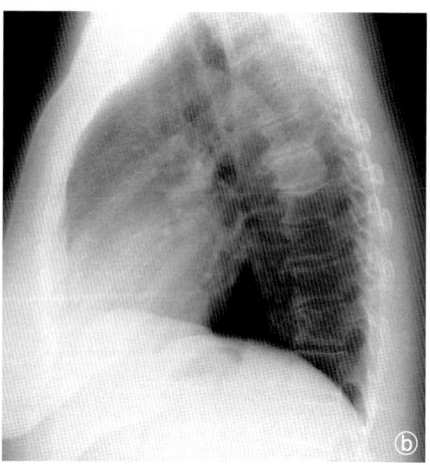

図4

第13章 肺門陰影の読影

症例の解説

症例 4

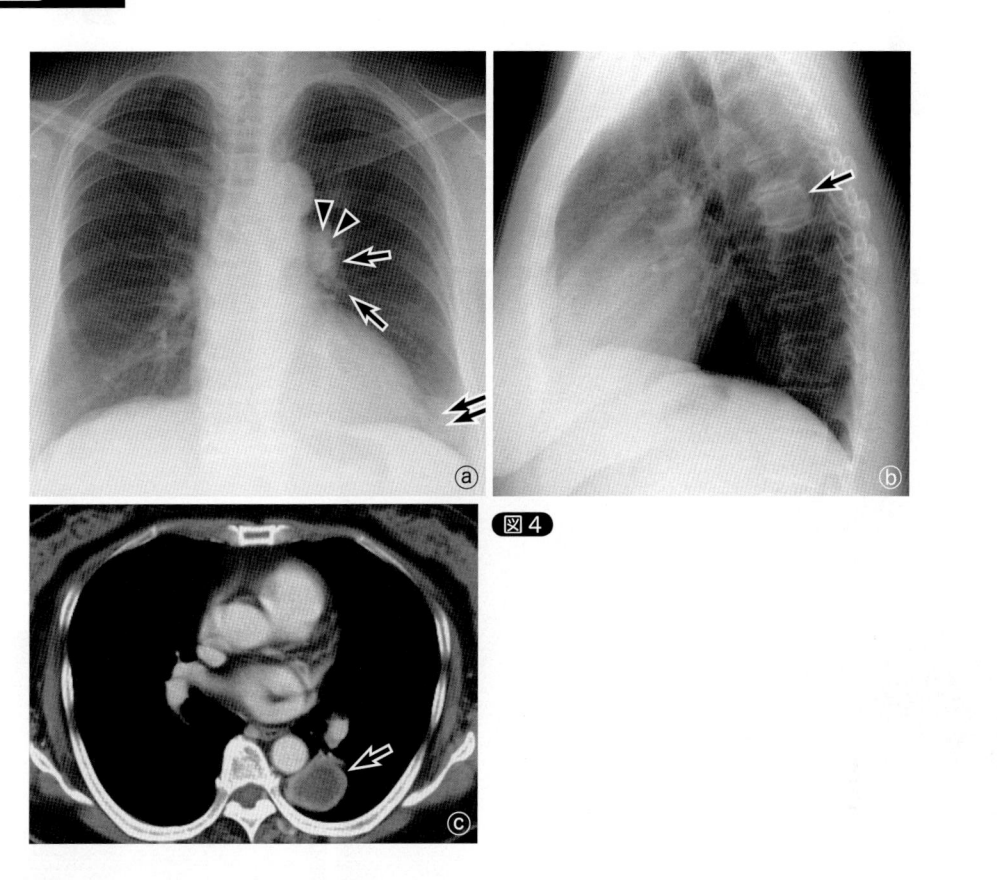

図4

【転移性肺腫瘍】
　胸部正面像（図4ⓐ）では左肺門部に異常陰影（➡）が見られます。図3の症例と同様に，異常陰影の内部にまで肺血管陰影の輪郭（▶）が追求できます。また，心尖部にも腫瘤陰影（⇉）が見られます。側面像（図4ⓑ）では，胸椎の椎体に重なって異常陰影（➡）が見られ，さらにCT像（図4ⓒ）でもこの陰影が肺野の異常陰影（➡）であることが明瞭です。腎細胞癌からの肺転移例です。

症例

症例 5

73歳，女性。肺高血圧症で経過観察中である。胸部単純撮影（図5 ⓐ，ⓑ）での異常所見を指摘してください。

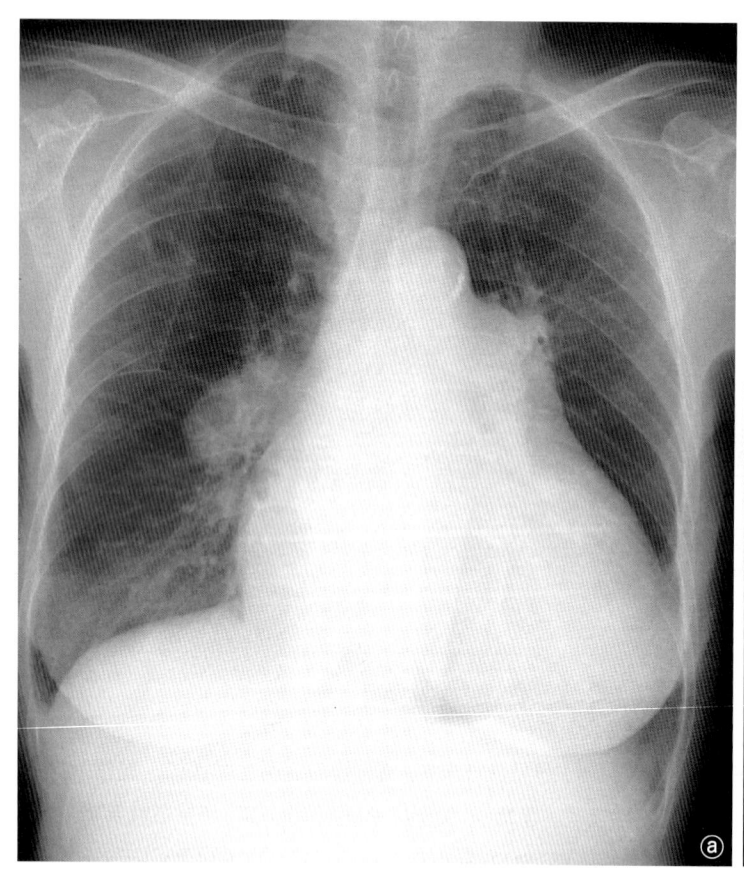

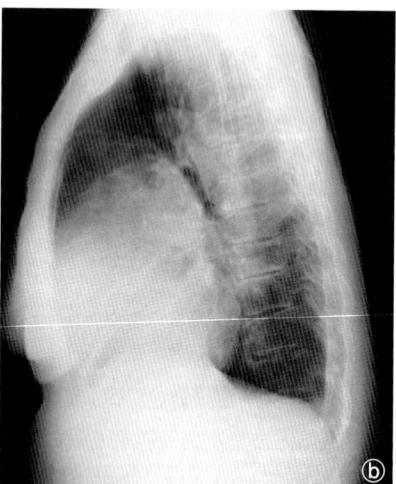

図5

症例の解説

症例 5

図5

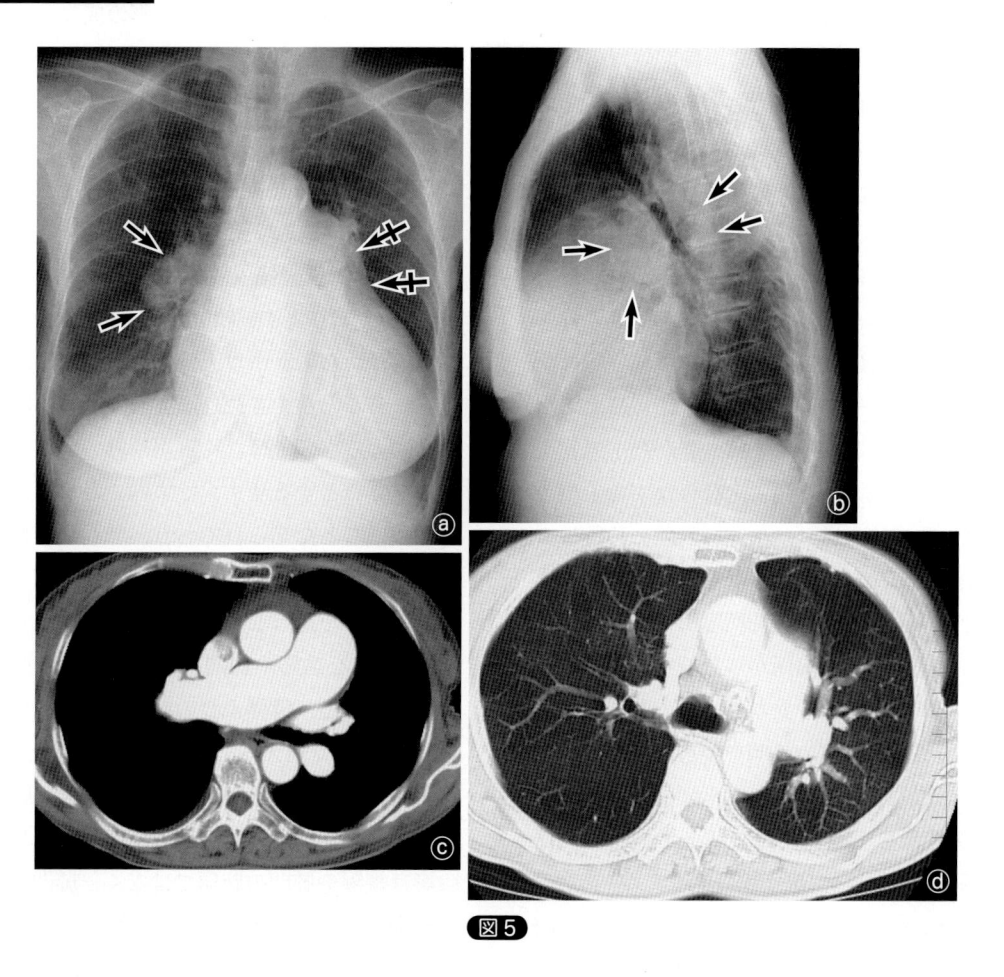

【肺高血圧症（hilum convergence sign）】

胸部正面像（図5ⓐ）では両側肺門陰影の拡大（➡）が見られます。また，胸部側面像（図5ⓑ）でも肺門陰影の拡大（➡）が認められます。正面像では，拡大した右肺門部の陰影に向かって肺血管が収束し，これに連続しているように見えます。いわゆるhilum convergence sign陽性です。陰影のすぐ内側で肺血管陰影の輪郭が追求できなくなっています。しかし左肺門部では肺門陰影の内側まで肺内血管が追求できます（↦）。加えて造影CT像（図5ⓒ）および肺野条件CT像（図5ⓓ）をみることにより，この所見の成立ちがよく分かります。肺動脈高血圧症による肺動脈の拡張です。

1 正常肺門陰影の成り立ちと肺門部腫瘤

正常の肺門陰影は，肺動脈静脈，肺門リンパ節とその周囲の間質からなっています。肺門陰影が大きく見える場合にはこれらの構造が拡大していることが考えられます。肺門陰影の解析にあたっては，正常の肺門陰影の成り立ちをよく理解しておく必要があります。

右肺門陰影は，主に上葉に向かう肺動脈である上幹動脈と，上葉からの還流静脈からなる上脚と下葉や中葉に向かう葉間肺動脈からなる下脚からなっています。上肺静脈は肺動脈の外側を下行し，左房に注いでいます。下肺静脈は葉間肺動脈より水平に近い角度で，左房に流入します。左肺門陰影は，左主肺動脈が左主気管支を乗り越えて後方に背側に走行しながら上葉の各区域に動脈枝を送り，葉間肺動脈に移行します。このために右側のような上脚，下脚は形成しません。正面像での左肺門陰影の形態は，上葉の肺動脈分枝が縦隔面から分岐するか葉間面から分岐するかでやや異なります。左上肺静脈は右と同様に肺動脈の外側を走行して，左房上縁近くに流入します。この解剖学的位置関係をCTと単純像をよく見比べて解剖学的位置関係を理解してください（図6）。

肺門部リンパ節の腫大や肺門部腫瘤の診断に際しては，これら肺門血管の正常像とその変異によく慣れ，変異を逸脱する腫瘤陰影を見落とさないように注意しなければなりません。もちろん，肺門部に異常が疑われた場合には次に施行すべき検査法はCTです。肺門部腫瘤やリンパ節腫大が疑われる場合には，原則として造影CTが必要になります。肺門リンパ節は，肺癌取り扱い規約では気管支の分岐レベルにより#10～13に分類されます。

肺門陰影の拡大は，肺血管の拡張，リンパ節の腫大，リンパ節以外の肺門の腫瘤によりますが，正面像では肺門に重なる肺野や縦隔の腫瘤でも，肺門陰影の拡大や肺門部腫瘤のように見えることがあります。肺門陰影が拡大する場合に，その原因究明のために，単純撮影では十分に診断できずにCTを必要とすることが少なくありませんが，正常の肺門陰影の成り立ちをよく理解して読影に当たれば，単純撮影でもある程度その原因が診断可能です。

肺門部の異常陰影が心臓や肺門血管の拡大によるものか，これに重なる縦隔の腫瘤性病変によるものかの鑑別に役立つサインとして，hilum overlay sign（図3）とhilum convergence sign（図5）があります。Hilum overlay signは，腫瘤の辺縁から1.5cm以上内側まで肺血管陰影を追求することができれば，腫瘤陰影が心陰影の拡大によるものではなく縦隔や肺の腫瘤によるものであるとするサインです。このサインは例外が多いことで知られており，肺動脈の拡張でも中枢部肺動脈の拡張による陰影の内側まで肺動脈の辺縁を追うことができることがあります（図5）。心陰影や肺門部血管の拡大が腹側よりに起きると，背側よりの肺門血管の輪郭がかなり内側まで追えることはまれではありません。またhilum convergence signは，肺門部の腫瘤陰影に向かって肺血管が収束すればその陰影は縦隔や肺門の腫瘤ではなく，肺門部血管の拡張によるものであると診断できるとするサインです。いずれもFelsonにより最初に記載されました。

実際には肺門陰影の拡大が，肺門血管の拡大か，リンパ節や腫瘤によるものかの最終的な鑑別診断には造影CTが必要になることが多いのです。しかし，解剖学的に肺門部の血管が存在しない部位があり，この部位に異常陰影が見られた場合には血管の拡張ではないと判断できます。例えば，側面像で右上葉気管支口の後縁から下方に延びる中間気管支幹の後壁や左主気管支の後壁が肥厚する場合には，この部位に血管が存在しないため血管の拡張ではありえず，リ

肺門陰影の読影　第13章

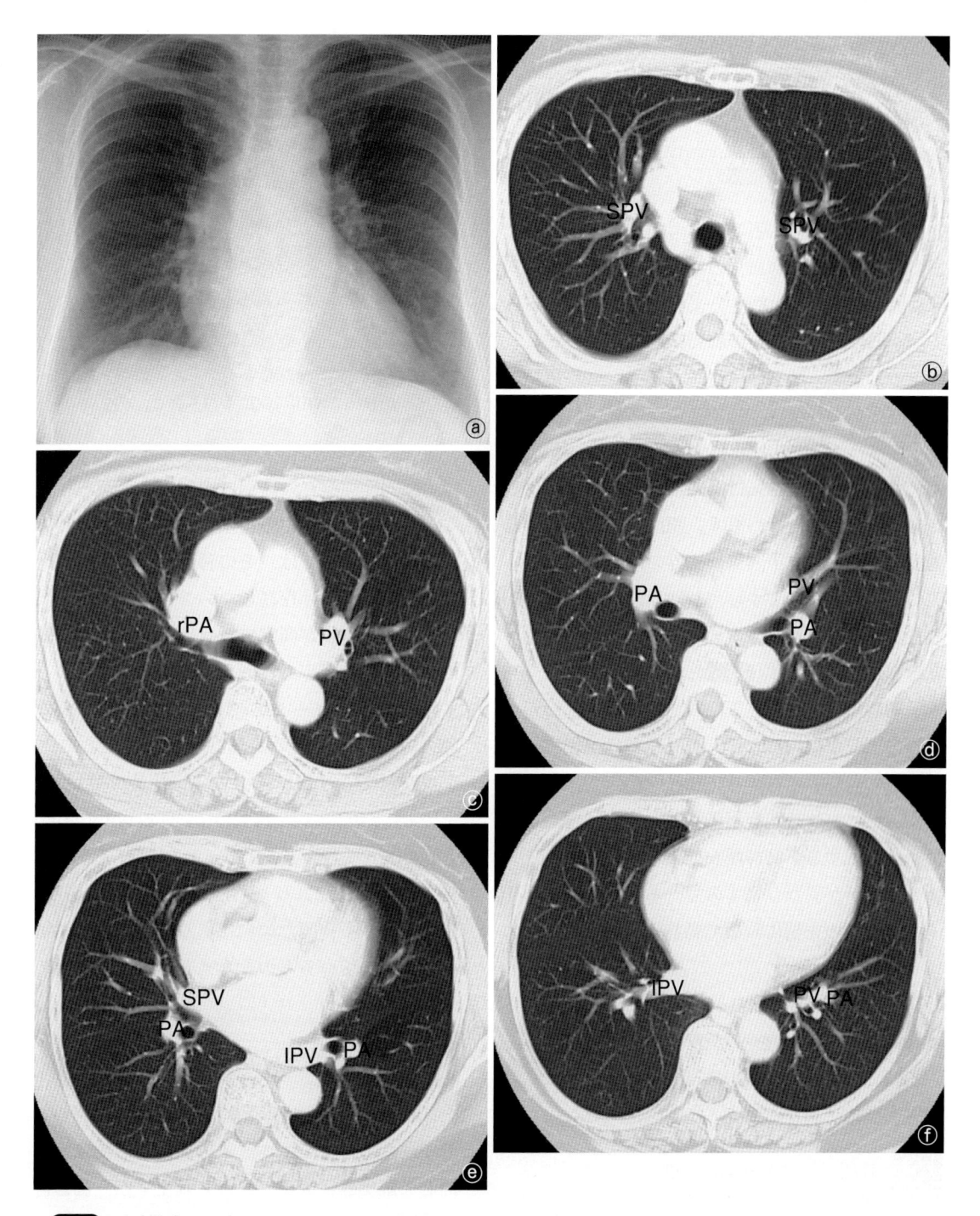

図6　正常胸部単純像とCT像における肺門陰影の成り立ち
ⓐ胸部正面像，ⓑ〜ⓕ各レベルにおけるCT像。
ⓑ右上葉の肺動脈と上肺静脈。
ⓒ右上葉気管支口，左葉間肺動脈と左上肺静脈。
ⓓ右中間肺動脈幹，左上肺静脈，左下肺動脈。
ⓔ両側下肺動脈，右上肺静脈，右上肺静脈，左下肺静脈。
ⓕ右下肺静脈。PA：肺動脈枝，PV：肺静脈枝，IPV：下肺静脈，SPV：上肺静脈。

ンパ節を中心とする肺門の腫瘤性病変の存在が考えられます（図1）。

2 肺血管陰影の拡張

主幹部肺動脈の拡張は通常両側性に起こります。また肺門部肺血管の拡張は，正面像では肺動脈主幹部から分岐するような形態を示します。側面像でも右，左の肺動脈部に一致した陰影を示します。肺高血圧や左右シャント疾患では右室が拡張します。肺門に重なる異常陰影があった場合に，この陰影に向かって肺血管が収束していれば異常陰影は肺門部血管の拡張によるものの可能性を疑います。側面像では，右肺動脈の拡張は，右中間気管支幹の前方の右肺動脈の陰影が拡大しますし，左肺動脈の拡張では，左主気管支を乗り越え，後方に走行する左肺動脈陰影が拡大します（図5）。

上肺静脈の拡張は，正面像では肺門上部から外側の部分が拡大します。側面像では，後方から前方に向かい走行する上肺静脈陰影が拡大します。これに対して，下肺静脈の拡張ではやや斜めに走行する下肺静脈が拡張し，動脈陰影とはやや走行が異なりますので，ある程度判別可能です。肺の末梢において動静脈の区別はできません。

肺門血管の拡張では典型的にはhilum convergence signを示しますが，最終的な確定診断には造影CTの利用が最も確実です。

3 肺門リンパ節腫大の診断

肺門リンパ節腫大は，両側性のこともあれば片側性のこともあります。肺門リンパ節の腫大の有無や正確な大きさの計測には，造影CTで肺門血管陰影とリンパ節を分離する必要があります。肺門リンパ節は血管気管支の分岐部に存在しているので，単純像では血管と腫大リンパ

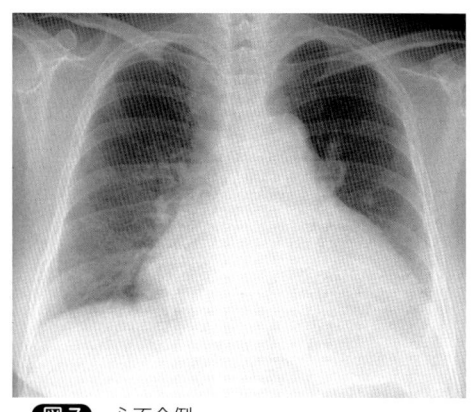

図7　心不全例
hilar hazeとcuffs signを示す。

節，肺門部腫瘤との鑑別は困難なことがありますが，中間気管支幹の後壁や左主気管支内側よりの部位の後壁では，その背側には直接肺が接しており肺血管は存在しないことから，側面像でこの部に腫瘤が同定できれば肺門血管の拡張によるものは否定的と考えられます。

またサルコイドーシスによる肺門リンパ節の腫大では，病変部の浸出性変化に乏しいことを反映して，リンパ節の境界は極めて鮮鋭で，また癒合傾向に乏しいいわゆるpotato-like appearanceを示します。これに対して，悪性リンパ腫などではリンパ節に融合傾向があり，辺縁もやや不鮮明な傾向にあり周辺への浸潤傾向を反映しているものと考えられます。

4 Hilar haze sign

Hilar haze sign（図7）は，肺門の輪郭が不鮮明になるサインです。その原因としては肺門周囲の肺実質に異常があげられますが，肺の含気が減少するのでシルエットサインの原理により肺門血管の輪郭がぼけるサインです。サルコイドーシスで見られるのが有名ですが，肺水腫など多くの疾患で見ることができます。疾患特異性はありません。肺胞性陰影であっても間質性陰影であっても見られる所見であり，肺野に

淡い異常陰影が存在することにより生じます。

5 Cuffs sign

　Cuffs sign（図7）は，肺水腫などで，気管支血管束の間質の水腫や気管支血管束沿いの肺実質の陰影により気管支壁の肥厚所見が見られるサインをいいます。胸部正面像で前方や後方に走行する気管支，例えば上葉B^{3}bなどの壁が厚く，ちょうどちくわを切ったように見えます。カフスボタンのcuffsのことで，原義は手錠をかけるという意味だそうです。

6 肺門に重なる結節陰影

　肺門に重なる結節陰影（図4）は，肺門部腫瘤や肺門血管陰影の拡大ではありませんが，正面像では肺門に重なる腫瘤陰影が肺門の拡大に類似することがあります。側面像やCT像をとれば，これらの病変を見落としたり，肺門の拡大と謝ることはありませんが，スクリーニング撮影は正面像のみのことが多く，できるだけ見落としを少なくするようにしなければなりません。肺門の異常を検出するのに有用な着目点は肺門陰影の大きさと形態ですが，これ以外にその濃度に着目すると，肺門に重なる異常陰影を発見しやすくなります。もちろん側面像やCT像による確認も必要です。

第14章
心大血管陰影の読影

症例

症例 1

78歳，男性。肺癌で治療を受けている。胸部単純像を示します（図1 ⓐ，ⓑ）。
心大血管系になにか異常所見はありますか？

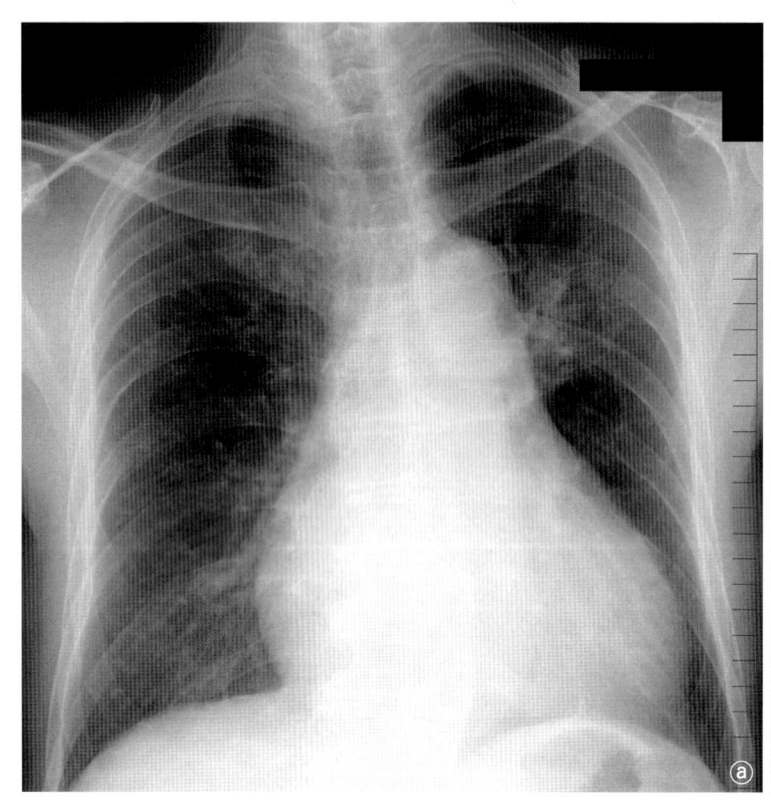

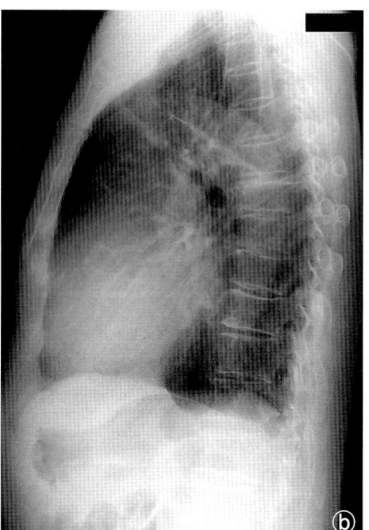

図1

心大血管陰影の読影 第14章

症例の解説

症例 1

図1

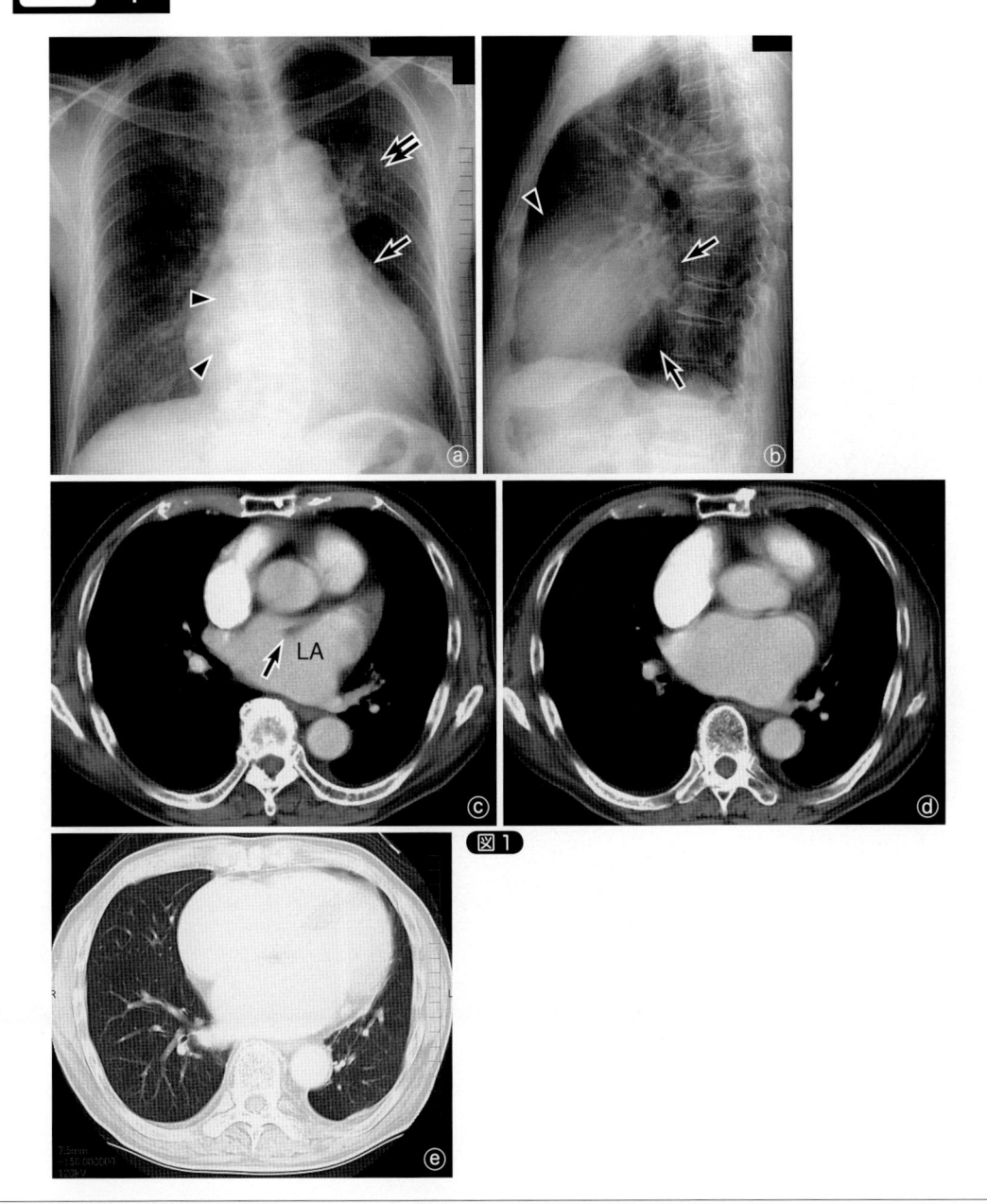

【肺癌，僧帽弁狭窄閉鎖不全症】
　胸部正面像（図1ⓐ）では，心拡大がみられます。心左縁のいわゆる第3弓の突出（→）と心陰影右側に重なって二重輪郭（▶）が見られ，左房の拡大が考えられます。血管陰影は上肺野で増強し，左房圧の上昇を反映しているものと思われます。左上葉には肺癌による陰影が見られます（⇒）。胸部側面像（図1ⓑ）では，心陰影は後方に拡大しています（→）。また心陰影前縁も軽度に拡張し，右室流出路の軽度拡張が疑われます（▶）。造影CT像（図1ⓒ，ⓓ）では左房（LA），の拡大がみられ，左房内部に血栓と思われる陰影欠損が見られます（→）。肺野条件CT像（図1ⓔ）では，肺野の血管陰影はほぼ正常です。これは左房内血栓を伴う僧帽弁狭窄閉鎖不全症に，肺癌を合併した症例です。

191

症 例

症例 2

34歳，女性。肺動脈高血圧症で治療を受けている。胸部正面像，側面像を示します（図2 ⓐ, ⓑ）。異常所見を指摘してください。

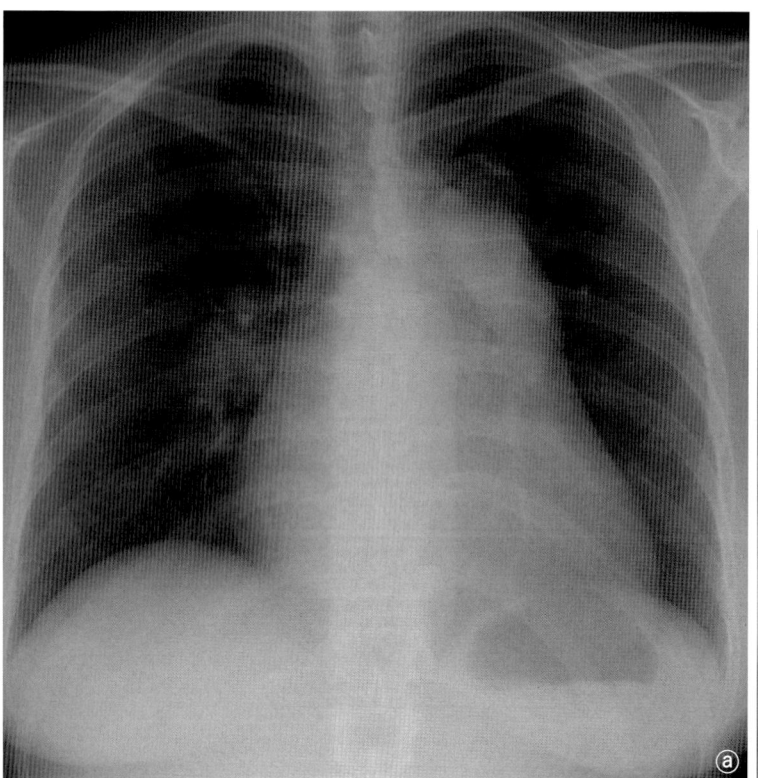

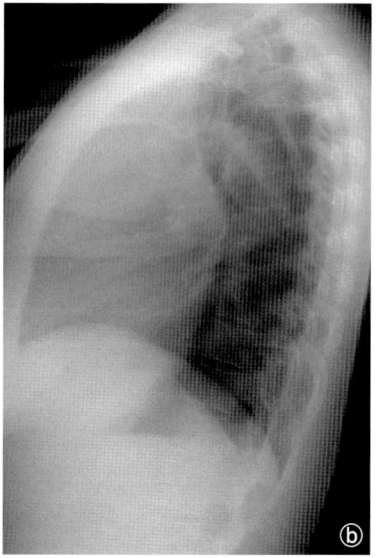

図2

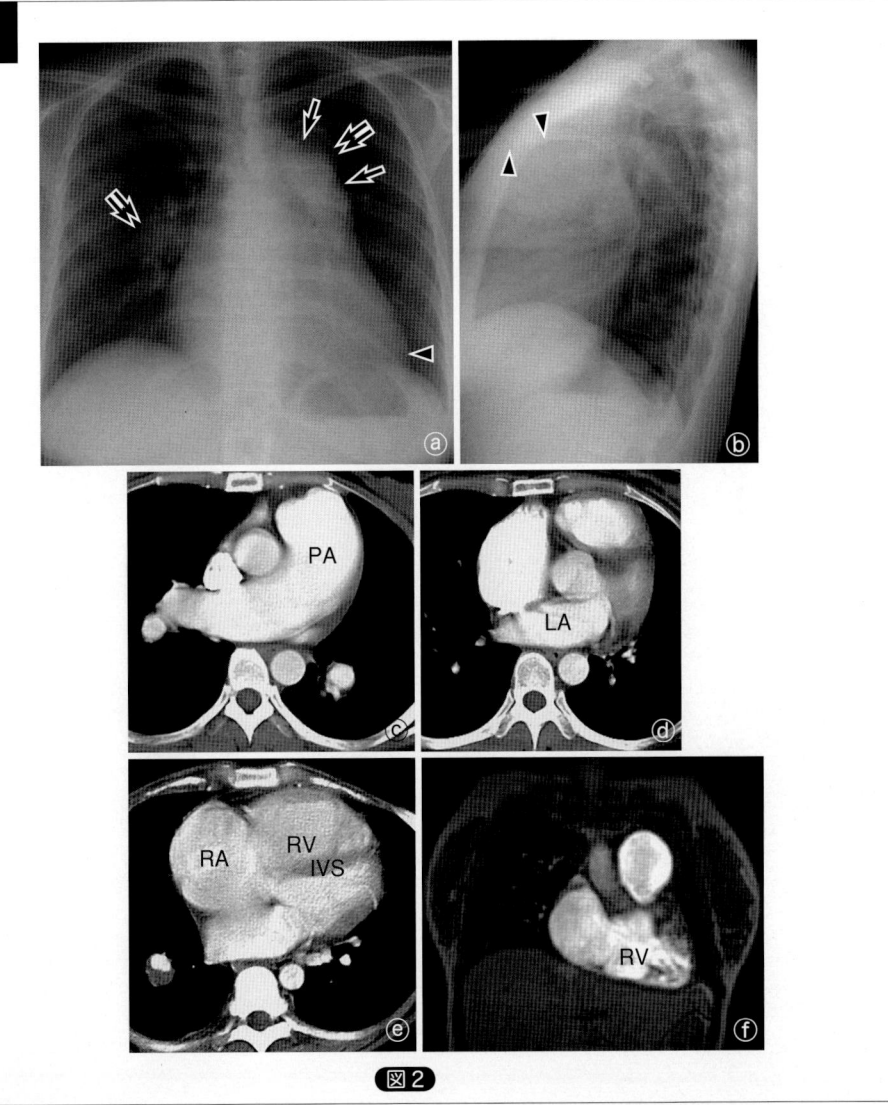

症例の解説

症例 2

図2

【原発性肺動脈高血圧症】

　胸部単純撮影正面像（図2ⓐ）では，肺動脈のundivided portionの左壁，いわゆる左第2弓の突出がみられます（➡）。心陰影は拡大し，心尖部は外側に向かい拡大し（▶），右室拡大の所見と考えられます。主幹部肺動脈は著明に拡張していますが（⇒），末梢肺野の血管陰影は減少しています。これは肺高血圧症の所見です。側面像（図2ⓑ）では，心陰影は前方に拡大しretrosternal clear spaceは縮小して見えます（▶）。正面側面をあわせると右心系の拡張が考えられる所見です。造影CT像（図2ⓒ）では，主幹部肺動脈（PA）の著明な拡張がみられますが，主幹部肺静脈の拡張はありません。左房レベルのCT像（図2ⓓ）では肺静脈や左房の拡張はありません。右室レベルのCT像（図2ⓔ）では，右室（RV），右房（RA）の拡張がみられ，心室中隔（IVS）は胸壁と平行に近くなっています。造影MR像冠状断像（図2ⓕ：MR血管造影の元画像）で，右室（RV）と心尖部の位置がよく分かります。原発性肺動脈高血圧症の例です。なお主幹部肺動脈内には二次性に形成された血栓がみられます。

症例

症例 3

65歳，女性。交通事故で救急外来に搬送された。胸部に打撲がある。搬送時のポータブル臥位撮影像を示します（図3ⓐ）。どのような状態が考えられますか？次にどのような検査を行うべきだと思いますか？

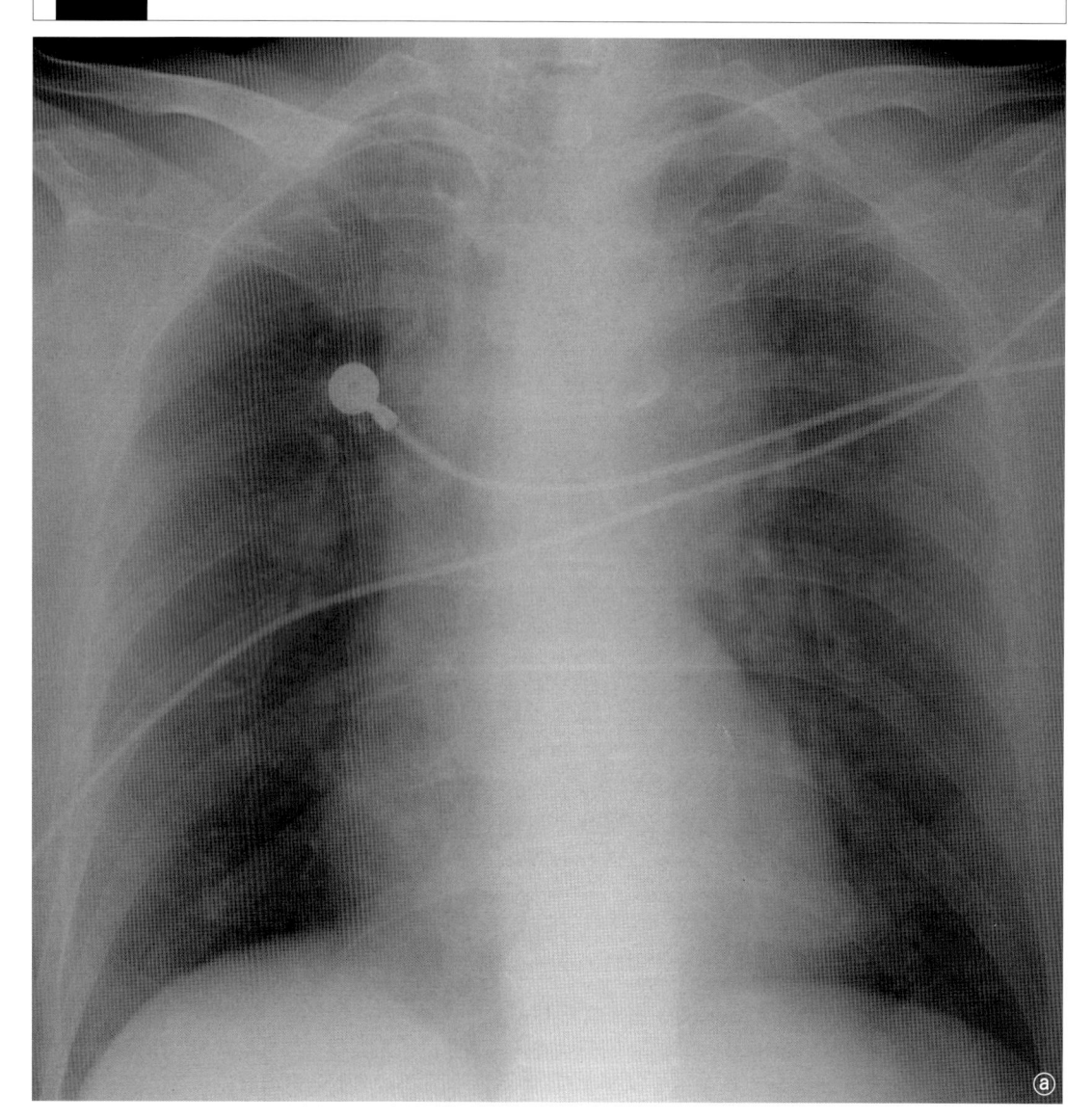

図3

症例の解説

症例 3

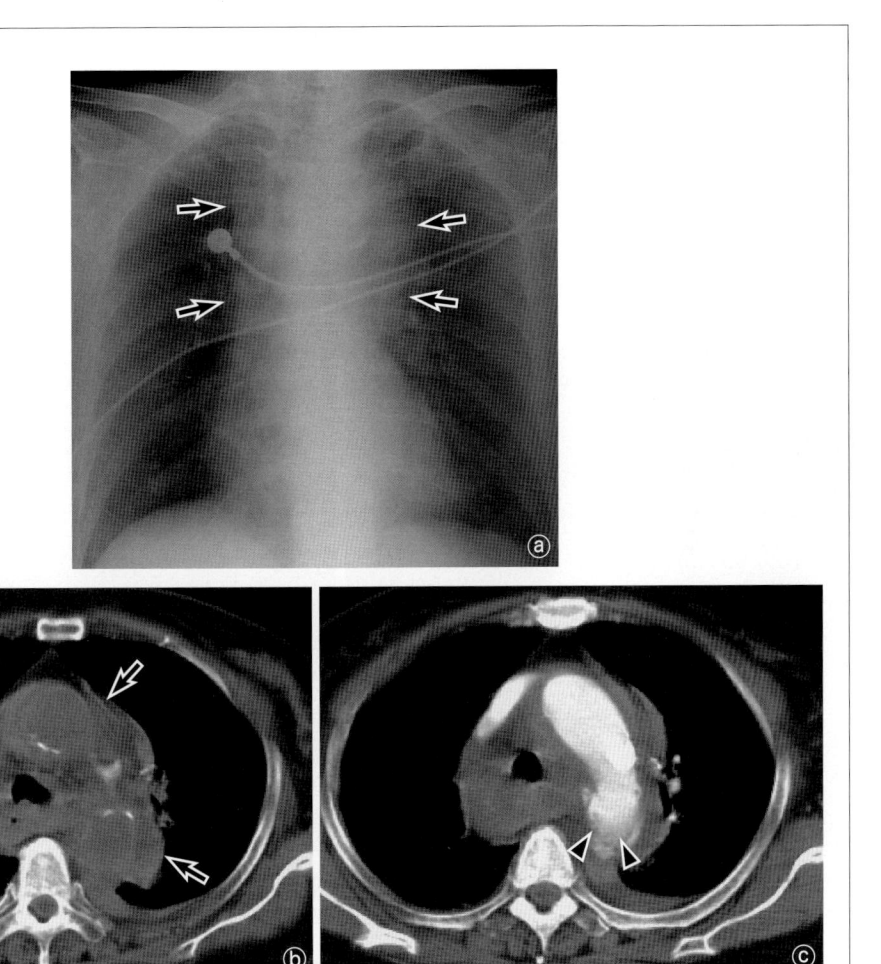

図3

【外傷性大動脈破裂】

胸部単純撮影（図3ⓐ）では，縦隔の左右への拡大がみられます（➡）。単純撮影（図3ⓑ）では大動脈周囲に血腫と思われる軟部組織腫瘤が見られます（➡）。造影CT像（図3ⓒ）では，大動脈が造影されますが，大動脈弓遠位で左鎖骨下動脈分岐部直後の大動脈峡部といわれる部位に大動脈の破裂が見られます（▶）。これは外傷性大動脈破裂，仮性大動脈瘤の症例です。大動脈峡部は外傷性大動脈破裂の好発部位です。

症例

症例 4
72歳，男性。腎不全で透析治療を受けている。透析前後の胸部単純正面像を示します（図4 ⓐ，ⓑ）。所見にどのような変化がありますか？

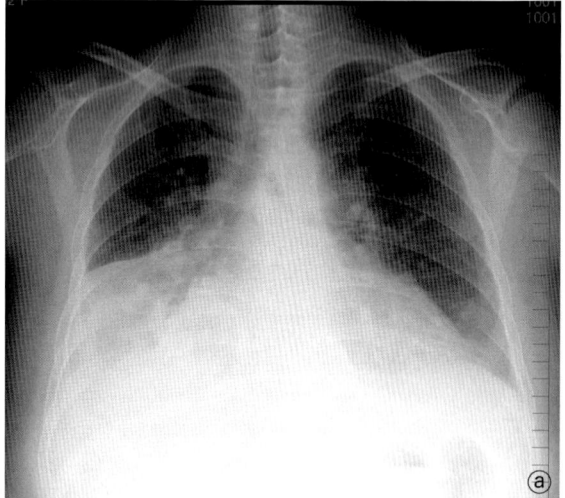

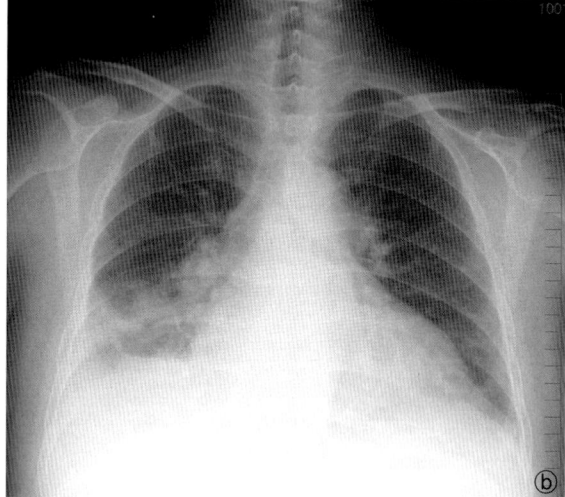

図4

症例の解説

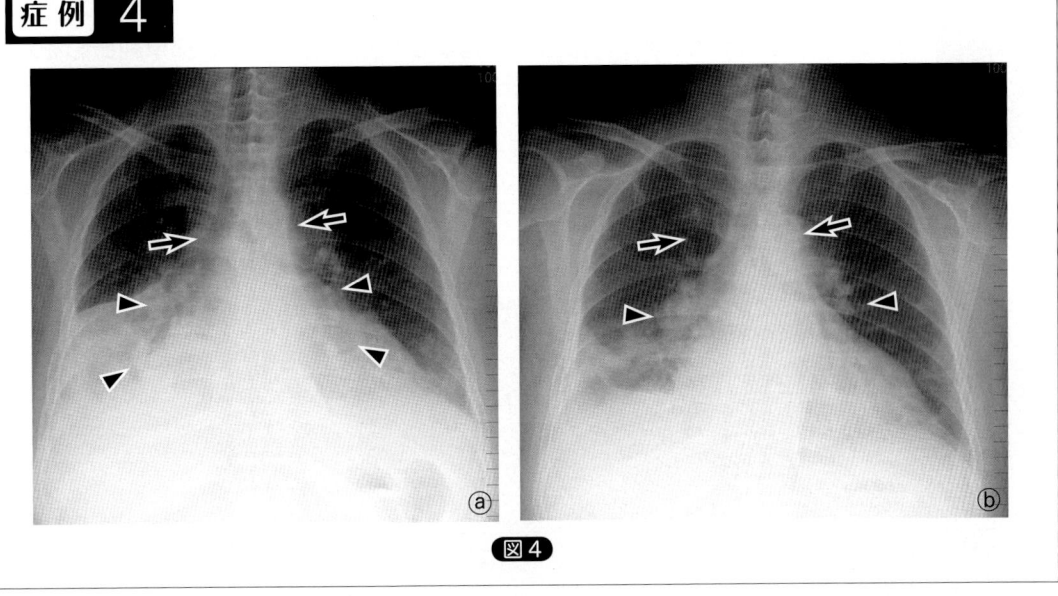

症例 4

図4

【腎不全　透析前後でのVPW（vascular pedicle width）の変化】

　透析前の胸部単純撮影（図4ⓐ）に比べて，透析後の胸部単純撮影（図4ⓑ）では，心陰影の縮小，VPWの減少（➡），肺門血管陰影の輪郭の鮮明化（hilar hazingの改善）（▶），下肺野中心の肺門側優位の肺水腫陰影の改善がみられます。これらの所見はいずれも透析による循環血液量の減少によるものです。VPWは，左鎖骨下動脈分岐レベルの大動脈左縁から奇静脈レベルの上大静脈右縁までの距離で，循環血液量のよい指標になります。理由は，上大静脈の壁が柔らかいので循環血液量の増減により上大静脈の張り出しが変化するためです。また肺水腫が存在している時は，肺門血管の輪郭がシルエットサインの原理で不鮮明化します（hilar hazing）。

症例

症例 5
45歳,男性。健康診断で異常陰影を指摘された。初診時の胸部単純撮影を示します(図5ⓐ,ⓑ)。異常所見を指摘し,鑑別診断をあげてください。

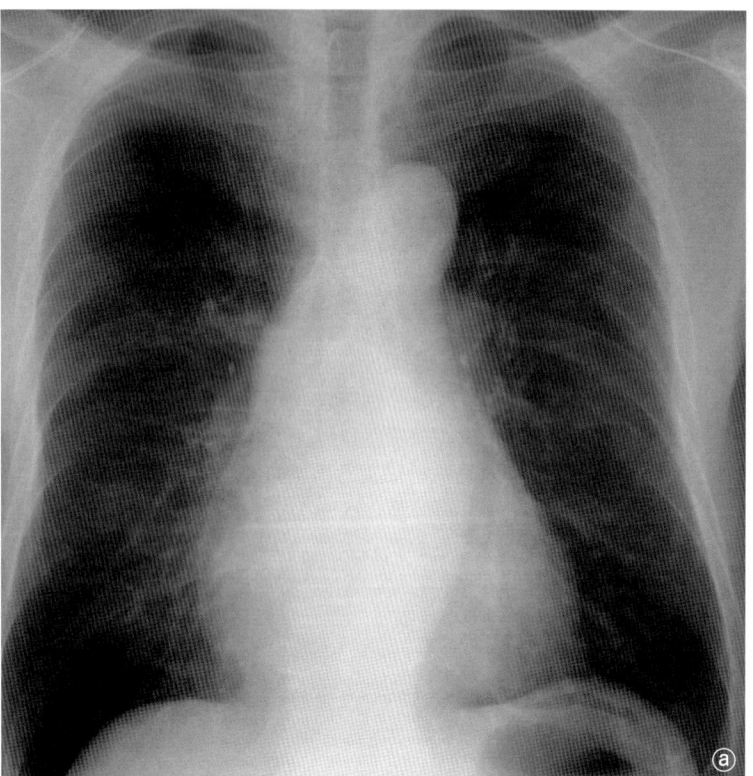

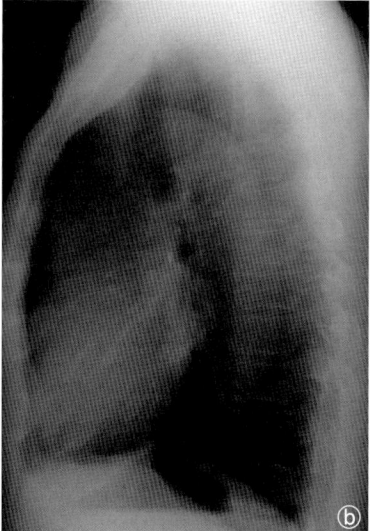

図5

心大血管陰影の読影 第14章

症例の解説

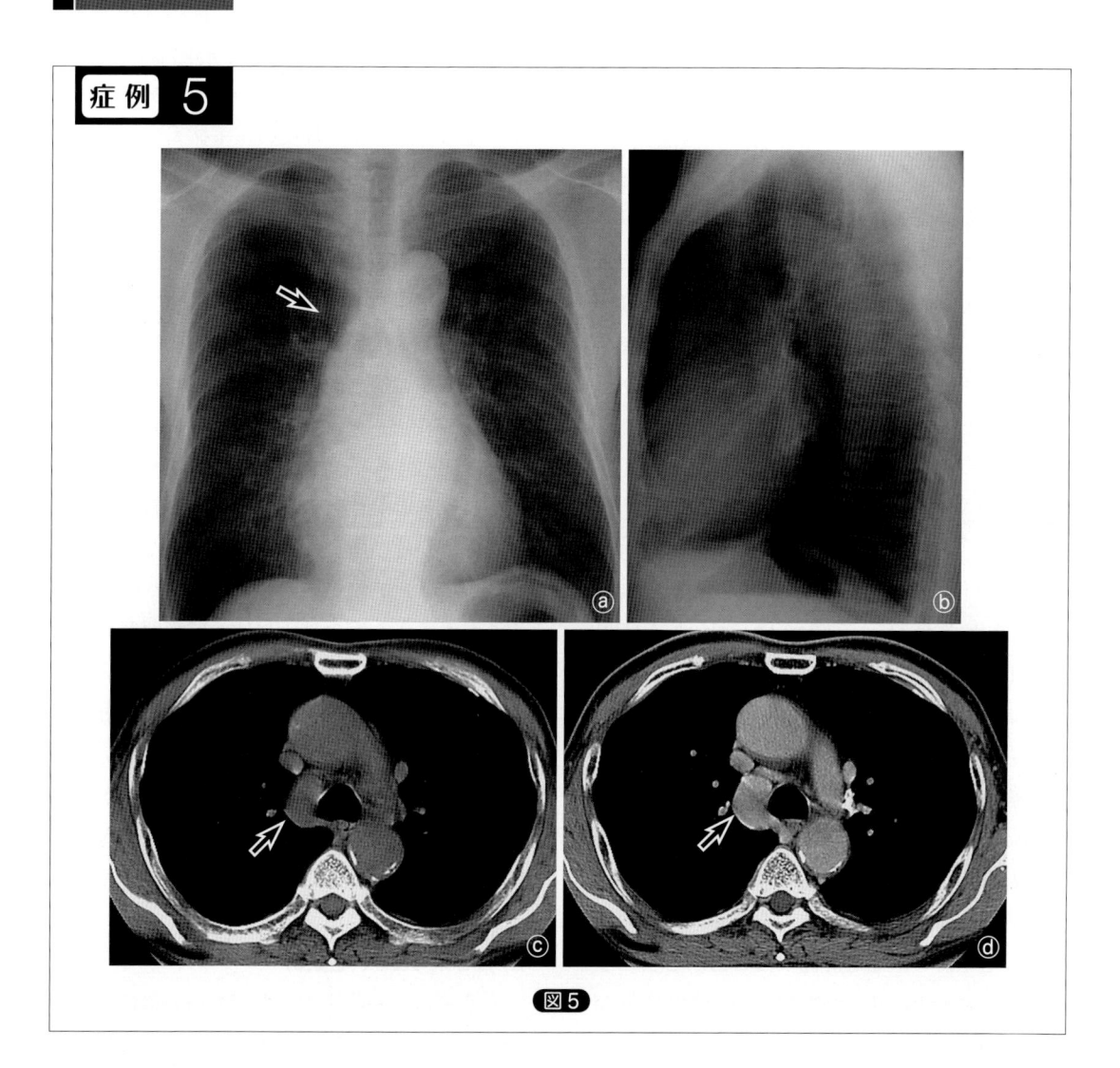

症例 5

図5

【奇静脈瘤】

　胸部正面像（図5ⓐ），側面像（図5ⓑ）では奇静脈弓のわずかの拡張がみられます（➡）。単純CT像（図5ⓒ）では奇静脈弓に連続するように軟部組織陰影が見られます（➡）。造影CT像（図5ⓓ）では，その他の血管と同等に造影され，奇静脈瘤（azygos vein aneurysm）と考えられます（➡）。奇静脈弁の機能不全により上大静脈からの血液の逆流がおき，奇静脈の拡張がみられるのが発生機序ですが，臨床症状はなく，臨床例意義はリンパ節などとの鑑別にあります。

ポイント

正常の心大血管陰影とその異常のチェックポイント

1 はじめに

心臓大血管は胸部単純正面像のいわゆる中央陰影の大部分を占める臓器です。心大血管陰影の異常を正確に評価することは，心臓，大血管疾患の診断ばかりではなく，肺水腫の診断など肺循環動態の診断上も極めて重要な手がかりを与えることになります。

2 心陰影の拡大

胸部立位正面像における心臓を含む中央陰影の大きさは，正常ではいわゆるCTR (cardiothoracic ratio)で50％以下です。また臥位撮影では，CTRは55％まで正常範囲内と考えられますが，これは臥位となることにより心陰影がやや拡大するためと，撮影方向が腹背方向になることにより心臓がフィルム面からやや離れるので，拡大率が増大するためです。心陰影の異常は，必ずしも拡大を伴わないものもあり，心陰影の形態を評価することが必要になります。この場合には側面像や両側斜位像が有用です。右前斜位像では，バリウムの経口投与を加えて，心陰影の後方への拡大の有無をチェックするのが役立ちます。

1）左心系の拡大（図1，図6）

左心系は，心陰影でも後方背側に位置しているので，左心系が拡大すると心陰影は後方に拡大します。左室の拡大は，高血圧などの左心室の圧負荷や大動脈閉鎖不全症などの左室の容量負荷でみられます。大動脈弁狭窄症では，通常求心性の心筋肥大が起こるので特にその初期には心陰影の拡大はみられません。左室の拡大は，正面像ではCTRが増大し，心尖部が外側下方に広がります。側面像では，心後縁の下部が後方に拡大し，下大静脈後縁と心陰影後縁，横隔膜陰影で構成される三角形の部分が縮小します。このサインは，軽度の左室拡大で，なおかつ正面像でのCTRが正常範囲内であっても側面像に変化がみられますが，側面性がよくない写真では意味づけが困難で注意を要します。右前斜位，左前斜位でも，心陰影後縁の下部が大きく後方に拡大します。

左房の拡大は，僧帽弁狭窄などの左房の圧負荷，心房中隔欠損症のような左房容量負荷によって生じます。正面像では，いわゆる左第3弓の外側への突出と右第2弓右房陰影に重なる二重輪郭がその所見になります。また側面像と斜位像では，心陰影後縁上部の後方への拡大がみられます。左室の拡大に比べて範囲がその上部に限局する傾向にあります。右前斜位像では，バリウムの飲用を併用すると，後縁の後方への拡大の範囲がより明瞭になり，左室と左房の拡大の鑑別が容易になります。左房の拡大がみられる場合は，肺静脈圧の上昇による上肺野の血管陰影の増強を伴うことが多いです。

2）右心系の拡大（図2）

右心系は，心陰影のなかでも前方に位置していますので，右心系の拡大が起こると心陰影は前方に拡大します。右室の拡大は右心系の負荷で生じ，肺高血圧症や左右シャント性疾患などでみられます。右室の拡大は，正面像で心尖部が外側あるいは外側上方に広がる傾向があります。また側面像や斜位像では心陰影の前縁が前方に拡大して，右室流出路が拡大することにより側面像でいわゆるretrosternal clear spaceが縮小します。右房の拡大は，三尖弁逆流やEbstein奇形などの疾患が代表的です。右房の拡大では，正面像で右第2弓の拡大がみられます。

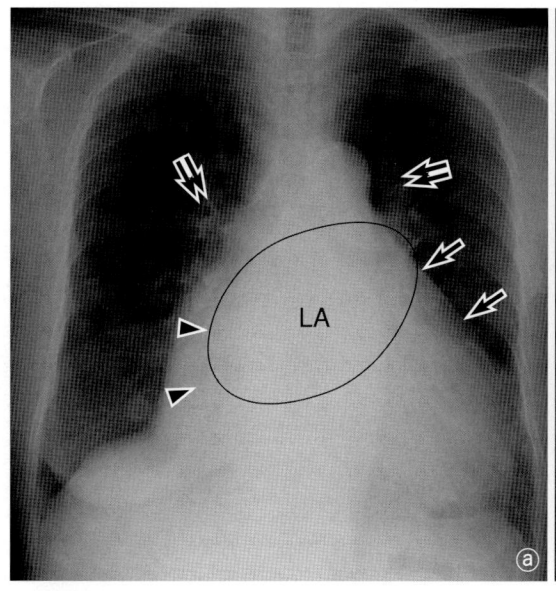

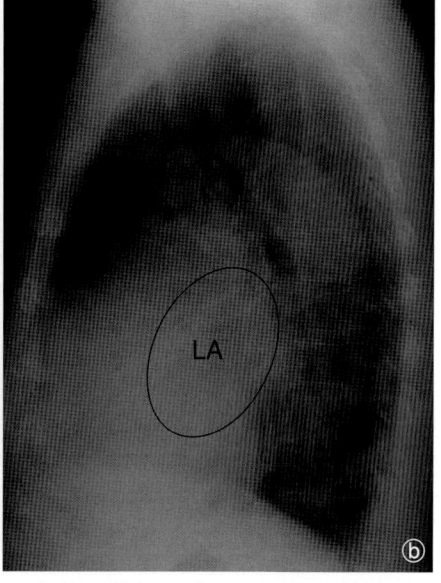

図6 僧帽弁狭窄症
　左房の拡張のために，いわゆる左3弓の拡大（→）と右心縁の二重輪郭（▶）が見られる。また気管分岐部の角度が開大している。この単純像の上に左房の大体の位置（LA）を書き加えてみると，単純撮影での左房の拡大がこのような所見を呈する理由がよく分かる。上肺野の血管陰影の増強がみられ（⇒），左房圧の上昇を反映している。

3）心嚢液の貯留（図7）

　心嚢液の貯留により，正面像では心陰影の両側への拡大がみられます。心陰影の下部の拡大が目立ち，心外膜の脂肪塊が外側に偏倚します。また側面像では，心膜外脂肪塊（epicardial fat pad）と臓側の漿膜性心膜下の脂肪組織（subepicardial fat）に挟まれて，心嚢液あるいは肥厚した心膜が帯状の軟部組織として認識できます。この帯状の軟部組織陰影の厚みは正常では4mm以下で，これを超える場合は心嚢液の貯留あるいは心膜の肥厚を疑います。

3　大動脈陰影

　動脈硬化による大動脈の延長蛇行は，極めてありふれた所見です。特に精査を必要としないことが多いのです。ただ明らかな高度の拡張，局所性の拡張などでは大動脈瘤を疑ってCTを行う必要があります。胸部大動脈では径4cmを超える拡張は大動脈瘤を疑ってもよい所見です。

　腕頭動脈の延長蛇行により右縦隔上部の局所性突出がみられることがあります（buckling of the innominate artery）。正面像と側面像から診断しうることが多いですが，時に縦隔腫瘍と鑑別が必要なことがあり，この場合にはCTが必要になります。

　大動脈解離の単純撮影診断においてはcalcium signが重要です。大動脈解離では，必ずしも大動脈の拡張がみられないことがある点も重要です。大動脈瘤の破裂や外傷性大動脈破裂などで，大動脈の周囲に血腫を形成すれば，縦隔拡大がみられ，その輪郭は不整になります（図3）。この外傷性大動脈破裂では，本疾患を見逃した場合，再破裂による死亡率が非常に高く，またその判断を条件の不良なポータブル臥位撮影で行わなければならない場合が多いことから，胸部単純像の読みすぎによるfalse positiveは許容されるとされます。すなわち胸部の重篤な外傷が疑われる患者で，縦隔の拡大が疑われた場合には，読みすぎの結果を恐れ

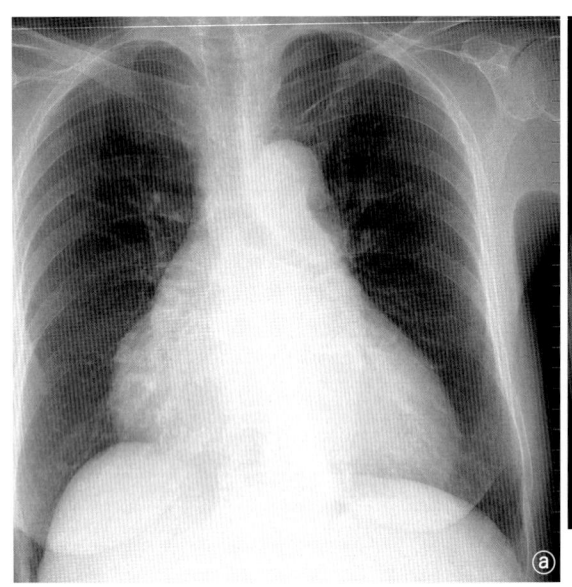

ⓐ 正面像では心陰影の両側への拡大がみられる。

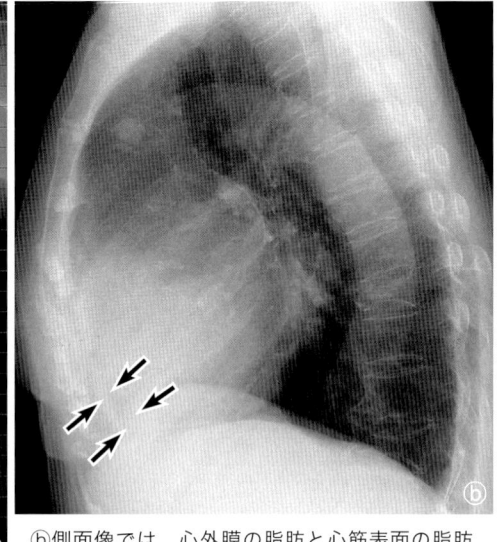

ⓑ 側面像では，心外膜の脂肪と心筋表面の脂肪に挟まれて心囊水，または心膜の肥厚が帯状の軟部陰影として認識される(➡)。

図7 心囊液貯留

ることなくCTあるいは必要に応じて血管撮影に進むべきでしょう。単純撮影で外傷性大動脈破裂を疑う所見は，縦隔の8cm以上の幅の拡大，経鼻胃管の第4胸椎レベルでの右方偏位，apical capといわれる肺尖部の胸膜肥厚様所見，大動脈の輪郭の不整などであり，いずれも大動脈周囲の血腫の所見です。

4 上大静脈，下大静脈，奇静脈

①正常の上大静脈，下大静脈陰影とその異常

上大静脈は縦隔右上部の陰影を形成します。上大静脈はコンプライアンスが高いために，循環血液量が増大すると拡張し，これが減少すると虚脱します。これが後から述べるvascular pedicle width（VPW）の増減が起こる主な機序です（**図4**）。このほかの原因で上大静脈そのものが拡張することは少ないですが，腕頭動脈の延長蛇行や縦隔腫瘍などによって，上大静脈が外側に圧排されて外方に膨隆して見えることがあります。側面像では，上大静脈の後縁は通常同定できませんが，奇静脈葉があると上大静脈の後縁が明瞭な正接面を形成するので，上大静脈の後縁が明瞭に見えることが知られています（**図8**）。

一方下大静脈は，側面像では心陰影の後縁から下方に延びる小さな三角形の陰影として見られます。通常は直線状です。後方に凸となる場合は右房の負荷などを疑う必要がありますが，正常でも後方に凸となることもあります。左室が拡張して心陰影が後方に拡大すると，この下大静脈による三角形の陰影が縮小します（**図1**）。このサインは，正面像で心胸郭比が正常範囲内であっても左室の軽度拡大によってみられる鋭敏なサインですが，側面性の悪い側面像では信頼性に乏しいので注意を要します。

下大静脈の欠損症では，肝部下大静脈の欠損が多く，側面像での肝上部の下大静脈陰影は正常に見られます（**図9**）。奇静脈が側副血行路として発達するので，胸部正面，側面像では奇静脈が拡大します。

心大血管陰影の読影 第14章

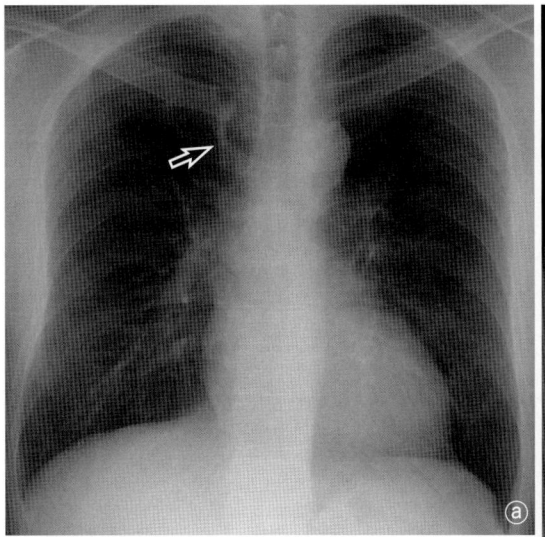

図8 奇静脈葉
正面像ⓐでは，右上肺野内側よりに過剰分葉の一種である奇静脈裂がみられる（→）。奇静脈葉の内部を奇静脈が走行し，上大静脈後縁に流入する構造がなくなり，ここに肺が入り込むので，側面像ⓑで上大静脈の後縁が明瞭に認識できる（▶）。

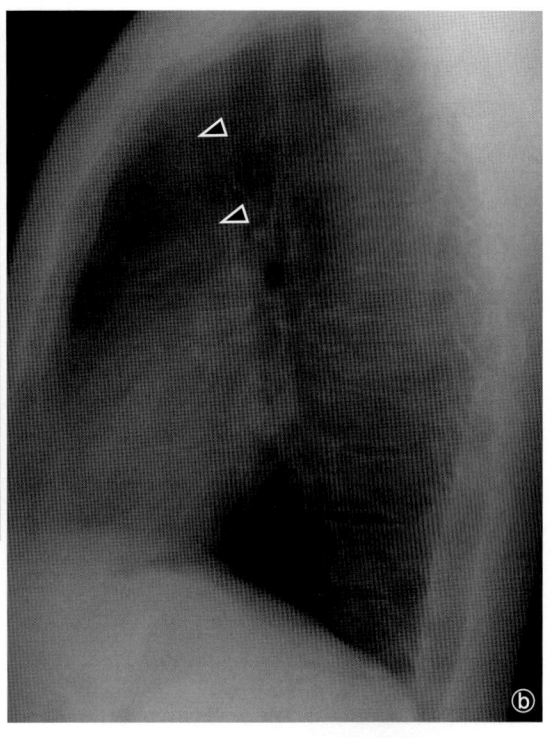

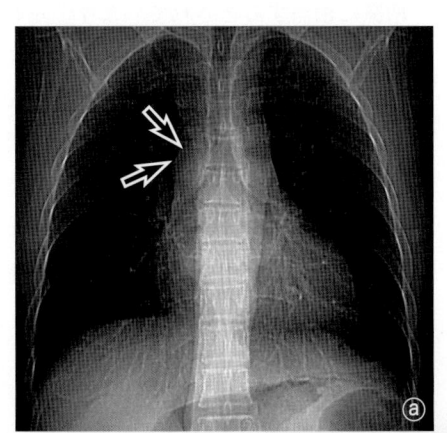

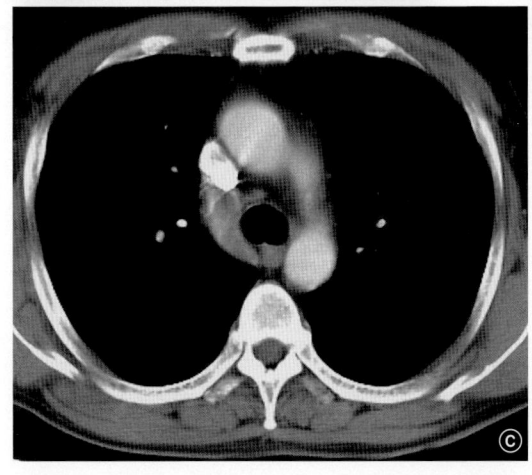

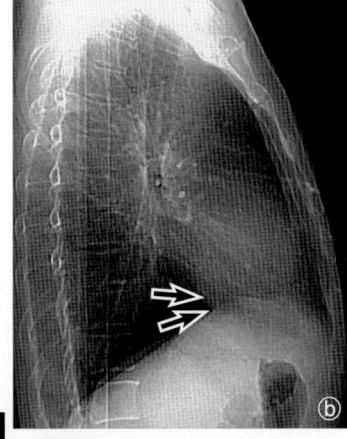

図9 下大静脈欠損（CTの位置決め撮影）
ⓐCT位置決め写真の正面像で，奇静脈弓が拡大している（→）。
ⓑ側面像では胸腔内の下大静脈の後縁は明瞭に認識できる。
ⓒCT像では奇静脈弓の拡張がみられる。肝部下大静脈の欠損による奇静脈連結の症例であるが，胸郭内の下大静脈は欠損しないのでこのように明瞭に認識できる。下半身の血流は奇静脈に流入するので奇静脈が拡張する。

203

②奇静脈陰影

奇静脈の径の正常値は，奇静脈弓部で立位撮影で7mm以内，臥位撮影で10mm以内です。奇静脈は右心系負荷の指標になり，右心不全で拡張します。奇静脈瘤（図5）は，奇静脈の弁機能不全やCVPカテーテルの誤挿入による奇静脈弁の損傷によって下大静脈の血液が奇静脈に逆流し，奇静脈の拡張を来すものです。このほかに奇静脈陰影が拡張する病態として，上，下大静脈の閉塞や欠損，狭窄や門脈圧亢進症，食道静脈瘤，妊娠後期などが挙げられます。上，下大静脈の血行障害では，奇静脈が側副血行路として拡張するために起こります。門脈圧亢進症や食道静脈瘤では，門脈大静脈シャントの血流が奇静脈に流入するために起こります。また妊娠後期では，妊娠子宮により下大静脈が圧排されるために起こります。

奇静脈の拡張と鑑別を要する状態に奇静脈リンパ節の腫大がありますが，奇静脈の拡張では臥位やValsalvaなどの手技により陰影が拡大するのに対して，リンパ節腫大では，陰影の大きさに変化がない点が鑑別点になります。

③VPW（図4，図10）

Vascular pedicle width（VPW）は，大動脈弓部の左鎖骨下動脈分岐部から奇静脈レベルの上大静脈までの距離のことをいい，上大静脈の

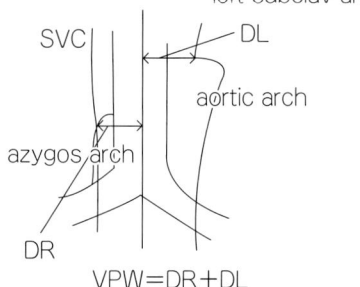

図10 VPWの模式図
左鎖骨下動脈のtake offレベルでの大動脈左壁から奇静脈弓レベルでの上大静脈の右壁までの距離である。VPWの変化は循環血液量のよい指標になる。

コンプライアンスが高いために循環血液量の増減に上大静脈径が敏感に反応して増減することから，循環血液量の指標になるとされています。VPW5mmの増減は循環血液量1,000ccの増減に相当するとされています。左心不全や腎不全などといった循環血液量の増加する病態では，VPWが増加するので，早期のARDSにおける正常あるいは減少した循環血液量を示す病態との鑑別上有用とされます。正常値は日本人で47mm程度とされますが，VPWはその絶対値よりはその変化に注目して循環動態の指標として利用するのに適しています。

第 15 章

肺野の異常陰影
肺血管陰影の読影

症例

症例 1
84歳，男性。間質性肺炎で経過観察中であったが，最近呼吸困難の増強がみられる。最近の胸部単純撮影2方向を示します。（図1 ⓐ，ⓑ）異常所見を指摘してください。

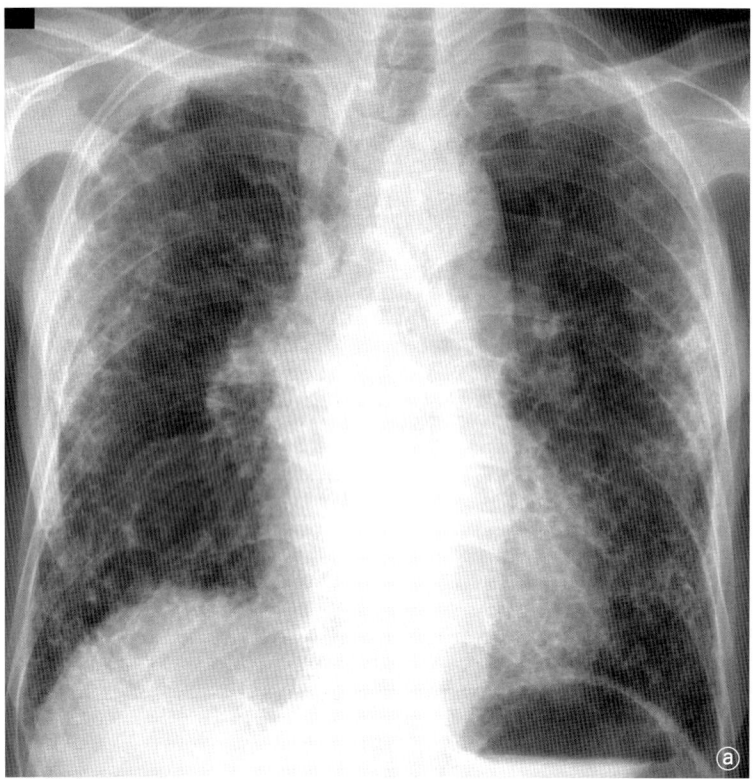

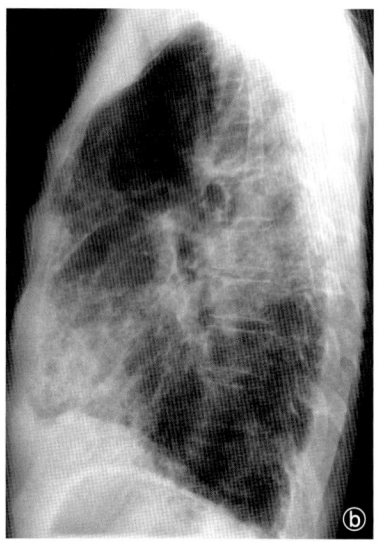

図1

症例の解説

症例 1

図1

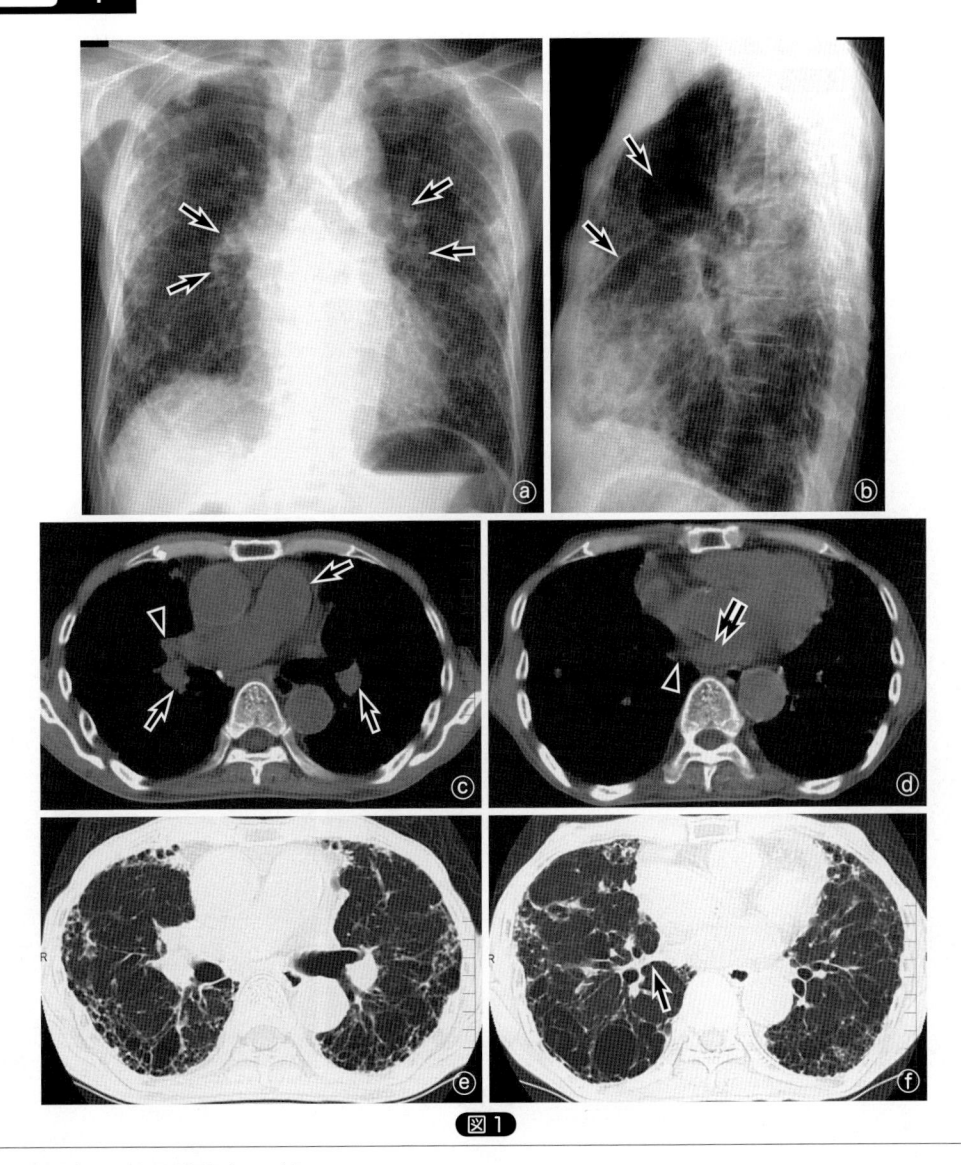

【UIP（IPF）に伴う肺高血圧症】

　胸部単純正面像（**図1**ⓐ）では両側下肺野優位の網状陰影や蜂巣肺が見られます。肺気腫を伴っているので横隔膜は低位平坦化し，肺野の容積はむしろ増加して見えます。肺門部から中枢部の肺動脈陰影は拡大しており（➡），肺高血圧症と考えられます。肺野には網状陰影が高度に見られ，末梢の肺血管陰影などは十分に評価できません。胸部側面像（**図1**ⓑ）では，心陰影の前縁が前方に拡大し，右心系の拡張が疑われます（➡）。肺気腫のためretrosternal clear spaceはむしろ拡大しています（➡）。胸部CT縦隔条件（**図1**ⓒ）では，肺動脈主幹部から肺門部の肺動脈は拡張しています（➡）。また，肺静脈は狭小化しています（▶）。やや尾側レベルのCT像（**図1**ⓓ）では肺門部肺静脈（▶）や左房の拡大（⇨）はありません。肺野条件のCT像（**図1**ⓔ）では，肺野の蜂巣肺，肺気腫が明瞭です。肺門部肺動脈分枝は拡張していますが，末梢肺野の肺血管陰影が狭細化しています。やや尾側レベルのCT像（**図1**ⓕ）でも同様の所見ですが，肺静脈は狭細化（➡）しており，precapillary pulmonary hypertensionに合致する所見です。

症例

症例 2
67歳，女性。特発性肝線維症，肺高血圧症で経過観察中である。胸部単純撮影（図2 ⓐ，ⓑ）で異常所見を指摘して下さい。

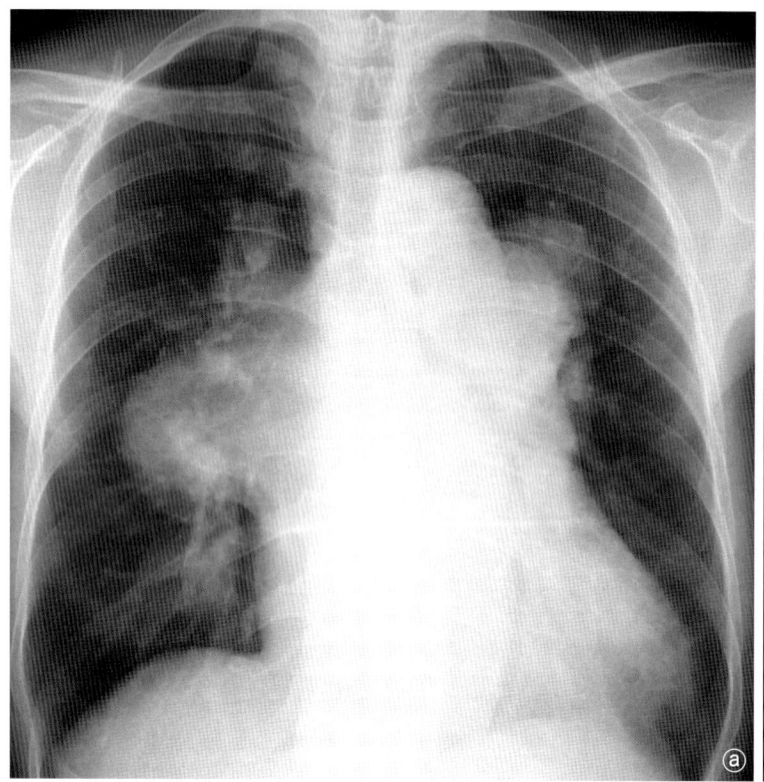

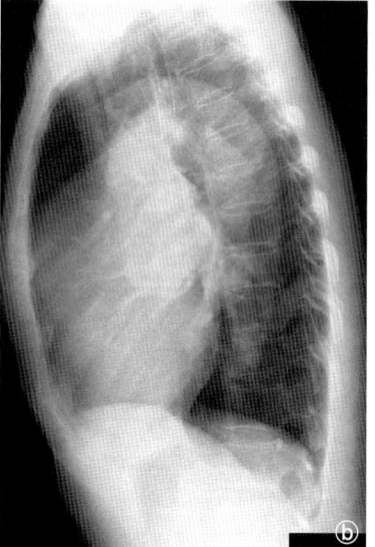

図2

症例の解説

症例 2

図2

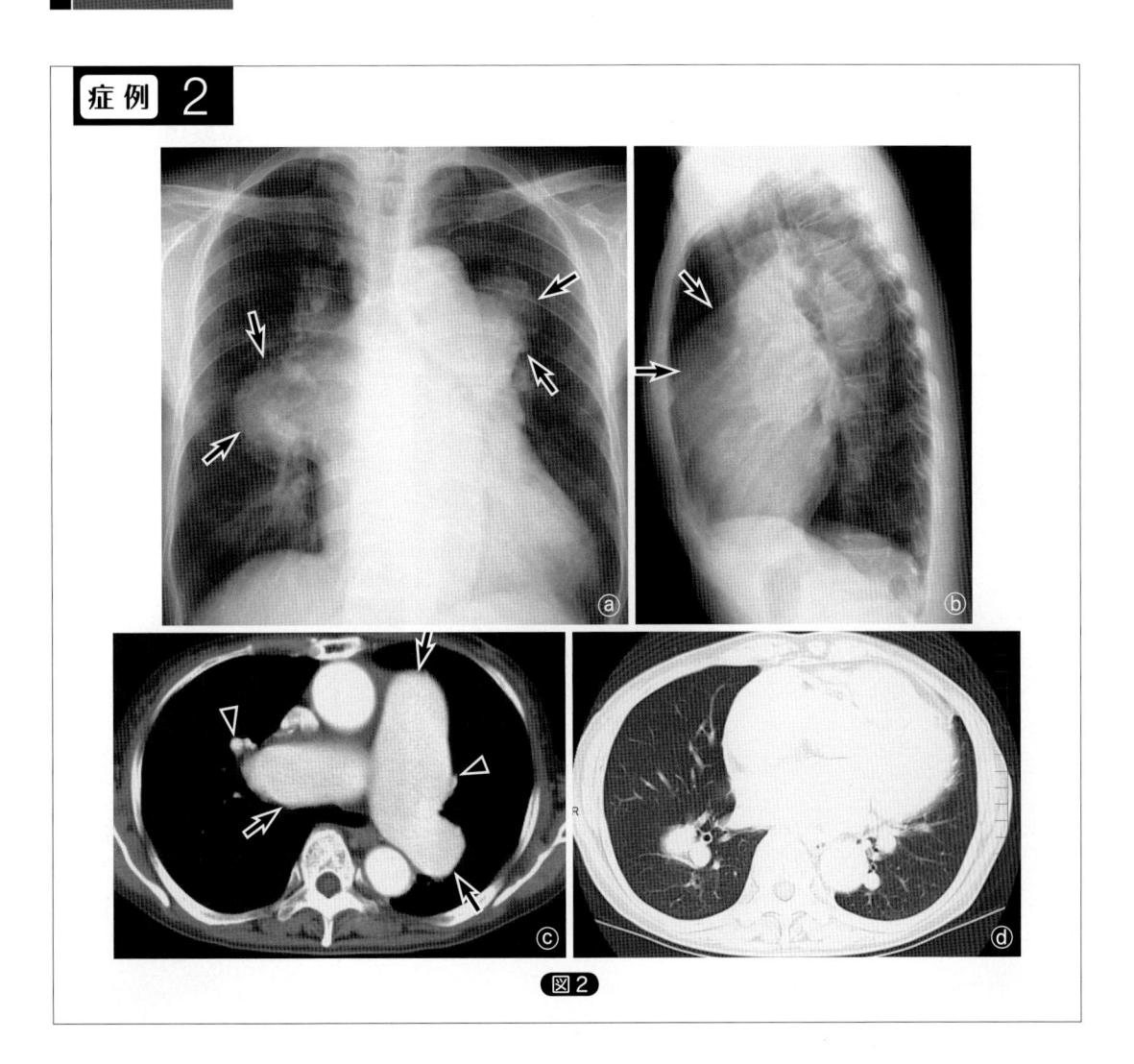

【慢性肝疾患に伴う肺高血圧症】
　胸部正面像（図2ⓐ）では，両側肺門部肺動脈の著明な拡張（➡）がみられます。末梢肺野の肺血管陰影はむしろ狭細化し，肺野は明るくみえます。胸部側面像（図2ⓑ）では心陰影の前方への拡大が明瞭（➡）ですが，後方への拡大はありません。造影CT像（図2ⓒ）では肺門部肺動脈，肺動脈主幹部から右室流出路の著明な拡大がみられます（➡）。しかし，肺門部に近い上下の下肺静脈は肺静脈の拡張はなく，むしろ狭小化（▶）しています。また肺動脈内に血栓塞栓症と思われる陰影欠損はありません。肺野条件CT像（図2ⓓ）では，肺野の血管陰影が狭細化しています。やはり典型的なprecapillary hypertensionの所見です。

症例

症例 3

71歳，女性。労作時息切れ，倦怠感を主訴に来院。胸部単純撮影（図3 ⓐ，ⓑ）で異常所見を指摘してください。

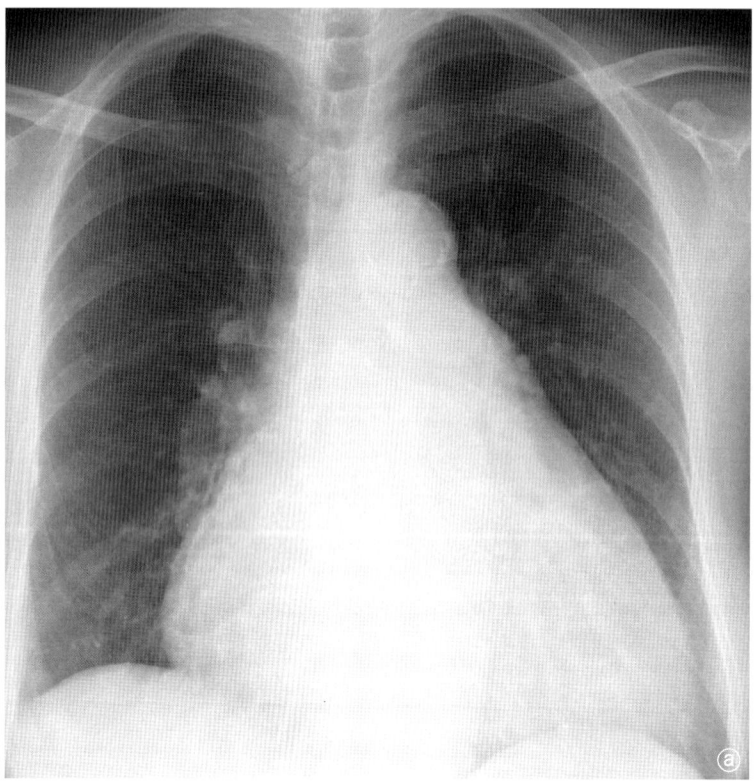

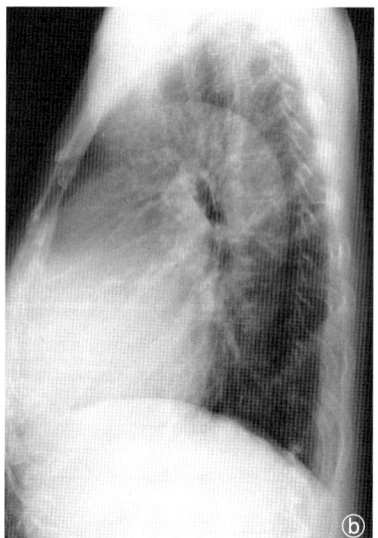

図3

症例の解説

症例 3

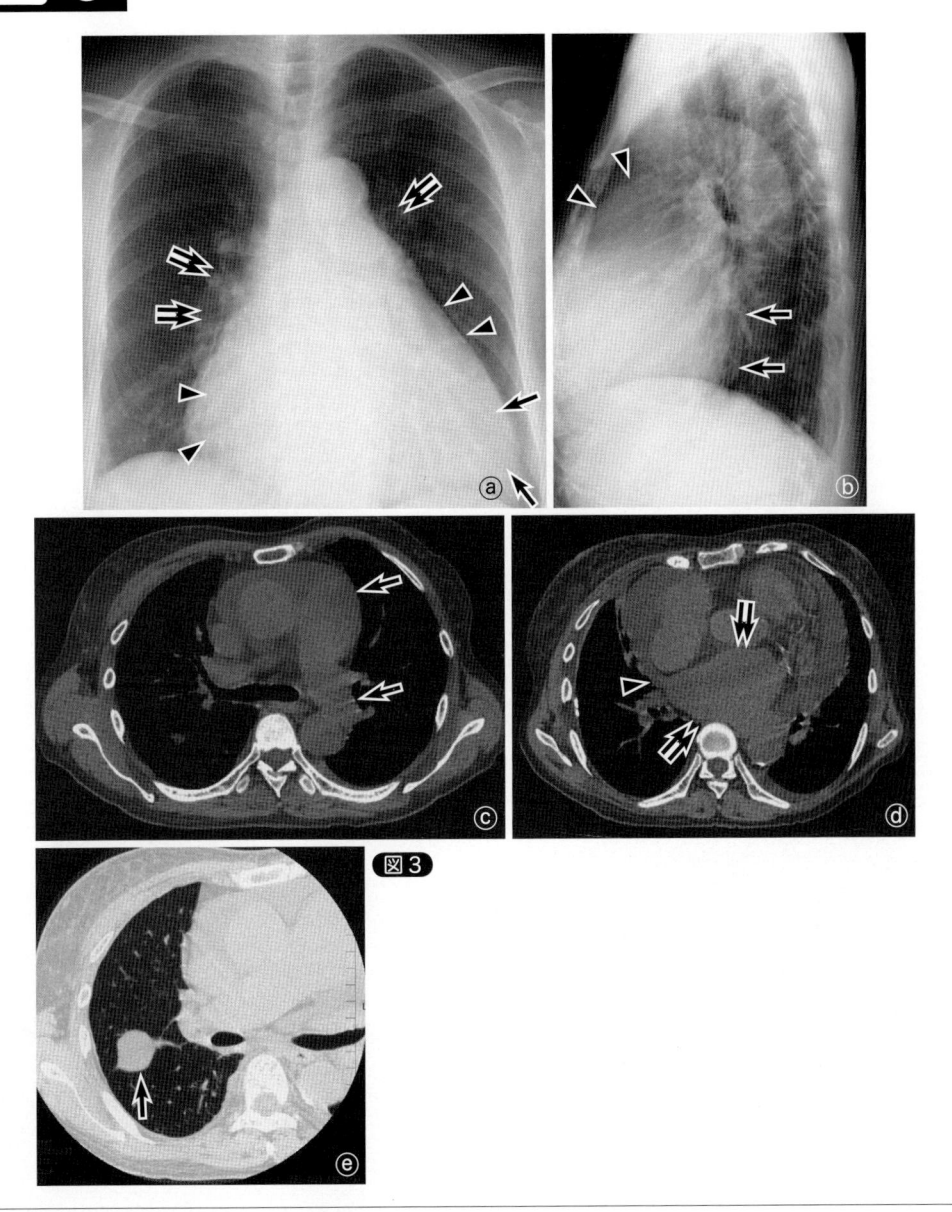

図3

【Postcapillary pulmonary hypertension】
　胸部正面像（図3ⓐ）では心拡大がみられます。心陰影は全体に拡張し，左室（→），左房（▶）の拡大がみられます。また中枢部肺動脈陰影が拡大し，肺高血圧症の存在が疑われます（⇉）。胸部側面像（図3ⓑ）では心陰影は後方に拡大し（→），左室と左房の拡大があります。また心陰影は前方にも拡大し（▶），右室流出路の拡張も疑われます。側面像でも肺門部肺動脈陰影が拡張しているのが分かります。縦隔条件CT像（図3ⓒ）では中枢部肺動脈の拡張がみられます（→）。やや尾側レベルの縦隔条件CT像（図3ⓓ）では肺静脈（▶）や左房（→）の拡張もみられます。肺野条件CT像（図3ⓔ）では肺血管の狭細化がみられます。Postcapillary pulmonary hypertesionあるいは左右シャントにより生じた肺高血圧と考えられますが，この例は心不全によるものです。矢印は葉間胸水による陰影です。

症例

症例 4
64歳，女性。慢性関節リウマチの既往があり，呼吸困難がある。胸部正面像を示します（図4 ⓐ）。どのような血行動態を考えられますか？

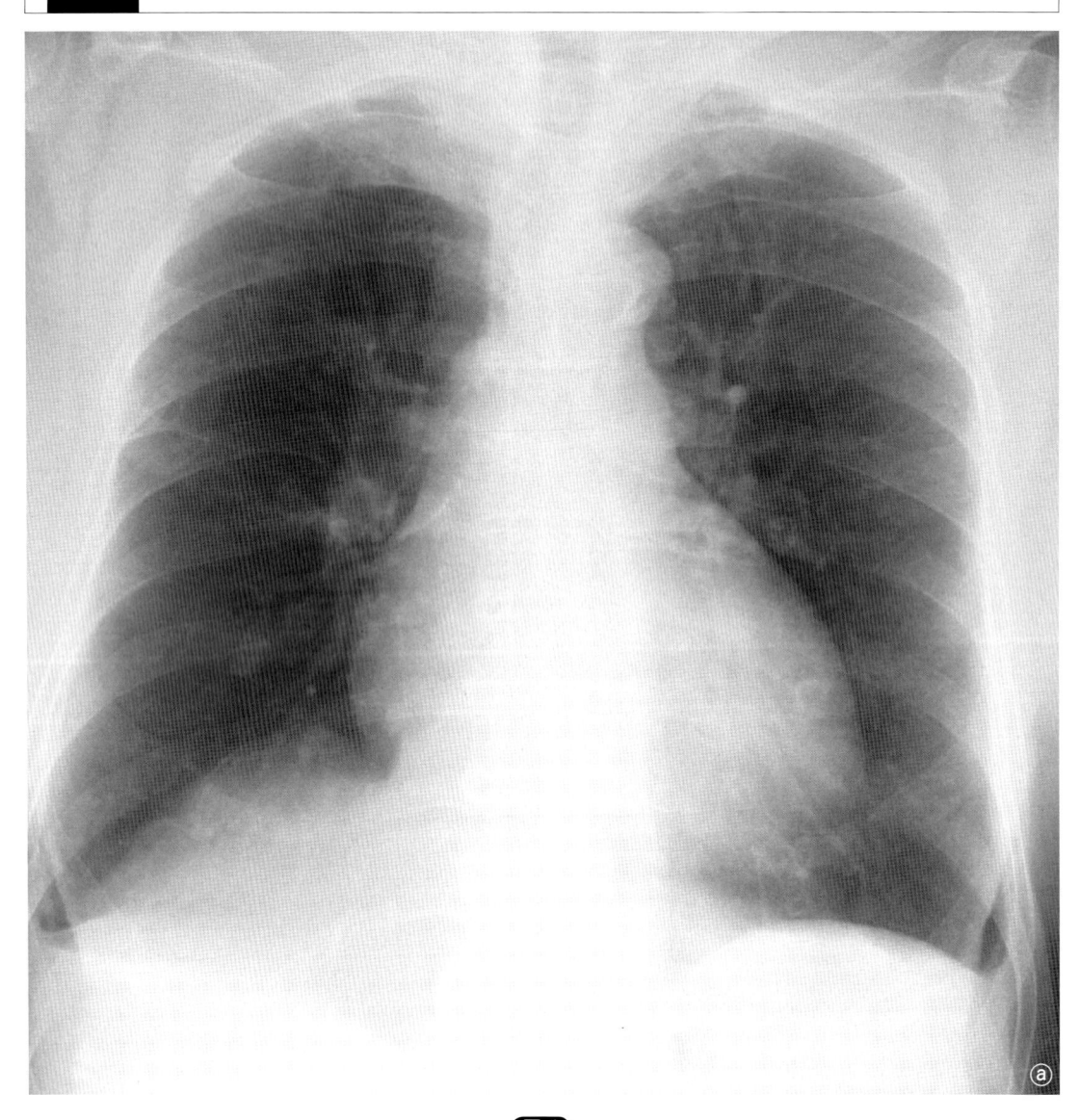

図4

第15章 肺血管陰影の読影

症例の解説

症例 4

図4

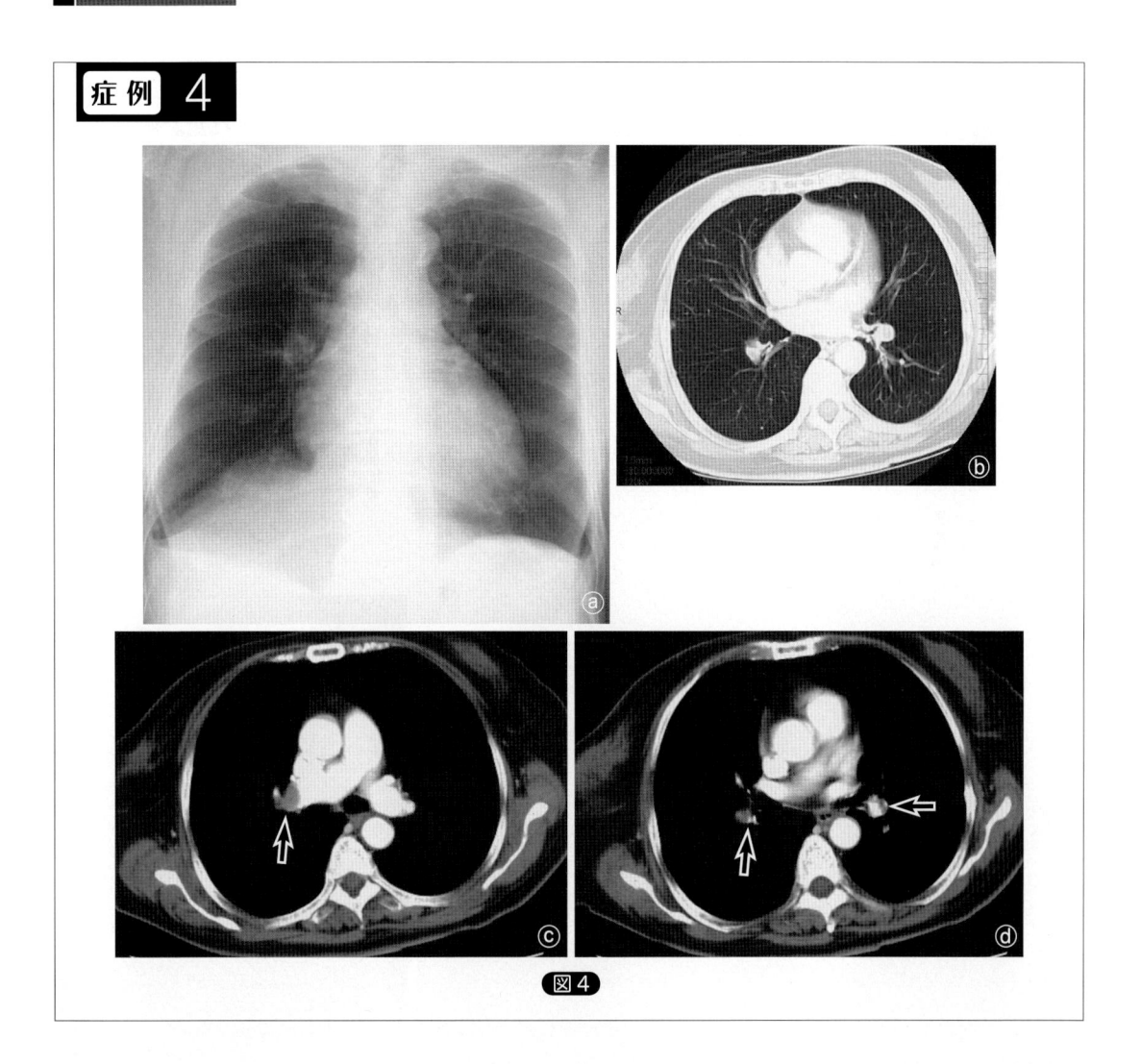

【多発性肺血栓塞栓症】

胸部正面像（図4ⓐ）では，両側下肺野で血管陰影が狭細化しており，上肺野で血管陰影が著明となっています。しかし，心拡大などは認めません。縦隔条件の造影CT像（図4ⓑ）では，右葉間肺動脈から両側下肺動脈内に陰影欠損が見られます。尾側レベルの造影CT像（図4ⓒ）でも，両側下肺動脈内部に血栓塞栓症によると思われる陰影欠損（➡）がみられます。肺野条件CT像（図4ⓓ）では両側下葉で肺野の血管陰影は狭化しています。下肺動脈優位に起きた肺血栓塞栓症によるものと考えられます。肺塞栓による局所性の血流低下は，Westermark signといわれる所見です。

症例

症例 5　85歳，女性。胃癌のため入院中。血中酸素飽和度の低下がみられた。胸部単純撮影（図5 ⓐ，ⓑ）で異常所見を指摘してください。

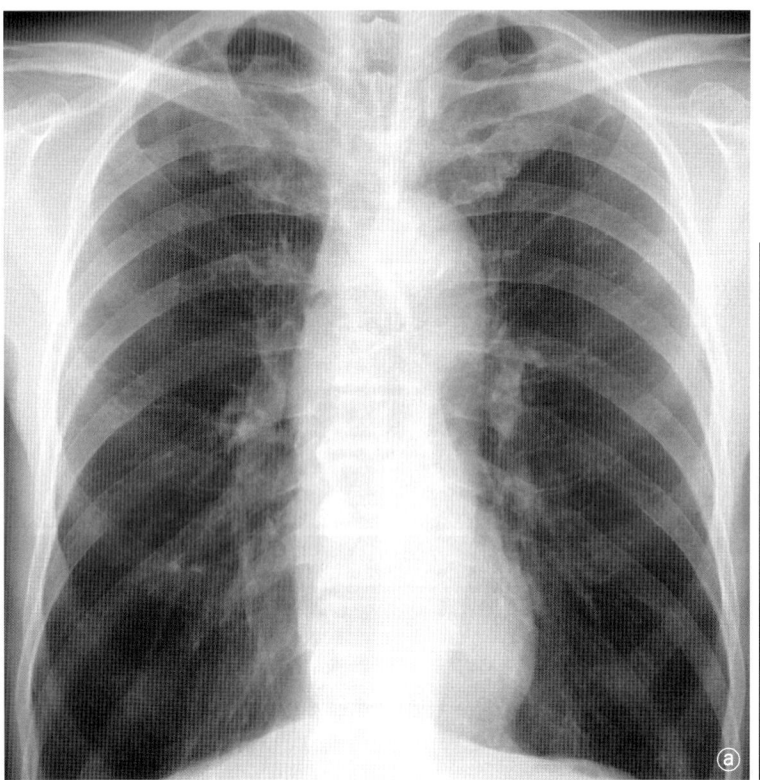

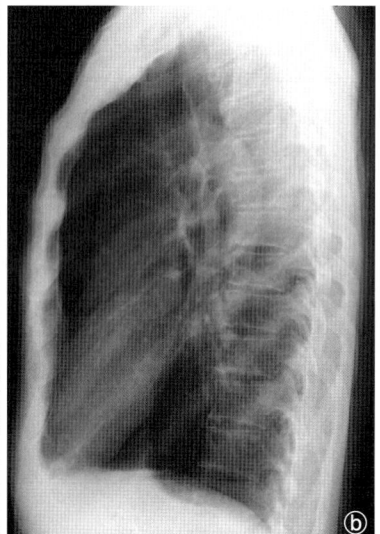

図5

症例の解説

症例 5

図5

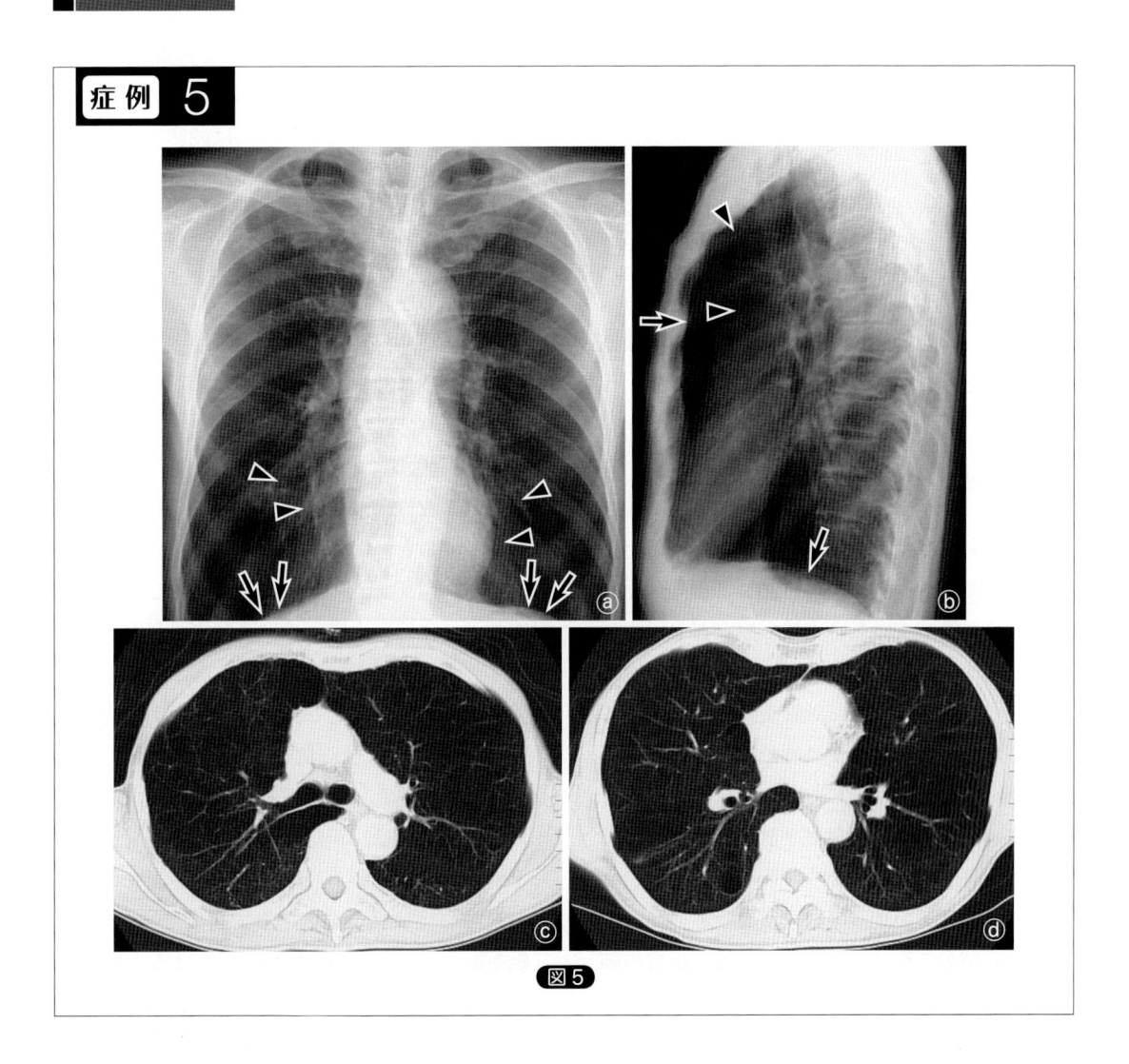

【肺気腫】

　胸部正面像（図5 ⓐ）では横隔膜は低位平坦化し（➡），肺野の含気増加が考えられます。肺野の透過性は亢進し肺野が明るくみえます。また肺血管陰影は全体に狭細化しています（▶）。胸部側面像（図5 ⓑ）では横隔膜は低位平坦化し（➡），retrosternal clear space が拡大しています（▶）。肺野条件CT像（図5 ⓒ〜ⓔ）では高度の肺気腫が見られ，肺血管陰影は狭細化しています。

ポイント

正常の肺血管陰影とその異常，病態生理学的意義

1 はじめに

肺血管陰影の状態を評価することは，肺ばかりでなく大循環系の循環動態を評価するうえで極めて重要です．このためには肺血管陰影の状態を病態生理学的意味を考えつつ，心陰影の拡大などと総合して判断することが必要です．

2 正常の肺血管陰影

肺野の血管には，肺動脈，肺静脈，気管支動脈の3系統があります．この内，気管支動脈は肺動脈の血流減少，気管支拡張症などで増生しない限りは極めて細い血管であり胸部単純撮影で認識できません．また気管支動脈が増生する病態でも，よほど増生が高度でないと単純撮影でも認識できません．したがって，単純撮影で評価が可能なのは，肺動脈と肺静脈の2系統であるといえます．この2つの系統の血管は，肺門部近くではその走行の向きが異なるので区別することがある程度可能です（図6，正常の肺門の肺動脈，肺静脈）．しかし，末梢肺野では，この2つの系統の血管を区別することは困難です．

したがって末梢肺野の血管陰影の増強や減弱の判断を行う場合には，動脈の変化か静脈の変化かを区別することは難しく，いわゆる肺血管陰影として判断されることになります．正常の肺血管陰影は，胸部単純撮影では胸壁直下までは認識できません．正常では，胸壁直下の1横指の範囲内では，血管陰影は認識できず，これより肺門よりの中枢側でのみ認識できます．胸壁直下まで血管陰影が見えれば，血管陰影が増強しているか，あるいは血管陰影以外の陰影が見えていることになります．また正常よりも中枢側で血管陰影が認識できない，あるいは細ければ，血管陰影は減弱していると判断できます．血管陰影の増強は読影医の判定が比較的よく一致しますが，血管陰影の減弱は読影医の判断が一致しにくい傾向にあるといわれます．肺血管陰影の減弱は，ファロー四徴症のように肺動脈の低形成や，肺の低形成，広範な肺気腫，広範な肺動脈血栓塞栓症などでみられます．肺動脈血栓塞栓症では，血栓塞栓症の存在する領域の血流が高度に減少すると血管陰影が減弱しますが，この所見はWestermark signと呼ばれています（図4）．

正常の立位胸部単純像では，上肺野と下肺野を比較すると，明らかに下肺野の方がその径が大きいです（caudalization）．しかし，肺静脈圧の上昇に伴い上肺野の血管陰影の径が増加します．上肺野と下肺野の血管陰影がほぼ同一の太さになった状態をequalization，上肺野の血管の方が太くなった状態をcephalizationと呼び，異常所見としての意味づけが可能です．また臥位撮影では，正常でも上肺野の血管陰影が下肺野の血管陰影より太くなるので，この所見の意味づけは立位撮影のみで可能です（図7，図8）．すなわち立位撮影における上肺野の血管陰影の増強は，心不全や僧帽弁狭窄などによる肺静脈圧上昇の診断に重要な所見といえます．ただし，心不全以外でも左右シャントが存在する場合にも上肺野と下肺野の血管陰影がほぼ同一の太さになります．肺血流の増加により予備血管床の多い上肺野の血流が増加すると考えられますが，上肺野の血管陰影が下肺野より著明とはなりません．また肺気腫（図5）や肺血栓塞栓症（図4）でも，これが下肺野優位に起こると上肺野の血管陰影が増強して見えることがあります．

肺血管陰影の読影 第15章

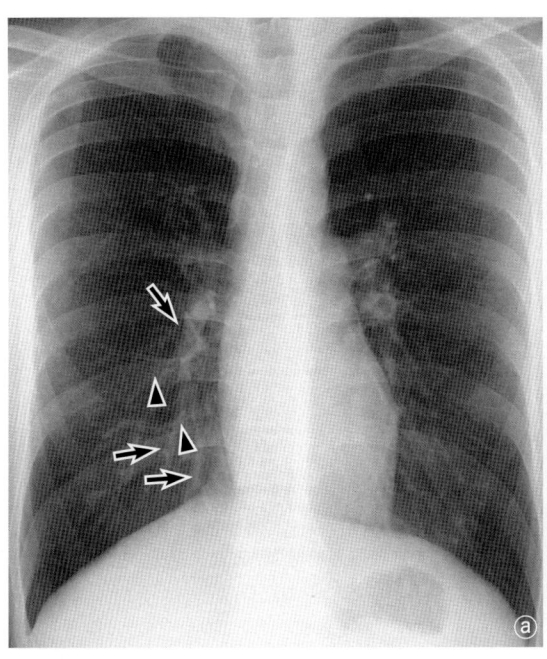

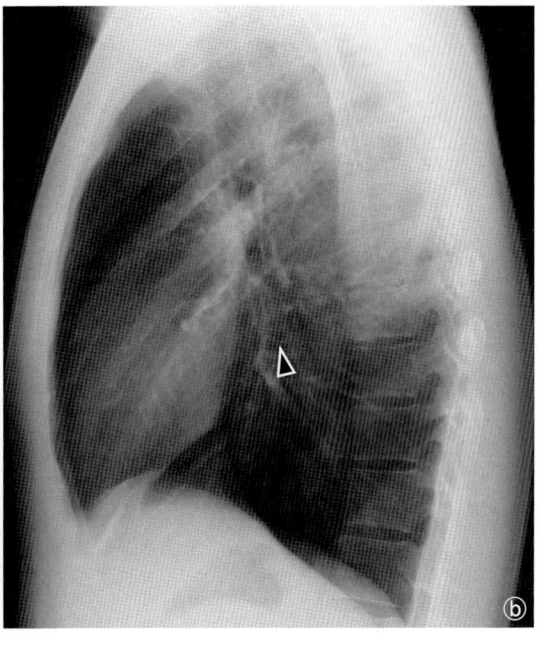

図6 正常肺血管陰影

　正常の立位胸部単純撮影では，上肺野と下肺野の血管陰影を比較すると，下肺野の血管の方が太い。これをcaudalizationという。これに対して上肺野と下肺野の血管陰影がほぼ同一になる状態をequalization，上肺野の方が太くなる状態をcephalizationと呼ぶ。
　また肺門部近くでは下葉に向かう肺血管が垂直に近い角度で下方に走行する肺動脈（➡）とやや水平に近い角度で走行する下肺静脈（▶）が鑑別可能である。側面像で下肺静脈主幹部が腫瘤陰影に類似する（▶）ので，腫瘍と誤らないようにしなければならない。

3 肺血管陰影の増強，減弱

　肺高血圧症において，中枢部肺動脈の径は肺動脈圧とよく一致するといわれます。すなわち中枢部肺動脈の拡張の程度は，肺動脈圧のよい指標になるということです。逆に肺血流が減少するような，ファロー四徴症などでは，中枢部肺動脈の径の減少がみられます。しかし，肺動脈弁狭窄症では，poststenotic dialataionにより肺門部での肺動脈径が拡張します。これに対して，肺血流量の増加により末梢の肺動脈陰影が増強します。すなわち末梢肺動脈枝の増強の程度は，肺血流量の指標ということになります。

　例えば心室中隔欠損症のような左右シャント性疾患においては，その初期やシャント量が少ない状態では，肺の血流量が増加します（図4）。しかし，シャント量の多い状態が長期に持続すると，肺血管病変であるplexiform angiopathyが進行し，二次性肺高血圧症が生じます（Eisenmenger症候群）。初期では，肺血流量の増加のために末梢肺野の血管陰影は増強し，肺門から末梢にわたって肺血管陰影も拡大します。また，肺血流量が増加するために肺門部の肺静脈は拡張し，左房も拡大します。肺高血圧症が進行すると，今度は肺血流量が減少します。末梢肺血管陰影は減弱し，肺門部から中層部の肺血管の拡張が目立つのはこのためです。肺血管陰影は肺門部から末梢に至る段階で急激にその径が減少します。この段階では，肺血流量は減少するので，肺門部肺静脈はむしろその径が減少し，目立たなくなります。

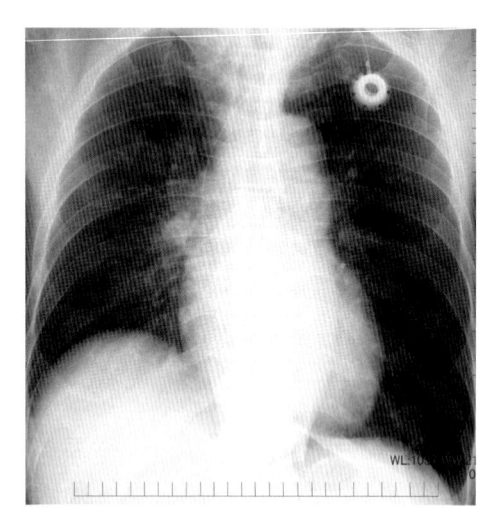

図7 正常臥位撮影
　臥位撮影では，正常の左肺野でも上肺野と下肺野の血管陰影はほぼ同一の太さである。右肺には軽度の浸潤影がある。

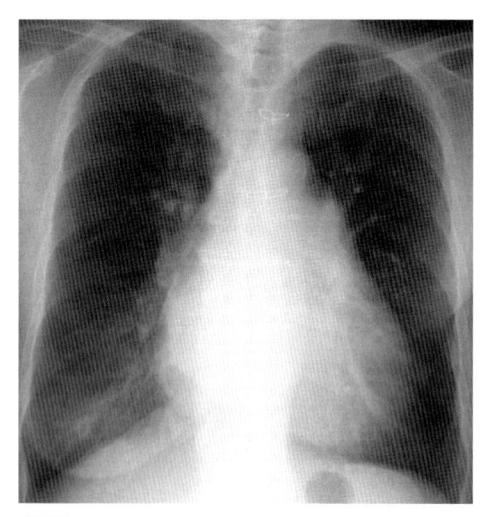

図8 僧帽弁狭窄症，肺うっ血
　上肺の血管陰影の増強，左室，左房の拡大，カーリー線が見られる。

4 肺動脈高血圧症の診断

　肺高血圧症は，血行動態上は，肺毛細血管床より肺動脈よりにその原因のあるprecapillary hypertensionと，肺毛細血管床より肺静脈側にその原因のあるpostcapillary hypertensionに大きく分類されます。Precapillary hypertesionは，進行した間質性肺炎や肺結核症などの肺実質疾患，原発性肺高血圧症，進行した右左シャントによる Eisenmenger症候群，慢性肺血栓塞栓症などがその例です。またpostcapillary hypertensionの例としては，心不全や僧帽弁狭窄症，pulmonary venoocclusive diseaseなどが挙げられます。

　原発性肺高血圧症のような典型的なprecapillary hypertensionでは，肺門部から中層部の肺血管陰影が拡大し，末梢肺野の肺血管陰影は減弱します（図1，図2）。また肺血流量の減少のため，肺門部近傍での肺静脈陰影は減弱します（図1，図2）。左右シャント性疾患においては，その初期には，肺門部の肺動脈陰影，末梢肺野の肺血管陰影は増強し，肺門部での肺静脈陰影も増強します（図3）。

理由は不明ですが，上肺野の血流が増加し，上肺野と下肺野の血管陰影の太さがほぼ同一になります。しかし，肺高血圧症が進行し，Eisenmenger症候群では，原発性肺高血圧症類似の所見を示すようになります。

　一方，肺静脈圧の上昇がその本態であるpostcapillary hypertensionでは，中枢部肺静脈の拡大がみられます（図8，心不全）。ただしpulmonary venoocclusive diseaseのような細静脈の閉塞による肺高血圧症では，肺門部肺静脈の拡大はなく，おのおのの疾患の病態を反映した単純像を示します。また肺静脈圧の上昇により，上肺野の血管陰影が増強します。また肺静脈圧の上昇により，肺野のうっ血と小葉間隔壁の肥厚を生じ，カーリー線が認められるようになります。これらの所見の出現の有無は，肺の血行動態をよく考えると説明できることになります。

5 左心不全の診断

　左心不全では，心陰影の拡大，特に左室や左房の拡大とともに，肺静脈圧の上昇を示す

肺血管陰影の読影 第15章

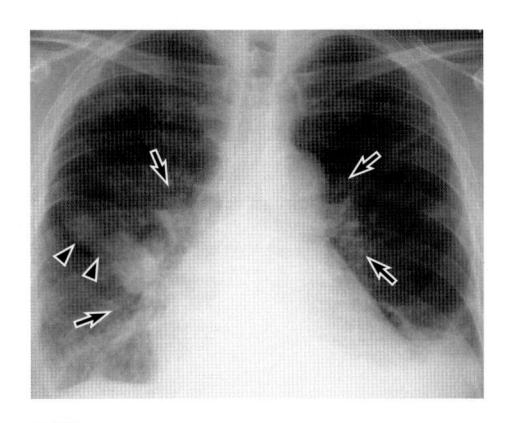

図9 心不全，肺水腫
上記の所見に比べて両側肺野に肺門側優位の浸潤影が見られ，肺門陰影の輪郭は不鮮明となっている（→）。葉間胸水によるvanishing turrorもみられる（▶）。

上肺野の血管陰影の増強を認めるようになります（図8，僧帽弁狭窄）。肺静脈圧は臨床的には肺動脈楔入圧で代用されますが，正常では18mmHg以下です。これが正常を超えて上昇すると，上肺野の血管陰影の増強やカーリー線の出現がみられるようになります。さらに25mmHgを超えて上昇すると肺胞性肺水腫を生じ，画像上はすりガラス陰影や浸潤影を認めるようになります（図9，左心不全）。これら肺野の異常陰影が，心拡大の程度と平行して消長するようであれば，心臓に起因する肺うっ血や肺水腫の陰影であることが診断できます。

第16章
胸壁と胸膜の異常(1)

症例

症例 1

47歳,男性。6カ月前に胸部外傷の既往がある。胸部単純撮影(**図1** ⓐ)での異常を指摘されて来院。胸部単純像を示します。異常所見を指摘し診断を考えてください。

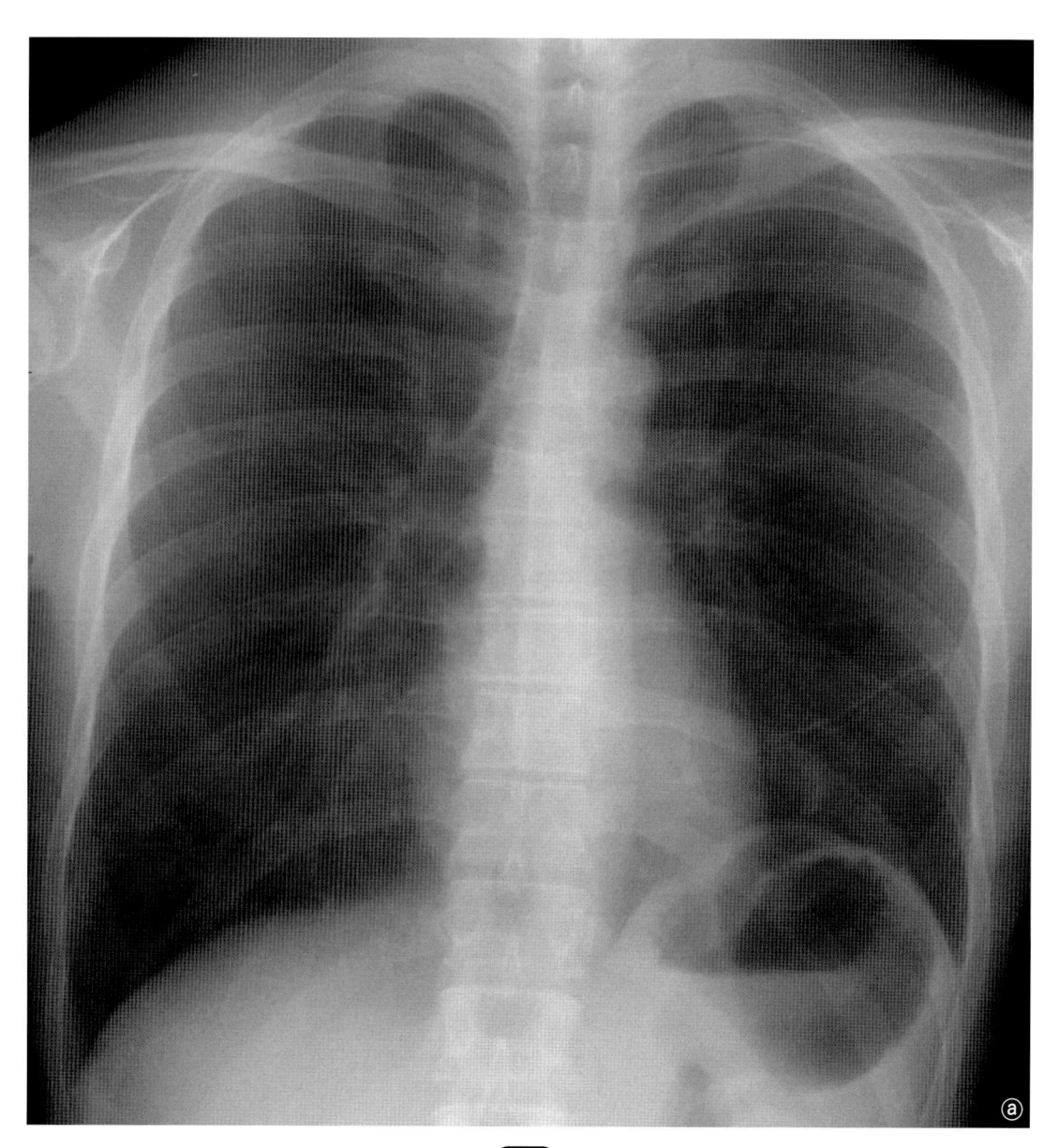

図1

胸壁と胸膜の異常(1) 第16章

症例の解説

症例 1

図1

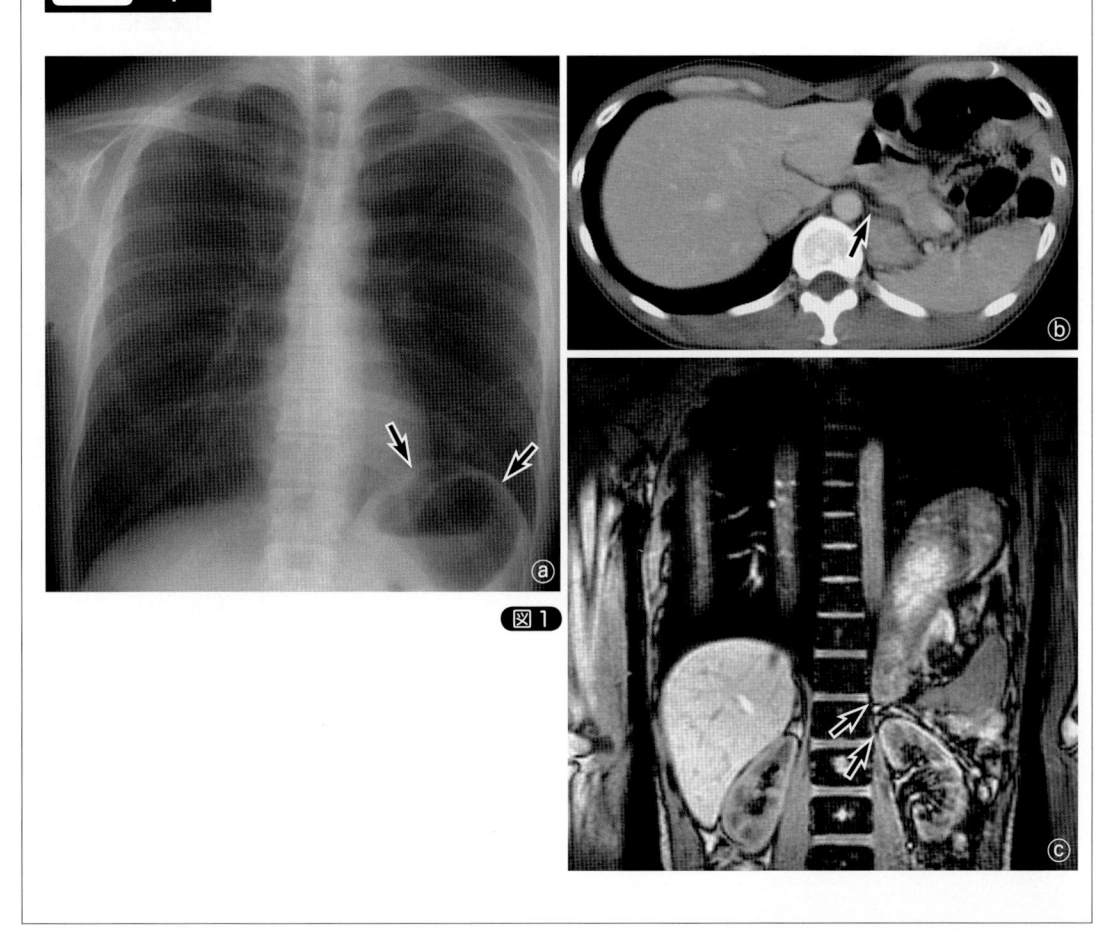

【外傷性横隔膜ヘルニア】

　胸部正面像（図1ⓐ）では，左横隔膜の挙上がみられます（➡）。胃泡も上昇してみえますが，横隔膜を越えて胸腔内に入り込んでいる所見はありません。

　CT像（図1ⓑ）では，左横隔膜の挙上が認められます。内側よりの横隔膜脚（➡）はその厚みがほぼ正常に保たれていますが，外側よりでは横隔膜そのものはまったく同定できません。

　MRT2強調冠状断像（図1ⓒ）では，横隔膜そのものが同定できず，全体に挙上してみえます。また内側よりの横隔膜脚は正常に認められます（➡）。手術により横隔膜の断裂が認められました。

症例

症例 2
60歳，男性。胸痛のために来院。胸部単純撮影（図2 ⓐ）で異常所見を指摘し，診断を考えてください。

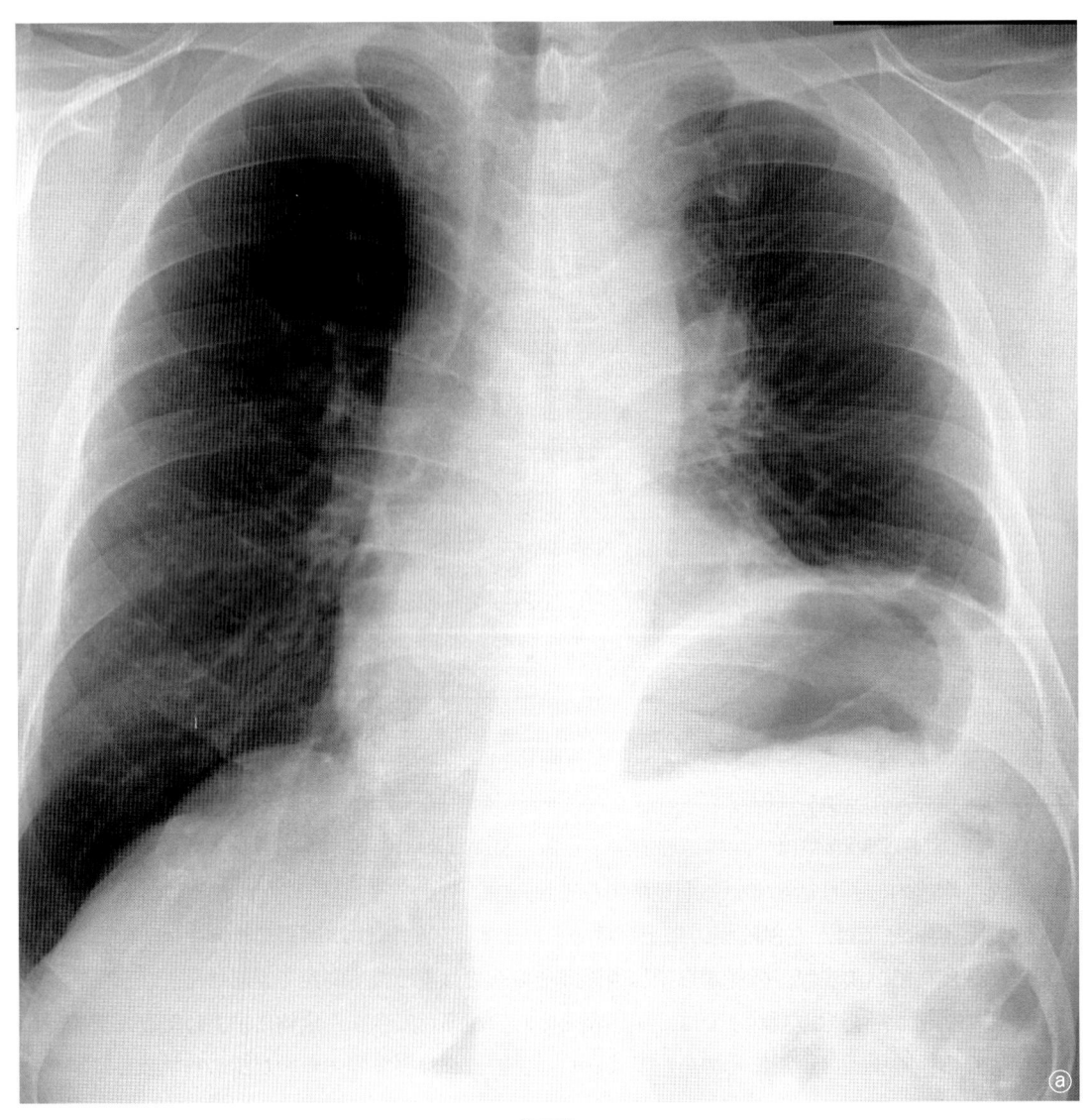

図2

胸壁と胸膜の異常(1) 第16章

症例の解説

症例 2

図2

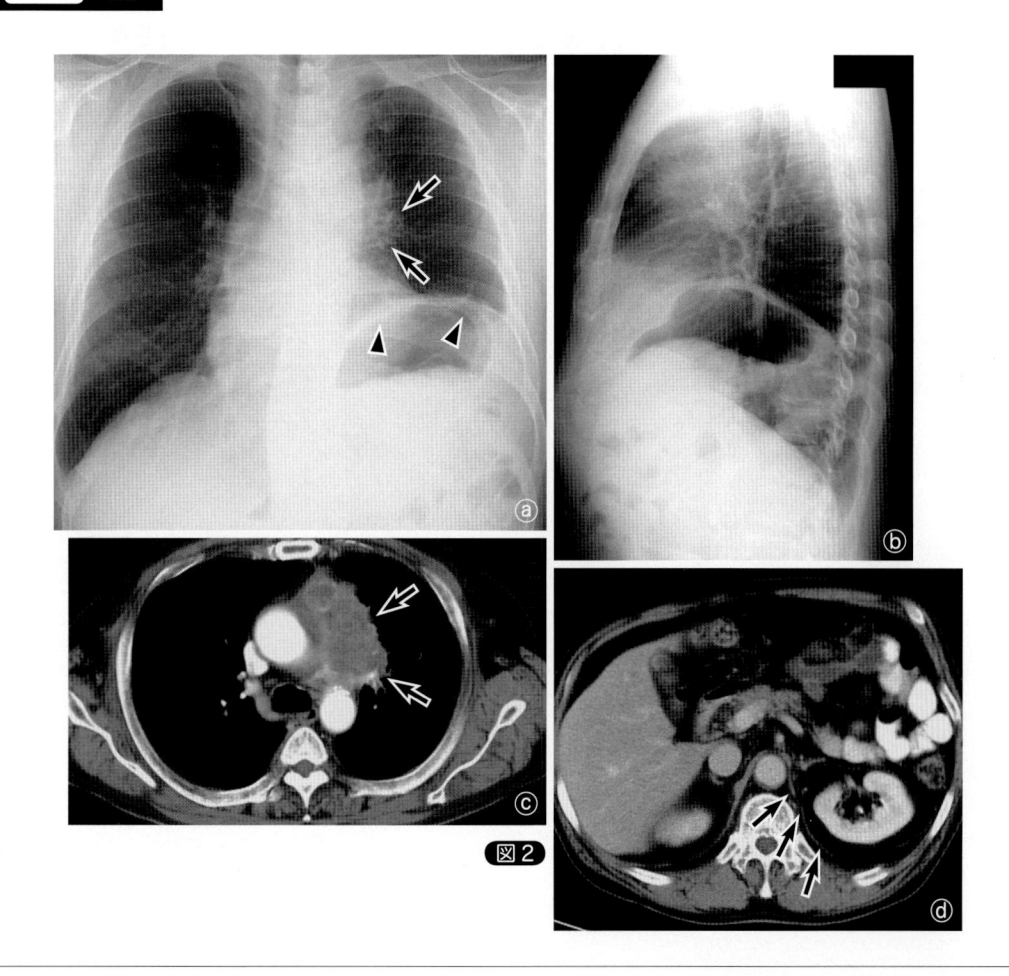

【横隔神経麻痺】

　胸部正面像(図2ⓐ)では，左肺門部に腫瘤が認められます(➡)。左横隔膜は挙上しています(▶)。肺門部肺癌に伴う横隔神経麻痺が考えられます。胸部側面像(図2ⓑ)では左横隔膜の挙上がみられますが，横隔膜ドームの形態は正常に保たれているようにみえます。CT像(図2ⓒ)では左肺動脈を巻き込む軟部組織腫瘤が見られます(➡)。肺底部レベルのCT像(図2ⓓ)では，左横隔膜の厚みは薄く，これは横隔神経麻痺による横隔膜の挙上です(➡)。

225

症例

症例 3

22歳，女性。骨髄性白血病，浸潤性アスペルギルス症，呼吸困難，喀血のため緊急入院。胸部単純撮影（図3 ⓐ）で異常所見を指摘し，診断を考えてください。

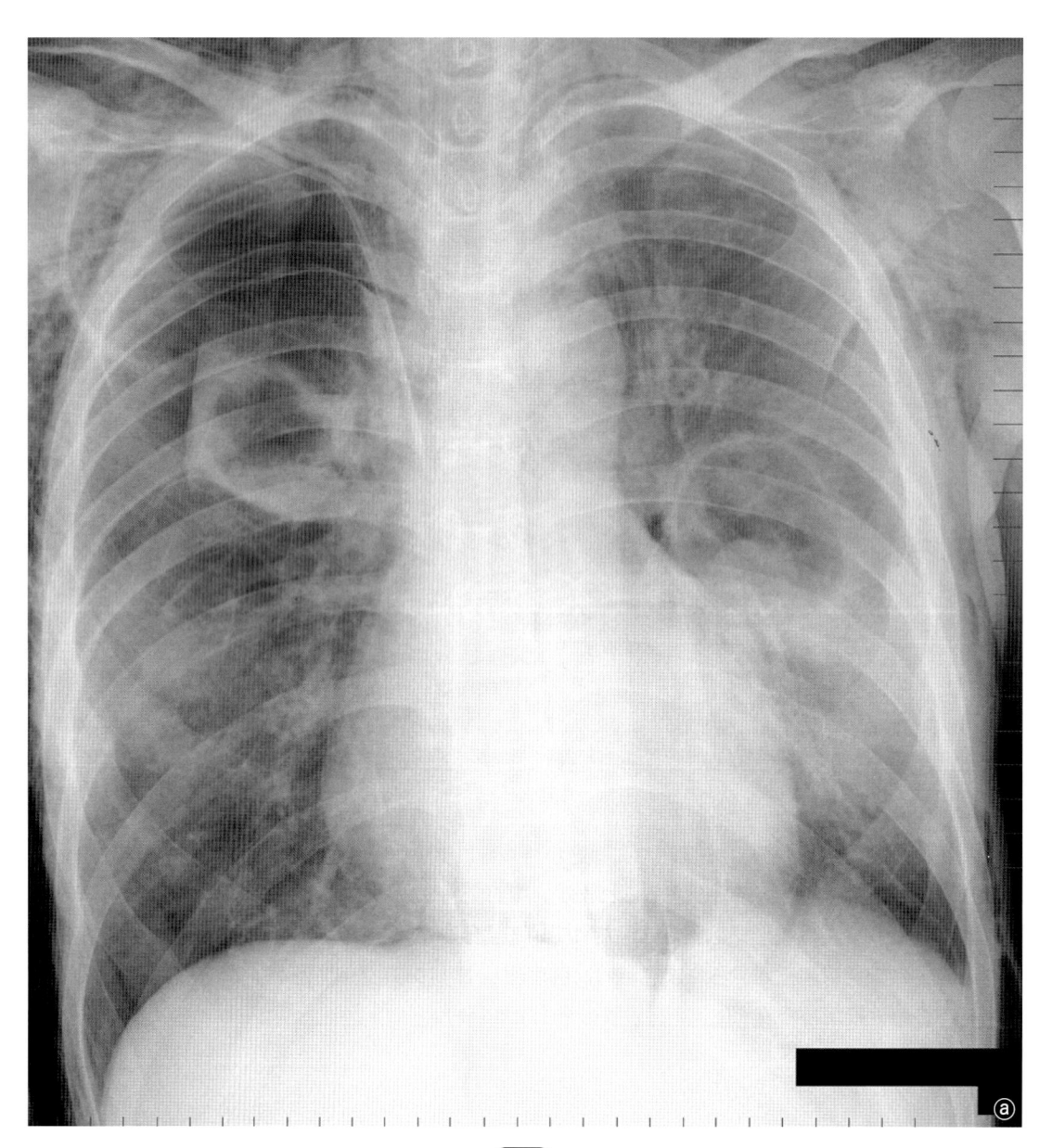

図3

症例の解説

症例 3

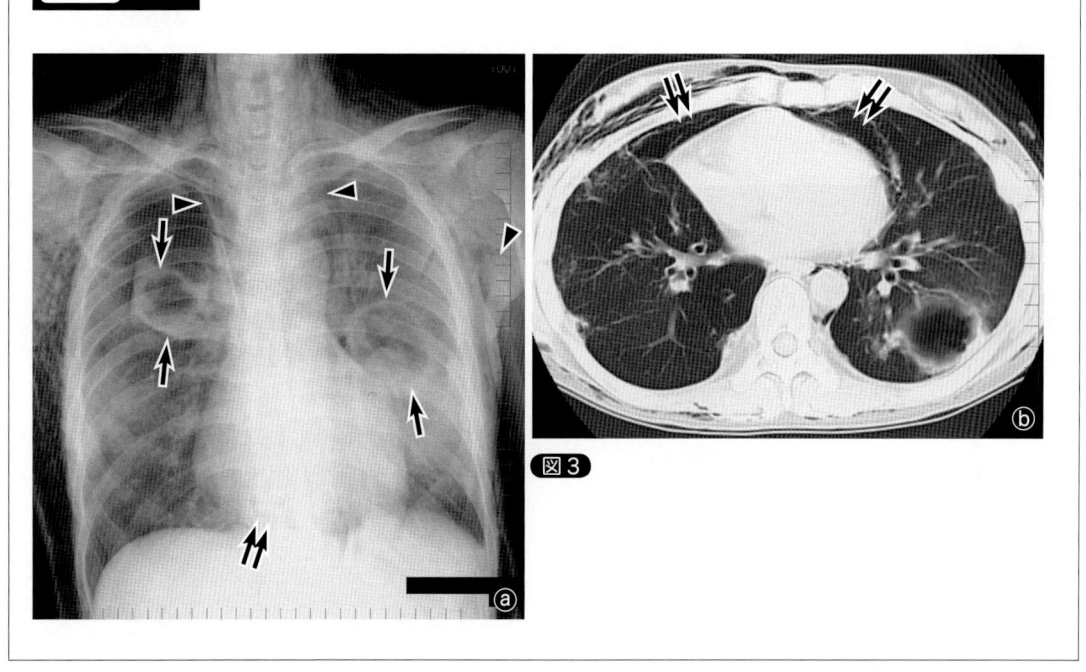

図3

【縦隔気腫（continious diaphragma sign）】

胸部単純正面像（図3ⓐ）では，両側の空洞陰影とその内部の菌球と思われる陰影が見られます（➡）。また広汎な縦隔気腫と皮下気腫が見られ（▶），心臓の下縁が完全に追求できるcontinious diaphragma signが見られます（⇉）。胸部CT像（図3ⓑ）では，縦隔気腫のために心臓周囲の縦隔に空気の貯留がみられます（⇉）。Continious diaphragma signの成り立ちを説明する所見です。

症例

症例 4

52歳,女性。胆管癌のため半年前に手術を受けている。胸部異常陰影を指摘された。胸部単純撮影(図4 ⓐ)で異常所見を指摘し,診断を考えてください。

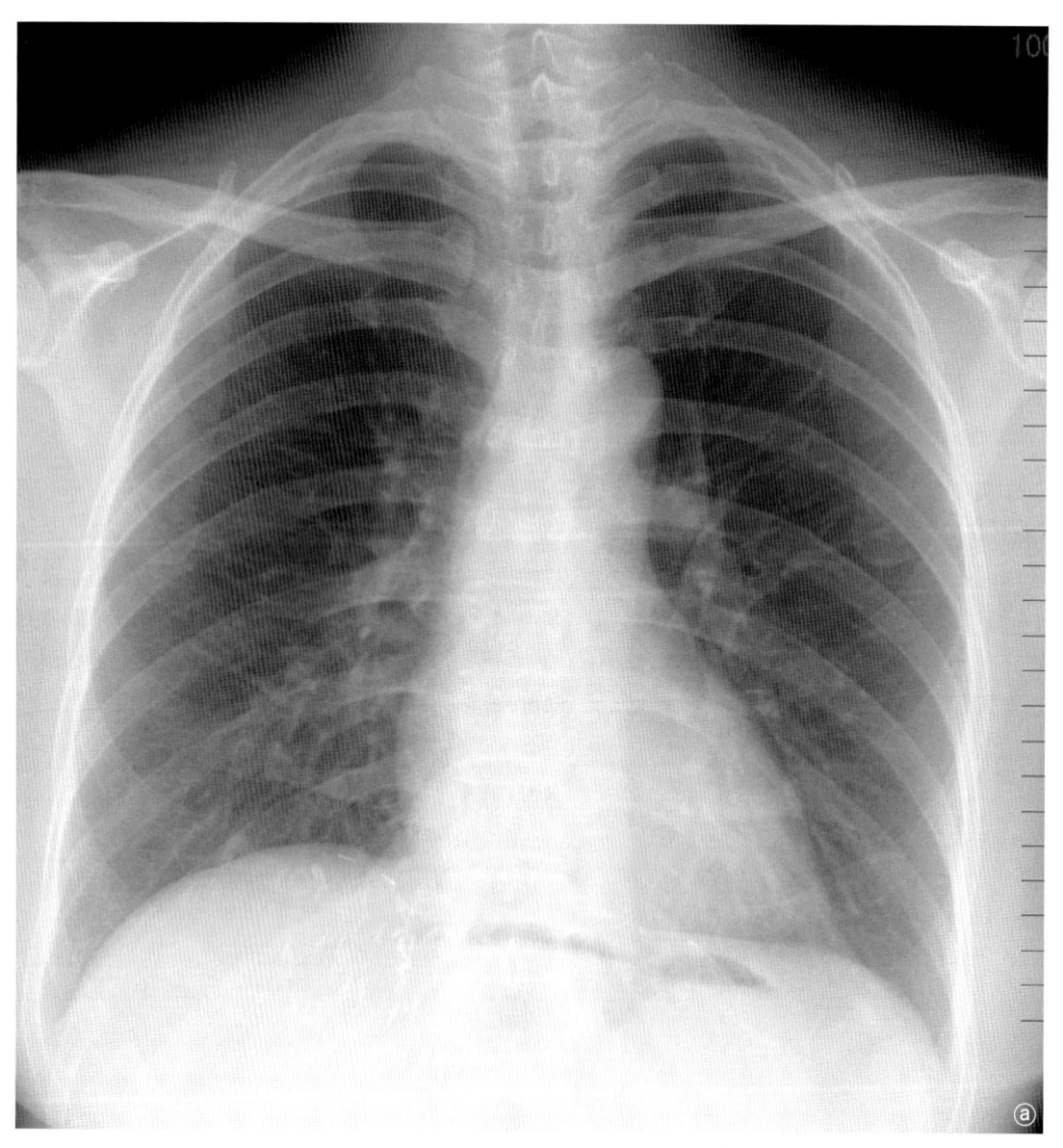

図4

胸壁と胸膜の異常(1) 第16章

症例の解説

症例 4

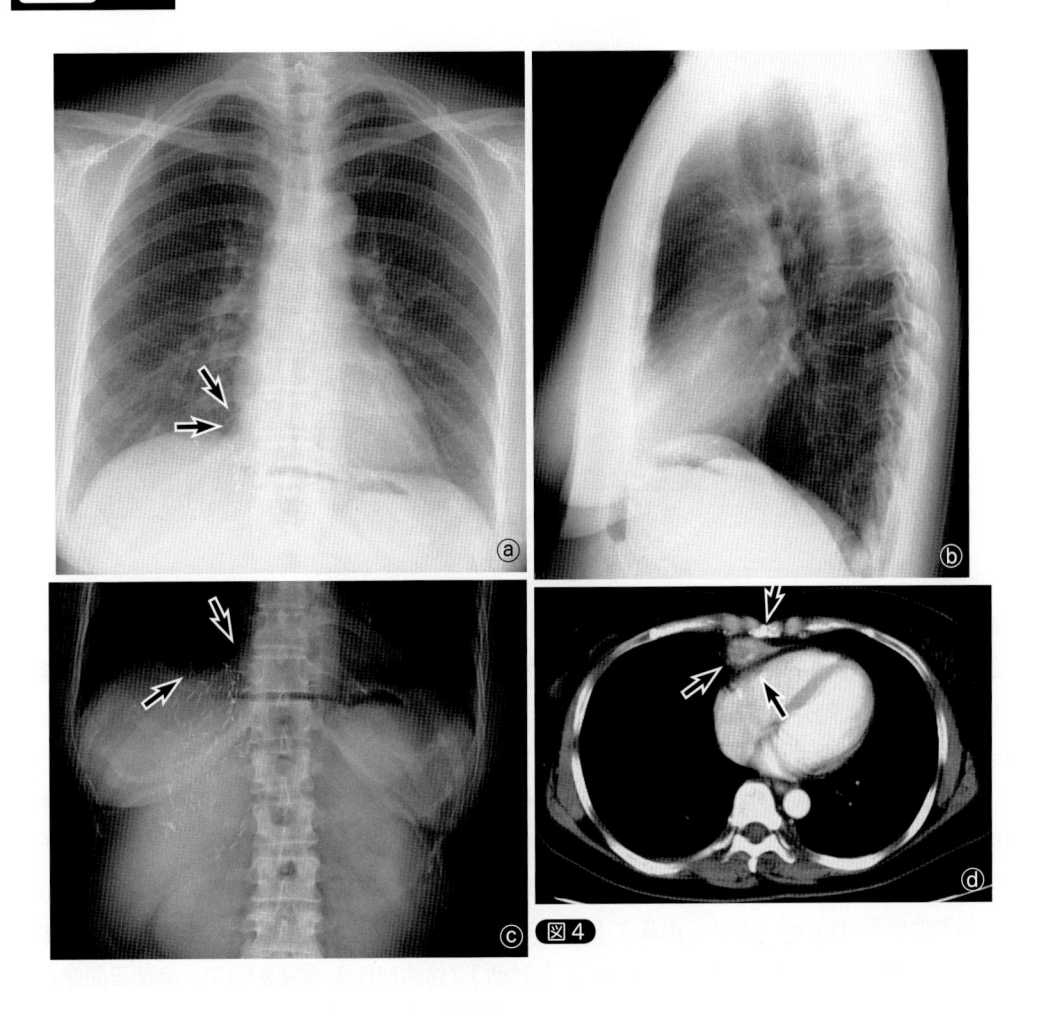

図4

症例の解説

図4

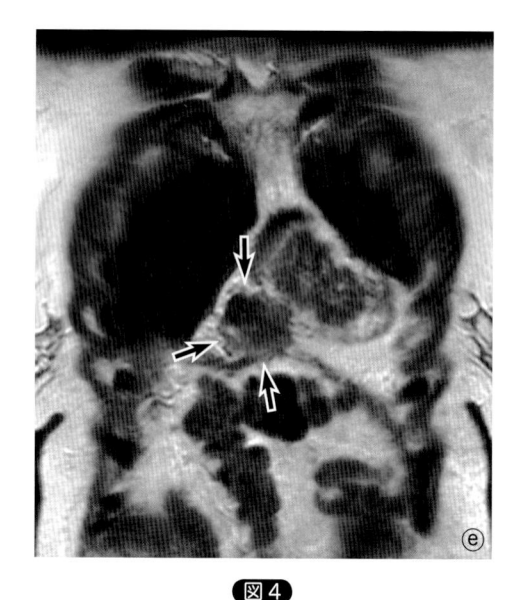

【心横隔膜角部の腫瘍】

　胸部正面像(図4ⓐ)では，右心横隔膜角に腫瘤陰影が見られます(→)。腫瘤陰影の外側の境界はかなり明瞭であり，肺外性の腫瘤の存在が疑われます。なお，肝臓の手術時に用いられたクリップが多数認められます。側面像(図4ⓑ)では腫瘤陰影は不明瞭です。腹部単純立位像(図4ⓒ)で透過性のよい条件で見ると腫瘤陰影はより明瞭です(→)。ちなみに，このような透過性のよい，全体的に黒めの単純撮影を米国では，バッキーフィルム(Bucky film：昭和30年代阪神タイガースで活躍した投手の名前と同じ発音)といいます。これは透過度のよい写真を撮影する時に，散乱線遮蔽用に使用する移動性格子(Bucky grid)に由来する俗称です。CT像(図4ⓓ)では右心横隔膜角部に比較的よく造影される腫瘤性病変が見られます(→)。冠状断T2強調MR像(図4ⓔ)で，胸部正面像との対比が可能です。腫瘤(→)を示します。手術により再発腫瘍が切除され，parasternal portionで腹腔内から連続するように腫瘍が見られ，局所再発の胸腔内進展，または前部横隔膜リンパ節の転移性腫大と考えられました。

胸壁と胸膜の異常(1) 第16章

症例

症例 5

62歳，女性。胃癌の術前検査として施行された胸部単純撮影（図5ⓐ）で，異常所見を指摘されて来院。異常所見を指摘し，診断を考えて下さい。

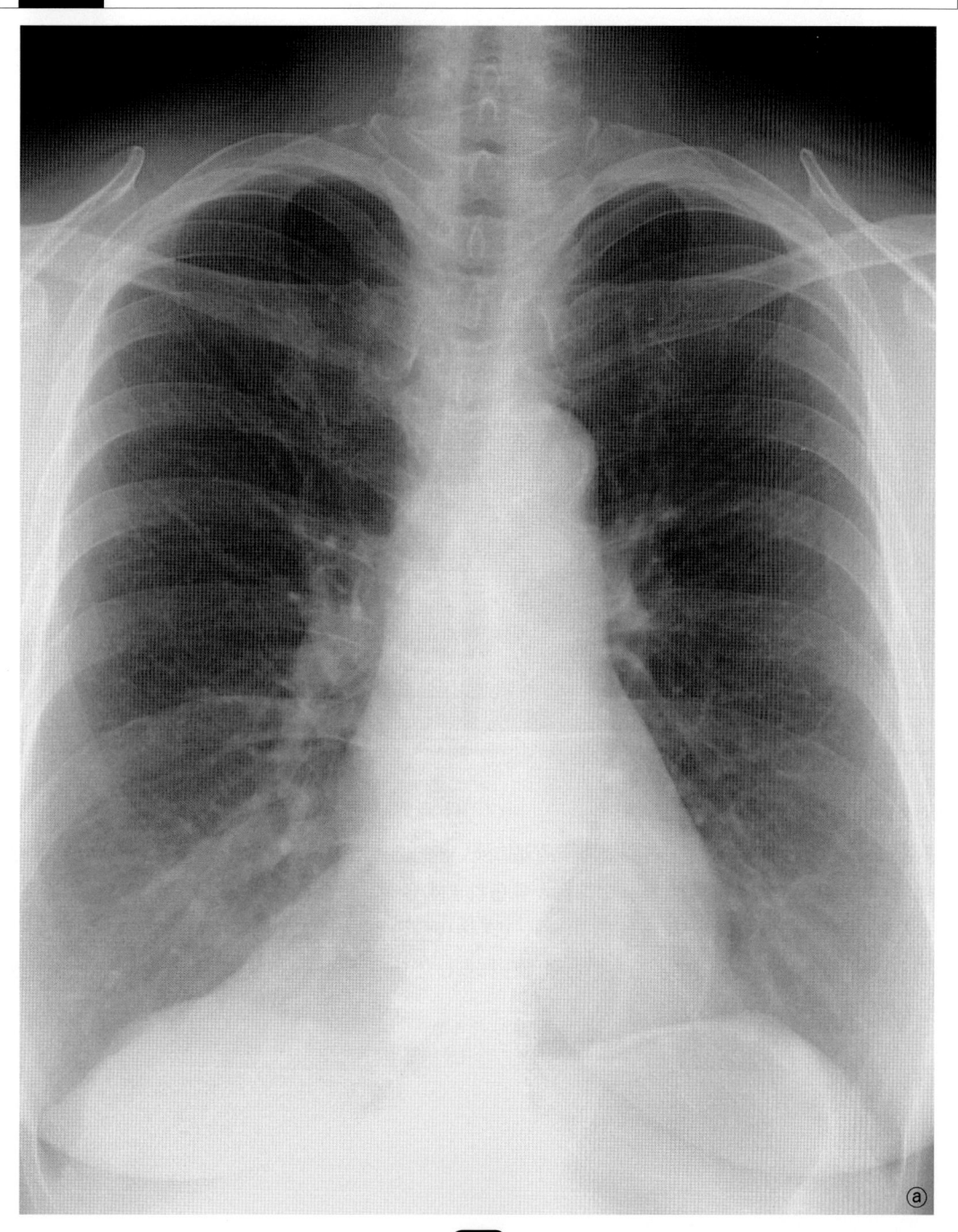

図5

症例の解説

症例 5

図5

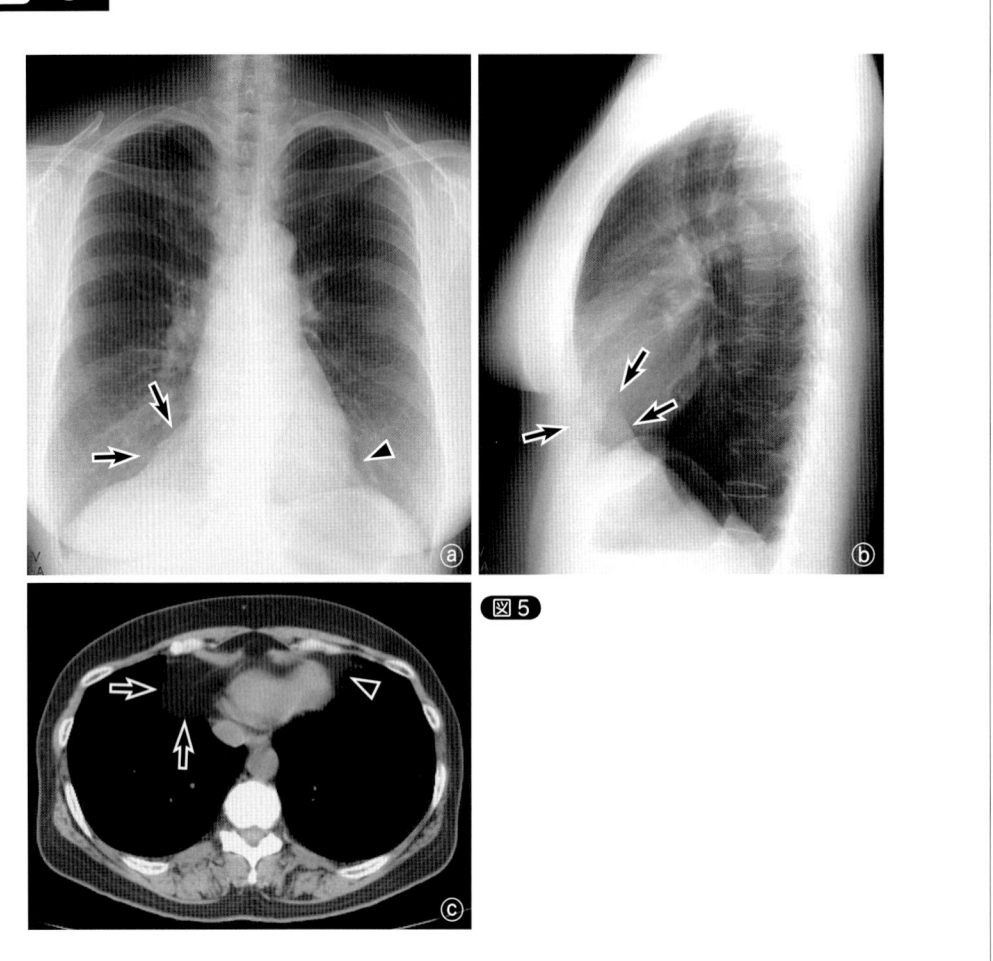

【心外膜脂肪塊】

胸部正面像(図5ⓐ)では，右心横隔膜角部に淡い腫瘤性病変が認められます(➡)。左の心横隔膜角部にも，境界がやや不明瞭な同様の陰影が見られます(▶)。胸部側面像(図5ⓑ)では，心陰影に重なり前胸壁下に淡い陰影が見られます(➡)。CT像(図5ⓒ)ではこの腫瘤は脂肪の濃度を示し，いわゆるpericardial fat padによるものと考えられました(➡)。対側心尖部にもpericardial fat pad(▶)がみられます。

1 横隔膜陰影の成り立ちと横隔膜近傍の異常陰影

(a) 横隔膜の解剖と正常の横隔膜像

横隔膜は解剖学的には腰椎部（pars lumbaris），肋骨部（pars costalis），胸骨部（pars sternalis）からなり，この3者が横隔膜の中心部で融合して腱中心を形成します。Pars lumbarisは腰椎側面と前面から横隔膜脚を形成して起こるのに対して，pars costalisとpars sternalisはおのおの下位肋骨，胸骨先端から起こります。

横隔膜はほぼ平滑なドームを形成しますが，時にドームがいくつかに分割しホタテ貝の貝殻のような形態scallopingを示します。これはpars costalisの筋束が分離して見えるためだとされ，病的意義には乏しいと考えられます（図6）。

肺気腫のように肺の含気が増加する状態では，横隔膜は低位となり，横隔膜のドームは平坦化します。逆に横隔神経麻痺では横隔膜の挙上がみられます。また肺下胸水が肺下面と横隔膜の間に貯留すると，一見して横隔膜が挙上したかのように見えます。

通常正常では，左右の横隔膜は連続してその輪郭が追えません。これは左横隔膜に心臓が接するためですが，縦隔気腫があると心陰影の下縁が明瞭に追えるようになり，continious diaphragma signと呼ばれています。

(b) 横隔膜神経麻痺（図2）

横隔神経麻痺では，患側横隔膜の挙上がみられます。また正常では吸気時に横隔膜が下降し，呼気時に横隔膜が上方に挙上しますが，横隔神経麻痺では横隔膜の奇異性運動がみられます。これは吸気時に横隔膜が挙上し，呼気時に横隔膜が下降するものです。CTでは麻痺側の横隔膜においてthinningがみられます。横隔神経麻痺の原因として，縦隔腫瘍や肺癌などの腫瘍

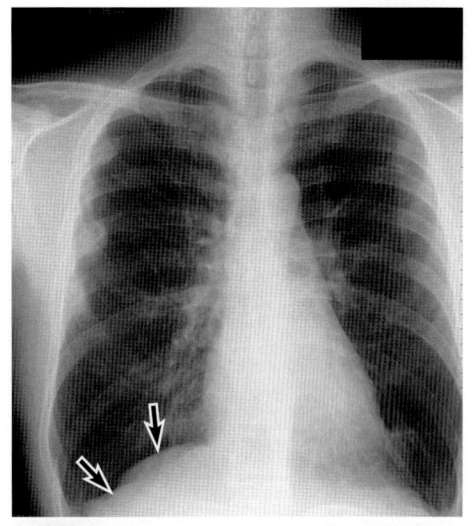

図6 横隔膜のscalloping
胸部正面像で，右横隔膜のドームが分割されたように見え，いわゆるscallopingの所見である（➡）。病的意義には乏しい。

性病変の浸潤が最も重要です。そのためには横隔神経の走行を理解しておく必要があります。

(c) 肺縦隔腫瘍の横隔膜浸潤（図7）

横隔膜に接する肺縦隔腫瘍が実際に横隔膜に浸潤しているかどうか，あるいは単にこれに接するのみかという詳細な診断には単純撮影では限界があり，CTやMRIなどを必要とすることが多いです。

(d) 横隔膜近傍のガス像

横隔膜近傍に見られるガス像の診断的意義は重要です。まず腸管ガス像が横隔膜直下に見られることがあり，特に結腸が右横隔膜下に入り込んだ状態をChialaiditi症候群（図8）と呼びます。これは肝臓に萎縮のある状態で起こりやすく，横隔膜下の遊離ガスとの鑑別が重要です。また時に腸管ガスが横隔膜下の腹腔内遊離ガスに類似することがありますが，この場合には適宜側臥位などの体位変換を加えるか，あるいはCTを追加するのが有用です（図9）。横隔膜下の遊離ガスは，典型的に立位像で横隔膜

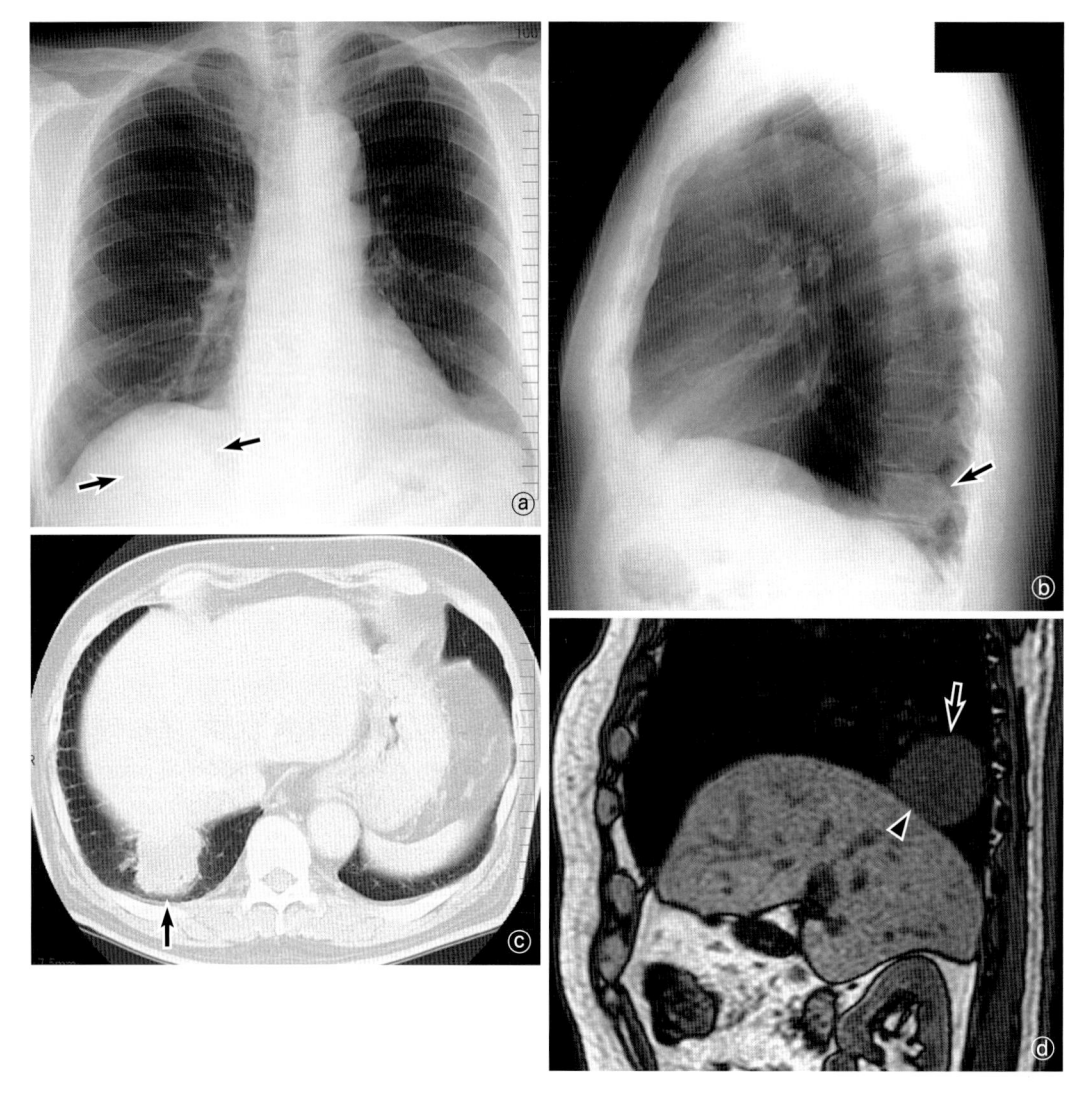

図7 肺癌で横隔膜浸潤を疑った症例
ⓐ胸部正面像では，右横隔膜に重なって腫瘤陰影が見られる（➡）。腫瘤陰影の輪郭は全周にわたって認識可能である。
ⓑ胸部側面像では，右横隔膜に接して腫瘤陰影が見られる（➡）。腫瘤の下縁が不明瞭で横隔膜に接する部位と考えられる。
ⓒ胸部CT像では右横隔膜に接する腫瘤陰影（➡）が見られる。腫瘤の位置から正面像で腫瘤の全周が追え，側面像で下縁が追えなかった理由がよく分かる。
ⓓMRT1強調矢状断像（out of phase）で，腫瘤（➡）が横隔膜に接しているのがよく分かる。腫瘤と横隔膜の間にはわずかな低信号性の線条（▶）がみられ，横隔膜への浸潤は否定的である。手術では浸潤や癒着はなかった。

胸壁と胸膜の異常(1) 第16章

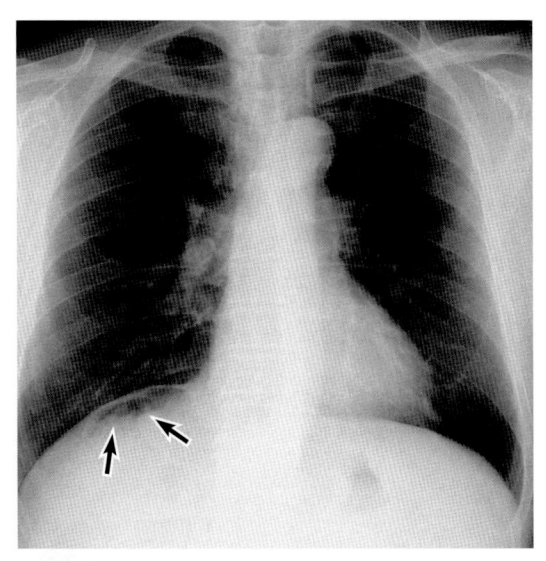

図8 腹腔内遊離ガスに類似する腸管ガス
いわゆるChilaiditi症候群で，結腸（➡）が横隔膜と肝臓の間に入り込んでいる

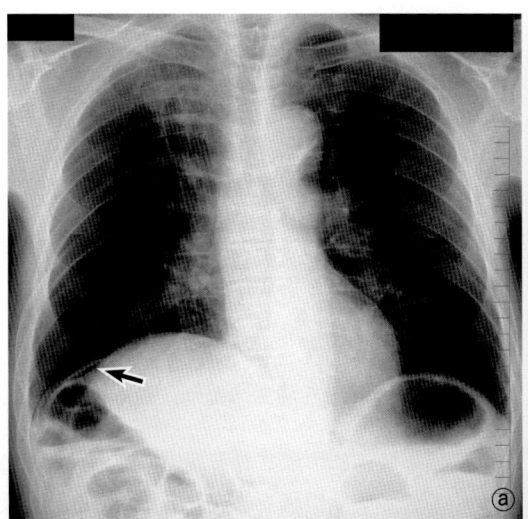

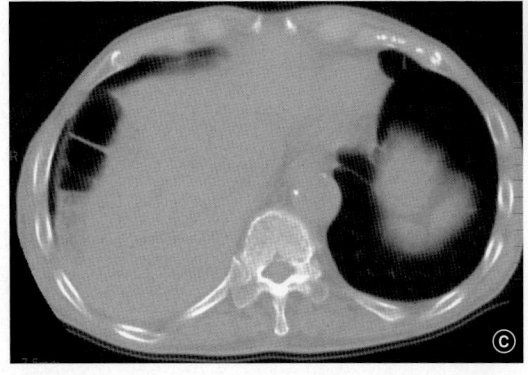

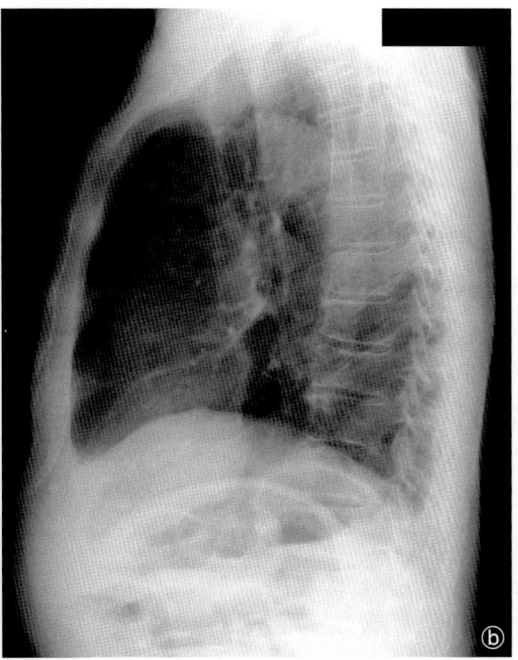

図9 腹腔内遊離ガスに類似する腸管ガス
ⓐ無症状の例であるが，横隔膜下内側よりに腹腔内遊離ガスを疑わせる所見が見られる（➡）。
ⓑ側面像では特に異常はない。
ⓒCT像でも腹腔内に遊離ガスはない。

235

直下の透亮像として見られます（図10）が，ガスが少量の場合は単純撮影で認識できないことも多く，臨床的に消化管穿孔などが疑われる場合には積極的にCTを施行して，単純撮影で不明瞭な遊離ガスの検出に努めるべきでしょう（図11）。一方，縦隔気腫では心臓の下縁にガスが入り込むために，正常では不明瞭な心臓の下縁が明瞭に見えるようになります。このことをcontinious diaphragma sign呼びます（図3）。横隔膜近傍の縦隔気腫の検出に重要なサインです。

(e)横隔膜ヘルニア

横隔膜ヘルニアのうち，最も頻度が高いものは食道裂孔ヘルニアで，食道裂孔をヘルニア門として胃上部が胸腔内に脱出するものです。胃食道接合部が腹腔内に残るrolling typeと，同じく胸腔内に脱出するsliding typeがあります。胸部単純像では，中縦隔の腫瘤性陰影として見られます。また，しばしば腫瘤陰影内部に液面の形成がみられます。

その他に，横隔膜ヘルニアとしては，傍胸骨部のMorgagniヘルニア，横隔膜後部のBohdaleckヘルニアなどが代表例といえます。胸部単純撮影では，それぞれ心横隔膜角部や横隔膜後部の異常陰影を示します。大きなBohdaleckヘルニアでは新生児期の呼吸障害の原因になります。

陰影の濃度は，ヘルニア内容により異なり，腹膜の脂肪組織のみを内容とするものでは比較的淡い濃度を示します。また肝臓などの実質臓器を内容とするものでは軟部組織濃度を，腸管を含むものはガスの濃度を示します。大きな横隔膜ヘルニアでは，胸腔内の膿瘍や先天性嚢胞性腺腫様奇形（CCAM）のような肺嚢胞性疾患が鑑別の対象になります。図4に示す症例は，Morgagniヘルニアと同様のヘルニア門から腹腔内の病変が胸腔内に進展した可能性がありましたが，前部横隔膜リンパ節転移との鑑別が困難でした。

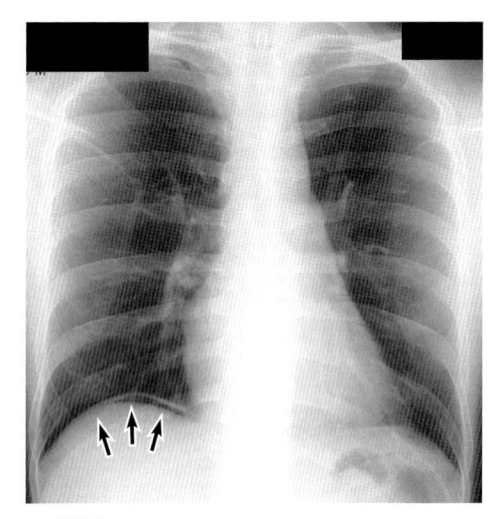

図10 大量の腹腔内遊離ガス
胃十二指腸潰瘍穿孔例であるが，典型的なsubphrenic air（➡）の像である。

横隔膜弛緩症はヘルニアと異なり，定型的なヘルニア門をもちません。横隔膜の筋束の低形成などにより，横隔膜の挙上などの形態の異常を示したり，あるいは筋束間から腹膜や胸膜をかぶって臓器が胸腔内に脱出することもあります。また左横隔膜の挙上により，胃の軸捻転を生じることがあります。

2 心横隔膜部腫瘤の鑑別診断

心横隔膜部に形成される腫瘤の鑑別は，後述する心外膜脂肪組織（pericardial fat pad）によるものが最も多いのですが，ほかに心膜嚢胞，種々の充実性の縦隔腫瘍，Morgagniヘルニア，リンパ節腫大などがあります。これらの正確な鑑別にはCTやMRIが必要とされます（図4，図5）。

心外膜脂肪組織は心外膜の外部にある脂肪組織で，左右の心横隔膜角部に認められます。単純撮影では脂肪組織であることを反映して淡い濃度を示すことが多いですが，時に比較的濃厚な陰影を示し，腫瘤性病変と鑑別を要すること

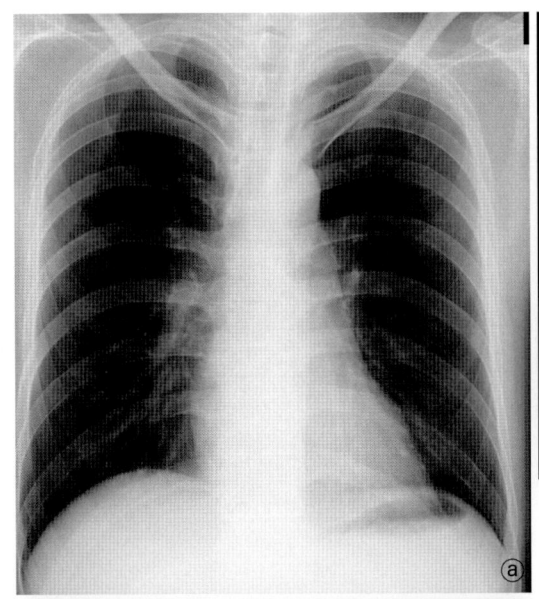

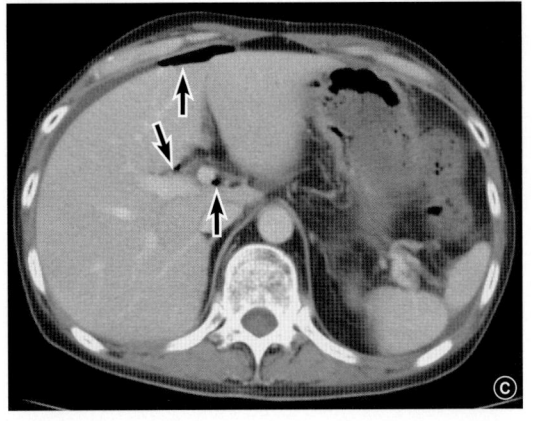

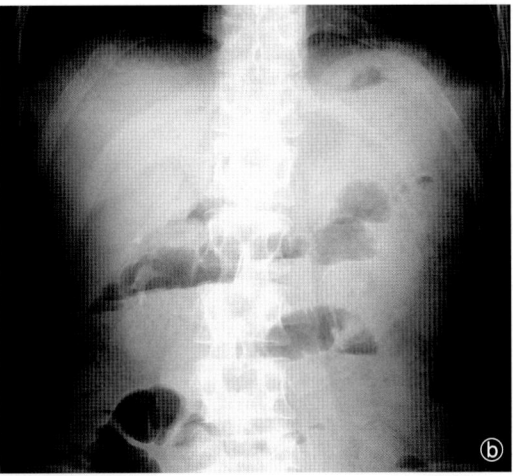

図11 少量の腹腔内遊離ガス
ⓐ胸部正面像では明らかな横隔膜下のガス像はない。
ⓑ透過性のよい立位の腹部立位単純像でも明らかな腹腔内ガス像はない。
ⓒCT像では少量の腹腔内遊離ガス像（➡）が見られる。消化管穿孔例である。このように少量の腹腔内ガスの検出に単純撮影では限界があることに注意すべきである。

があります。大網の脂肪組織のみをヘルニア内容とするMorgagniヘルニアでは陰影の濃度が淡いため，心外膜脂肪組織に類似することがあるので注意を要します。また側面像では，この脂肪組織のために心陰影に重なる異常陰影を形成することがあり，心切痕（cardiac incisurra）と呼ばれていますが，脂肪組織は時に肺の葉間胸膜内に入りこむことがあり，これが原因となって肺内病変や葉間胸膜の病変に類似することがあります。

第17章
胸壁と胸膜の異常(2)

症例

症例 1

72歳，女性。狭心症で胸部単純撮影（図1 ⓐ）を行い，異常陰影を指摘された。異常陰影を指摘し鑑別診断をあげてください。

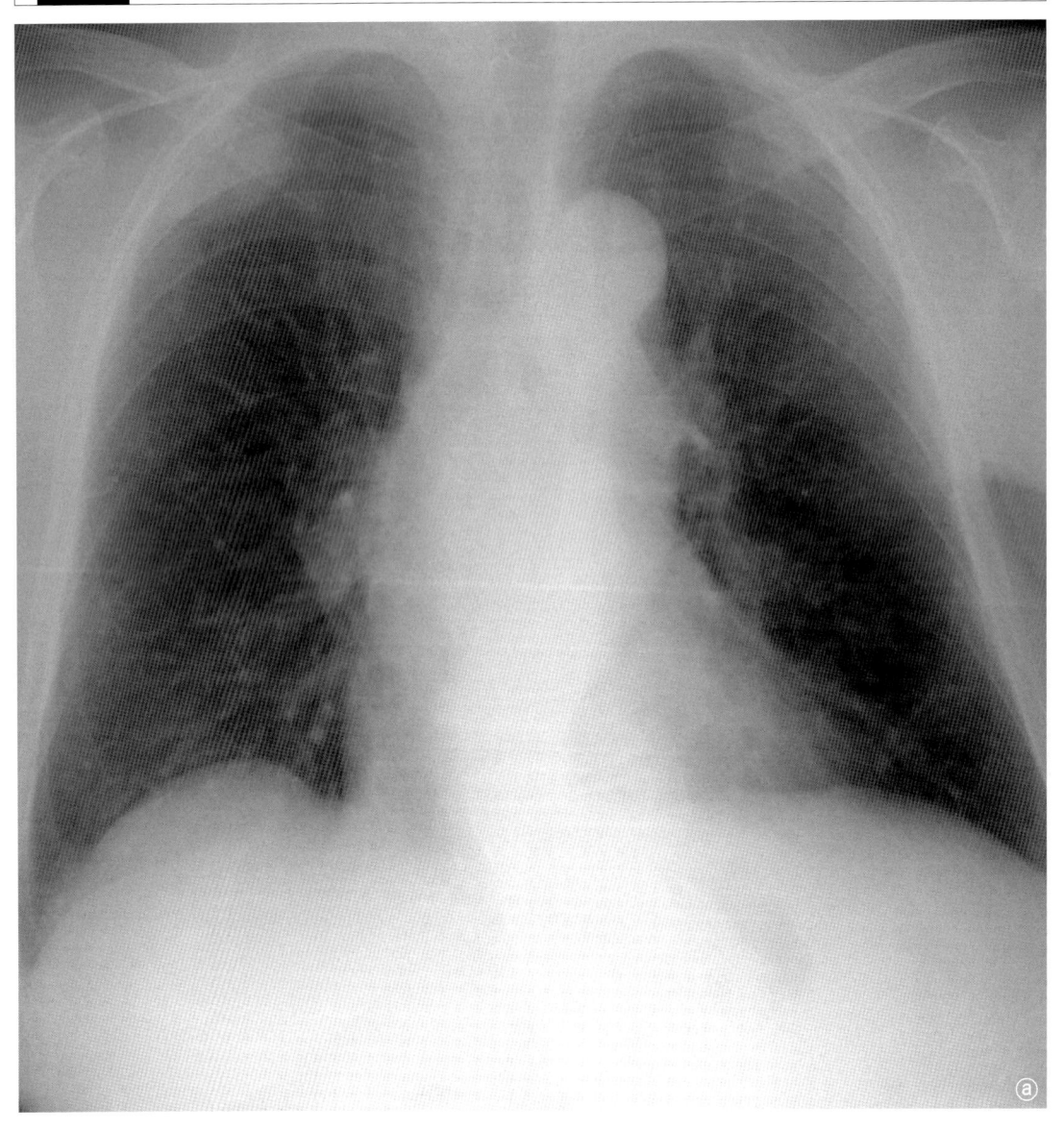

図1

胸壁と胸膜の異常（2） 第17章

症例の解説

症例 1

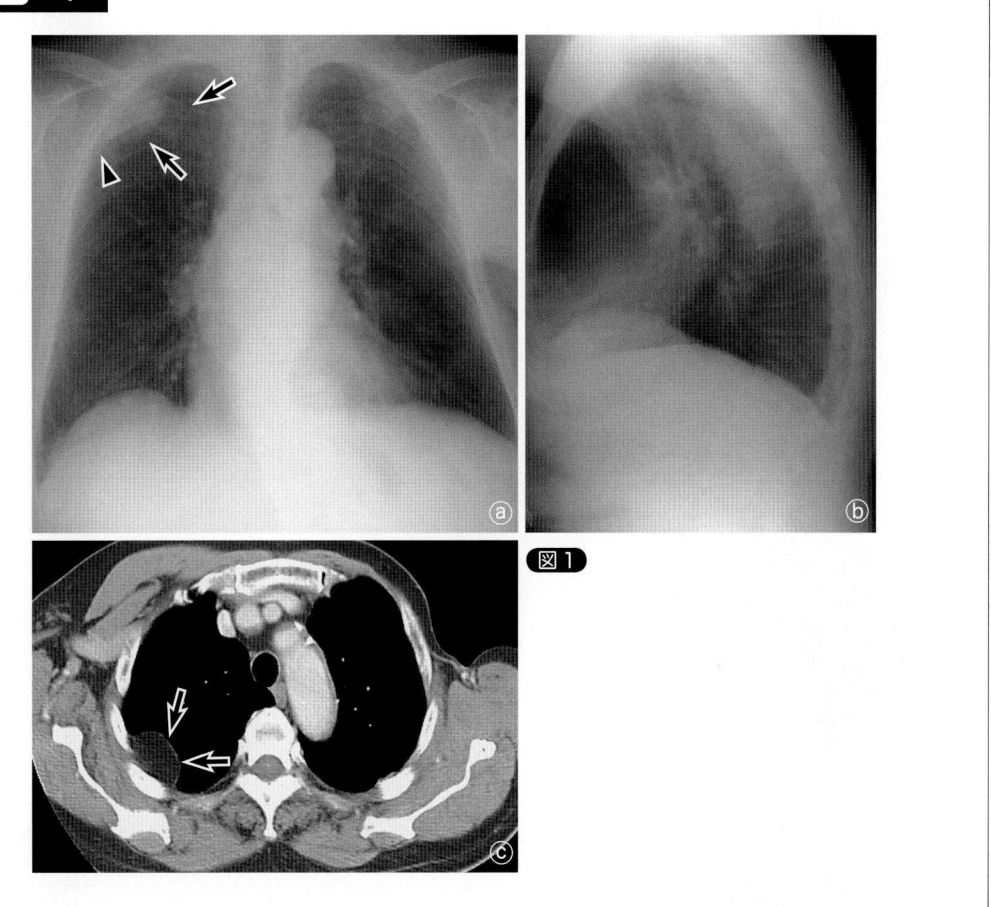

図1

【胸壁脂肪腫】
　胸部単純正面像（図1ⓐ）では，右上肺野に異常陰影が見られます（➡）。山の裾野のようなtapering edge（▶）を示して胸壁に移行しており，いわゆるextrapleural sign陽性で肺実質外から発生した腫瘤と考えられます。側面像（図1ⓑ）では異常陰影は認められません。腫瘤陰影に接する肋骨には破壊は見られません。CT像（図1ⓒ）では腫瘤は明らかな脂肪の濃度（➡）を示しており，脂肪腫と考えられます。

症例

症例 2

74歳，男性。20年以上前に結核性膿胸での治療歴があり，最近胸痛がある。胸部単純撮影（図2 ⓐ）からどのような病態を考えますか？

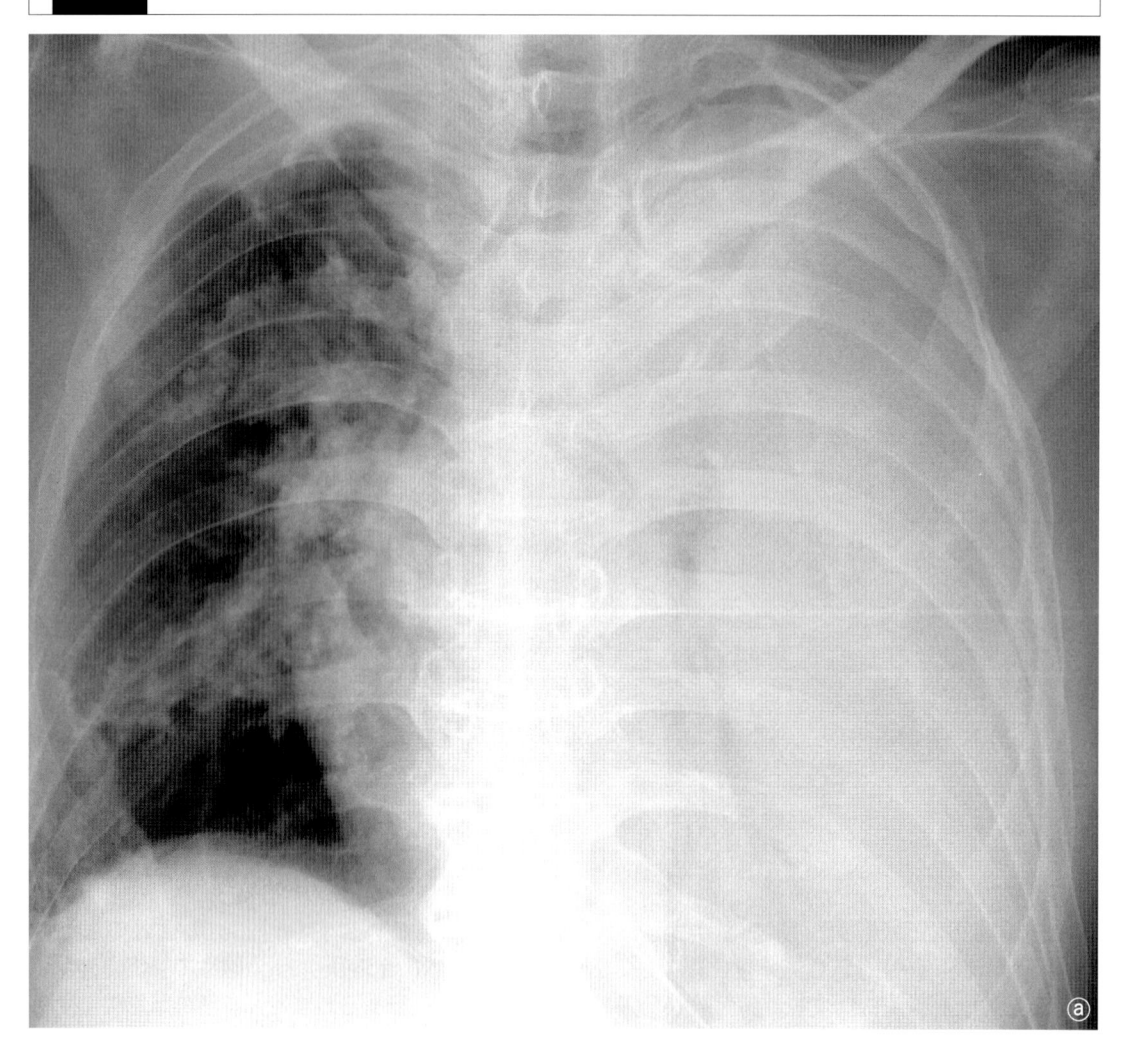

図2

胸壁と胸膜の異常（2） 第17章

症例の解説

症例 2

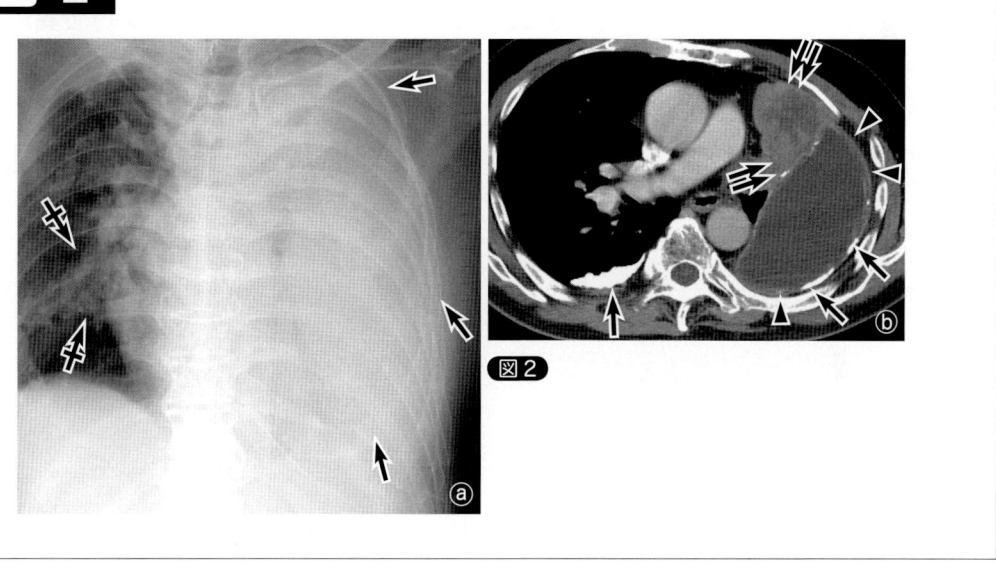

図2

【膿胸関連リンパ腫】
　胸部正面像（図2 ⓐ）では，左胸腔はほぼ完全にopaqueとなっています（➡）。右側に石灰化した胸膜肥厚が見られます。CT像（図2 ⓑ）では，左に膿胸（▶）が見られ，胸膜肥厚と石灰化（➡）を伴っています。またこの膿胸の内側よりには軟部組織腫瘤（⇉）が形成されています。右にも比較的厚い胸膜の石灰化（↔）がみられます。生検により悪性リンパ腫（B細胞性びまん型大細胞性リンパ腫）と診断されました。いわゆる膿胸関連悪性腫瘍として発生した悪性リンパ腫の例です。

症例

症例 3

74歳，男性。1カ月持続する胸痛がある。胸部単純撮影（図3 ⓐ）で異常陰影を指摘し，鑑別診断をあげてください。

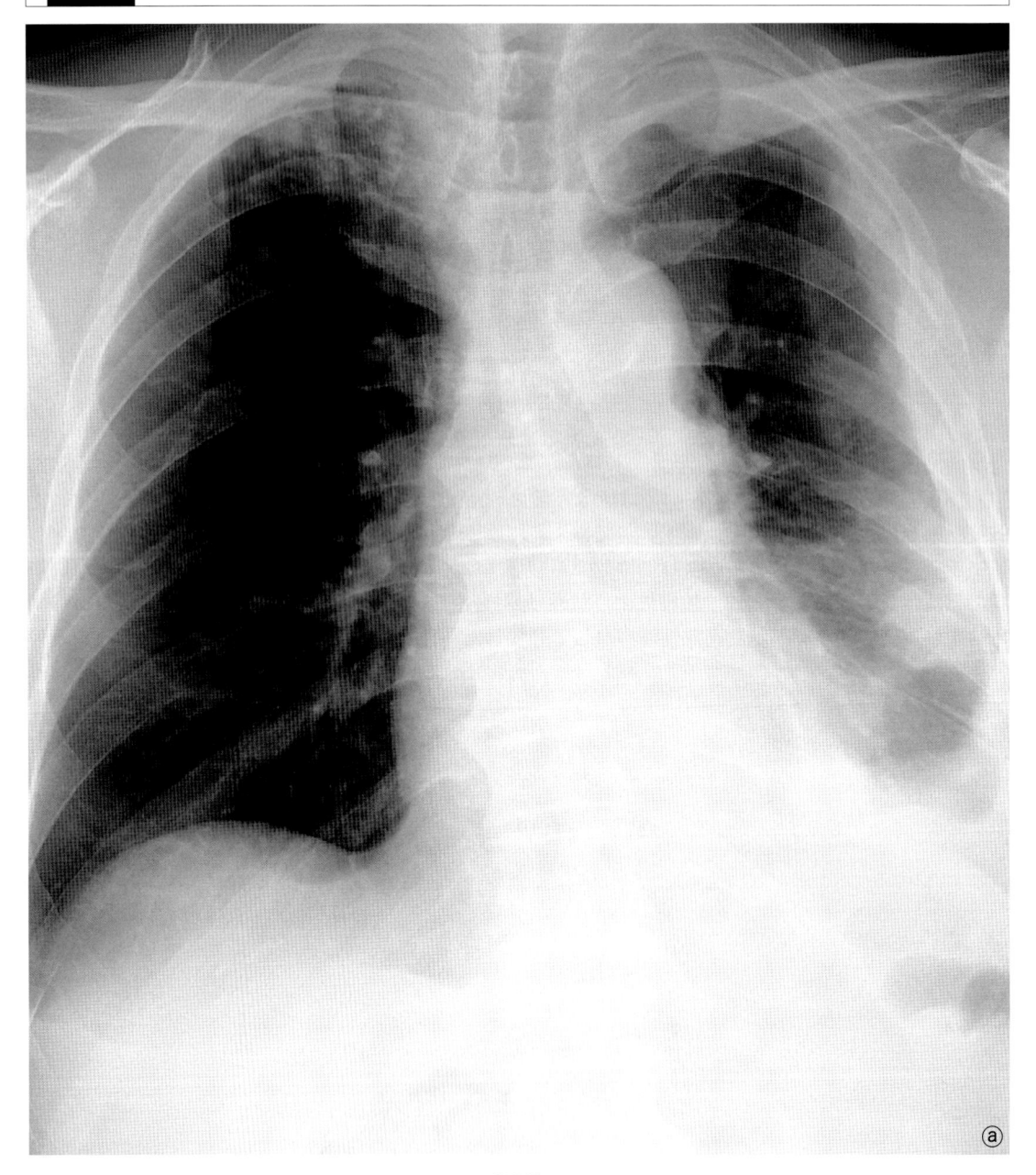

図3

症例の解説

症例 3

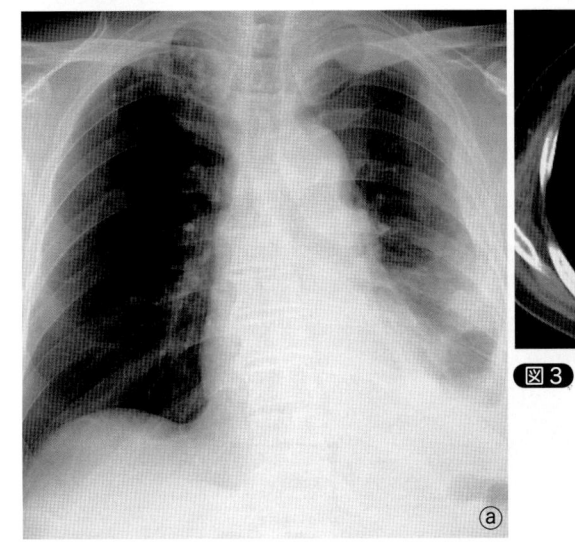

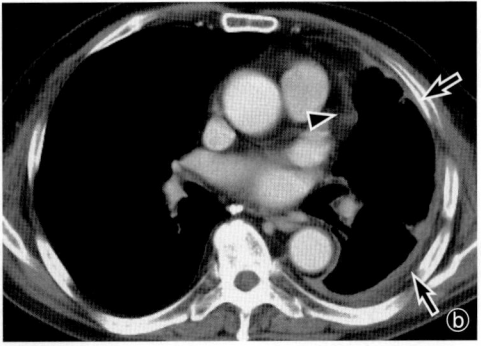

図3

【びまん性中皮腫】
　胸部正面像（図3ⓐ）では，左胸水の貯留を疑わせる所見が見られますが，左胸郭は縮小し，縦隔は左に偏位しています。胸水貯留のみでは理解しがたい像で，左胸腔の容積が減少するような過程が同時に存在しているようです。造影CT像（図3ⓑ）では左胸膜のびまん性の肥厚が見られ，ほぼ均一な肥厚（→）を示しています。また胸膜の肥厚は縦隔側に及んでいます（▶）。生検によりびまん性胸膜中皮腫と診断されました。

症例

症例 4

70歳，女性。右背部痛を主訴に来院。胸部単純撮影（図4 ⓐ，ⓑ）で異常陰影を指摘し，鑑別診断をあげてください。

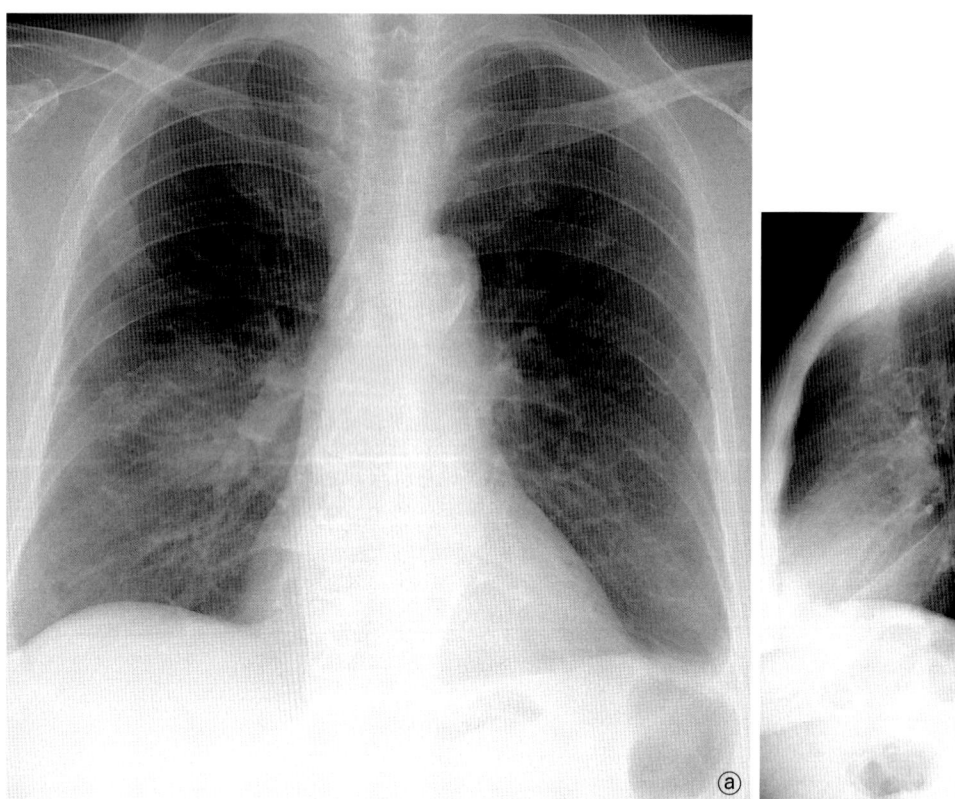

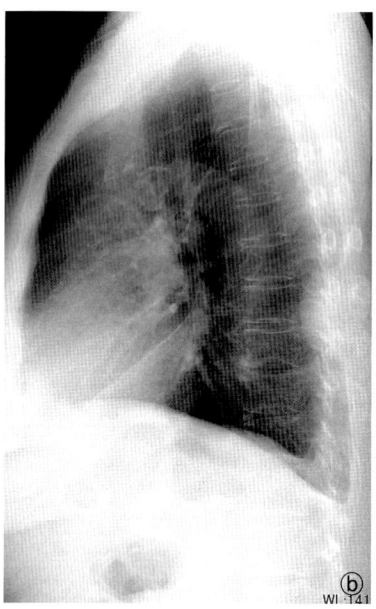

図4

胸壁と胸膜の異常（2） 第17章

症例の解説

症例 4

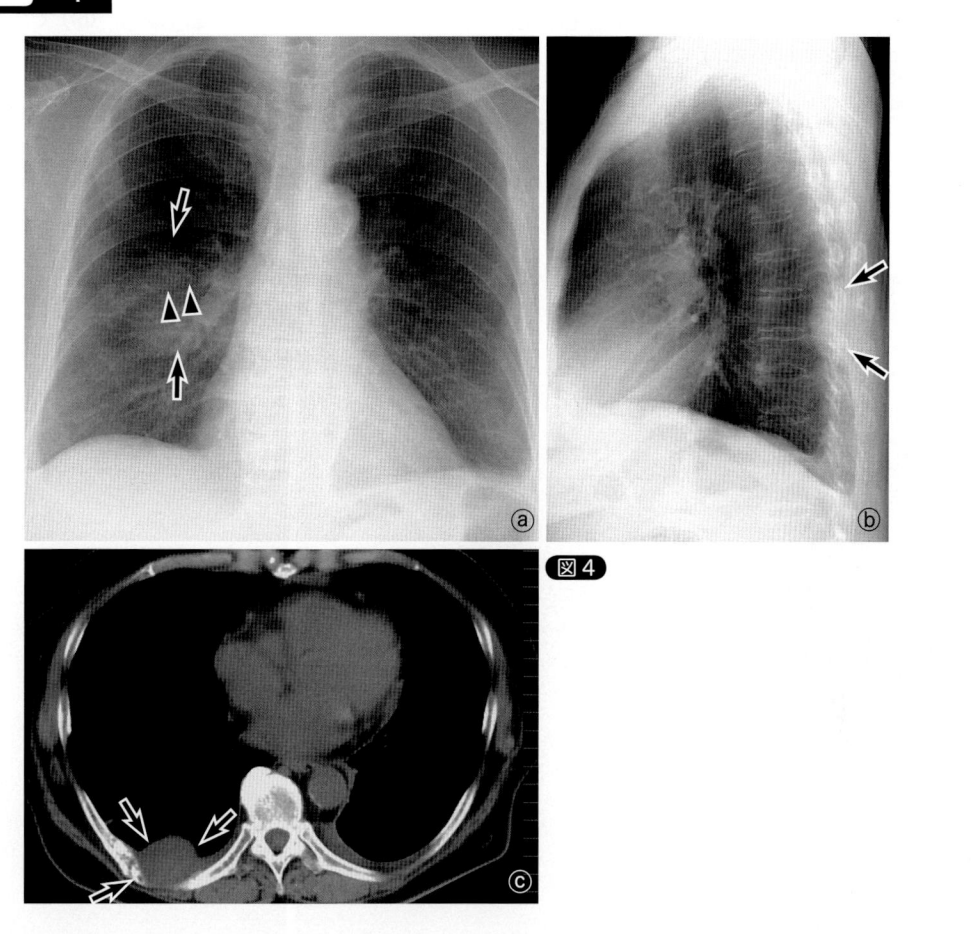

図4

【多発性骨髄腫】
　胸部正面像（図4ⓐ）では右下肺野の境界の不明瞭な異常陰影（➡）が見られます。陰影の重なる肋骨には破壊像や骨透亮像（▶）が見られます。胸部側面像（図4ⓑ）では異常陰影（➡）は後胸壁に接する部分に存在しているように見えます。CT像骨条件では（図4ⓒ）肋骨に骨破壊（▶）が見られ，この周囲に軟部組織腫瘤（➡）が形成されています。血中のＭ蛋白が陽性であり多発性骨髄腫と診断されました。

症例

症例 5

67歳，男性。右肩から右上肢痛がある。胸部単純撮影（図5 ⓐ，ⓑ）で異常陰影を拾いあげてください。

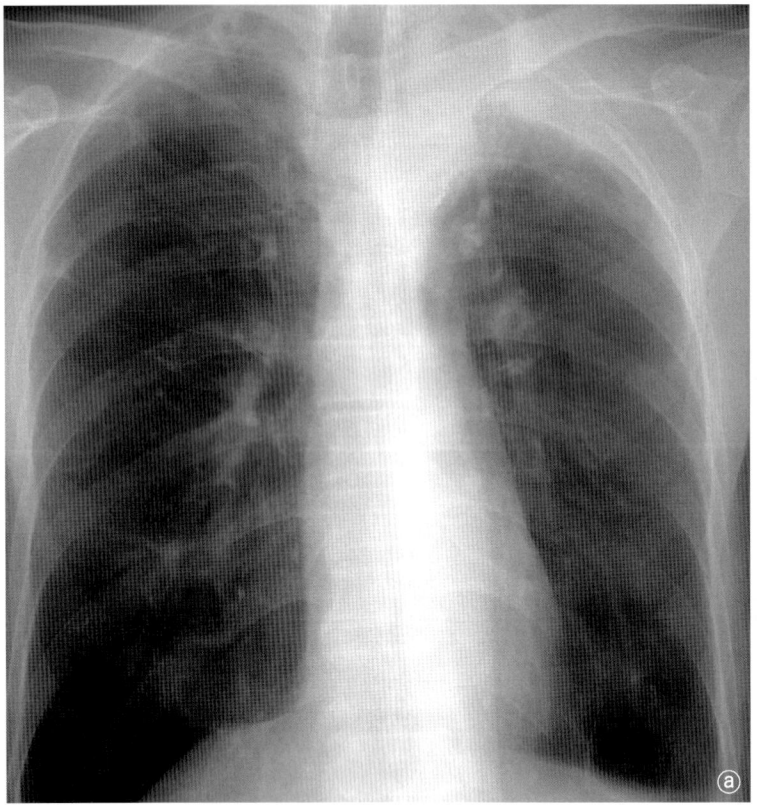

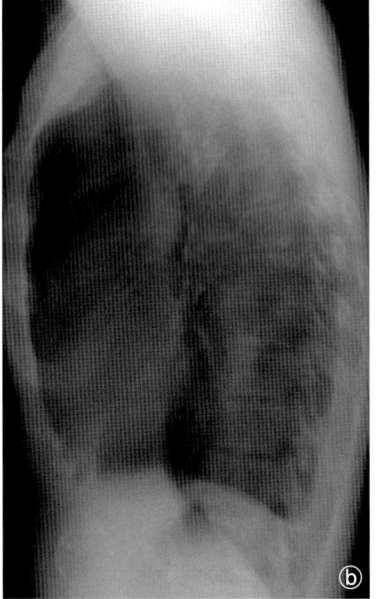

図5

第**17**章 胸壁と胸膜の異常（2）

症例の解説

症例 5

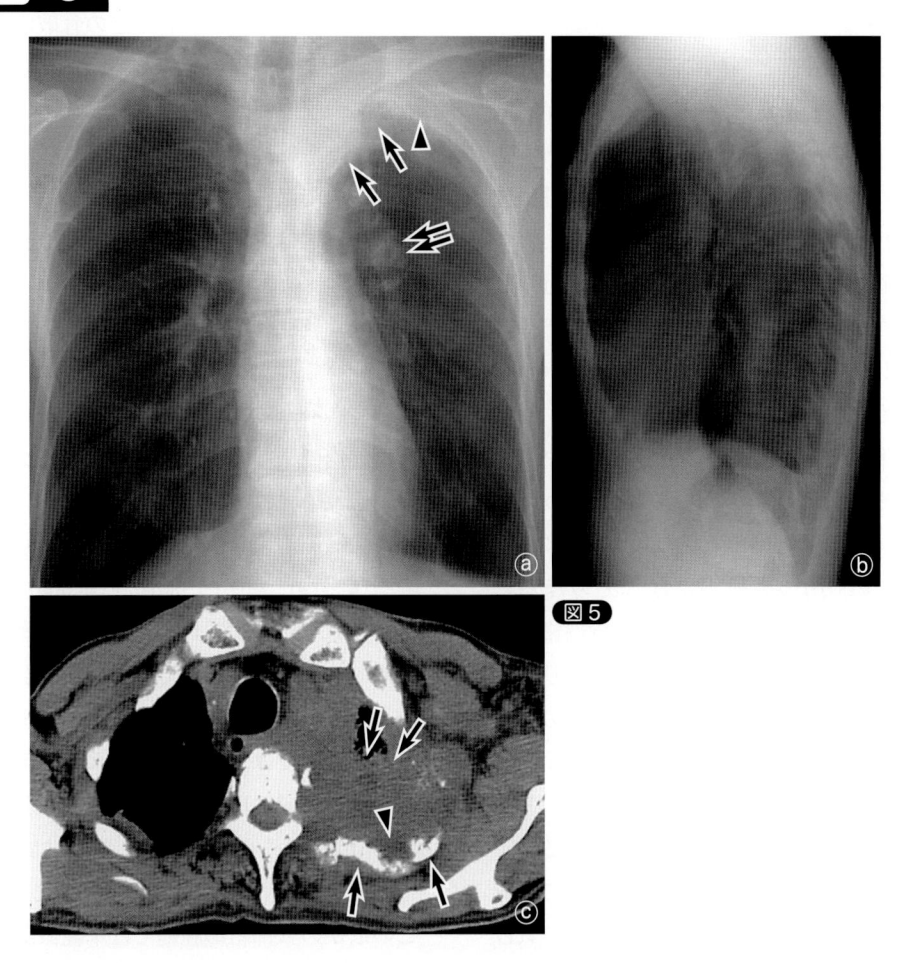

図5

【パンコースト腫瘍】
　胸部単純撮影正面像（図5ⓐ）では左肺尖部に腫瘤陰影（➡）が見られます。左肺尖部では肺の容積減少が見られ、左肺門陰影の上方への牽引（⇉）が見られます。このことから第2肋骨の骨破壊が疑われます（▶）。側面像（図5ⓑ）でも明らかな骨破壊像はありません。CT像縦隔条件表示（図5ⓒ）では胸郭入口部の軟部組織に浸潤する腫瘤性病変（➡）が見られます。明らかな骨破壊像を伴っているのが分かります（▶）。いわゆるパンコースト型肺癌の例です。

1 胸壁腫瘍の診断

　胸壁，胸膜の腫瘍性疾患は，単純撮影では肺実質外の軟部組織陰影として描出されます。肺実質外から発生した腫瘍陰影ですから，縦隔から発生した腫瘍と同様に適当な撮影方向を選択できればいわゆるextrapleural signが証明できます。このextrapleural signは臓側胸膜より胸壁側，あるいは縦隔側から発生した腫瘍性病変であれば，臓側胸膜を隔てて肺実質と接するので，適当な投影方向であれば山の裾野が広がるようなtapering edgeを形成して胸壁や縦隔に移行します。これがいわゆるextrapleural signの最も本質的な所見です（図1）。逆に肺から発生して胸壁や縦隔に接した腫瘍では，陰影と胸壁や縦隔陰影の間に切れ込みnoch，sulcusができるので，sulcus signと呼ばれています。Felsonの教科書には，そのほかにextrapleural signの所見として肺血管陰影が腫瘍陰影に重なって見えるなどの記載もありますが，これらについては単純写真では前後の重なりがあるので，必ずしもextrapleural signの本質とはなりません。

　extrapleural signは，上述のようにある特定の方向でのみ証明できればよく，すべての投影方向で認められるわけではありません。これはちょうど山を麓から見れば裾野が広がって見えるのに，山の頂上の上空から見れば裾野がひろがるようには見えないのと同様です。

　縦隔の項でもふれましたがextrapleural signは一種の言葉の誤用（misnomer）で，正確にはextrapulmonary signとでも呼ぶべきものです。また上記のように一方向のみからでも証明できれば意味づけが可能です。またこのサインは例外が比較的多いことでも知られています。すなわち，肺実質外から発生した腫瘍であってもtapering edgeを示さないことが時にあります。特に立体的にドーム状をしている肺尖部や胸郭入口部では，肺実質外腫瘍がtapering edgeを示さないことはまれではありません。

　胸壁や胸膜の腫瘍性病変を疑った場合に，読影時に着目すべき点がいくつかあります。まず，その腫瘍陰影により肋骨などの骨破壊があるかどうかです。骨破壊を伴う場合は，当然のことながら悪性腫瘍が考えられます。この場合，頻度としては転移性腫瘍と多発骨髄腫の頻度が最も高いので鑑別診断の上位にあがります。また胸壁腫瘍では，転移性腫瘍が頻度の最も高い腫瘍です。

　原発性胸壁腫瘍のうち，軟部組織原発の腫瘍は約6割で，残り4割が肋骨などの骨原発の腫瘍です。胸壁軟部原発の腫瘍ではその約7割が悪性腫瘍です。骨破壊を伴わない腫瘍では，良性，悪性いずれの可能性もあります。良性胸壁軟部組織腫瘍のなかで頻度的に多いものは神経鞘腫（図6），類腱腫，脂肪腫（図1）などです。脂肪腫はCTを撮影することにより確定診断が可能ですが，単純撮影でも低い濃度を示すことから診断が可能なこともあります。また肋間神経神経鞘腫では，通常腫瘍による軟部組織陰影は肋骨の下縁に形成され，しばしば肋骨下縁にerosionが認められます。これは肋間神経の走行位置を考えれば容易に理解できる所見です。このほかの軟部組織腫瘍では単純撮影で特徴的な所見はなく，CTやMRIなどの手段を用いなければ，それ以上の鑑別診断はできません。しかし，CT，MRIの組織間コントラストもいまだ不十分であり，CT，MRIを用いても脂肪腫や神経原性腫瘍の一部を除いて確定診断は困難です。単純撮影における胸壁軟部組織腫瘍の良性悪性の鑑別点は，骨破壊を伴うか否かによることになります。

　悪性軟部組織腫瘍は種々の間葉系肉腫が主体ですが，この中で重要なものは，いわゆる小円形細胞肉腫と呼ばれる一群の腫瘍で，骨外性ユーイング腫瘍と類縁の腫瘍です。これらの腫

胸壁と胸膜の異常（2） 第17章

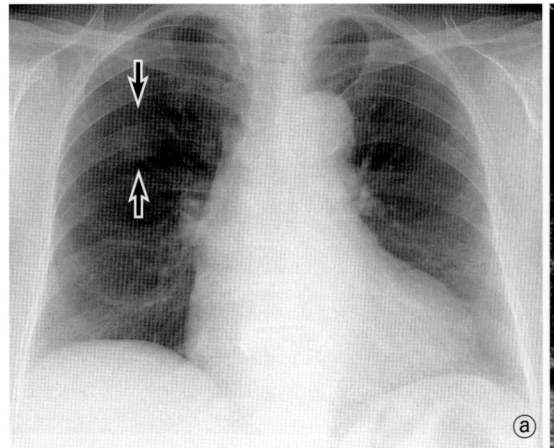

図6 壁神経鞘腫
ⓐ胸部単純撮影では右第3肋骨の前方に軟部組織陰影が見られる（➡）。
ⓑCT像では肋骨の接して軟部組織陰影が認められる。肋骨の破壊は明らかではないが，肋骨との位置関係からは肋間神経由来の神経原性腫瘍が疑われる（➡）。

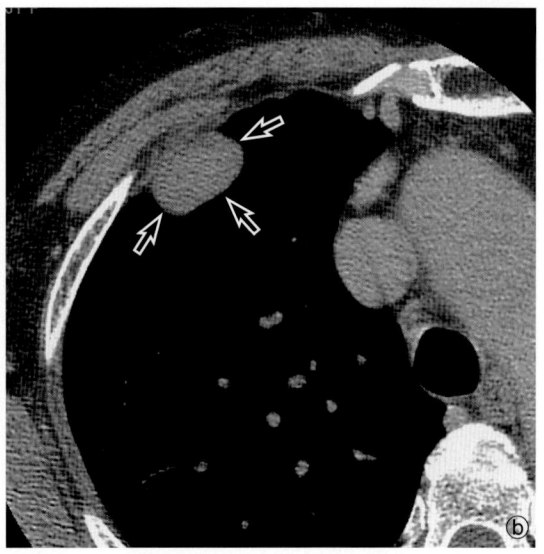

瘍はかつてprimitive neuroectodermal tumor (PNET)，Askin腫瘍などと呼ばれてきた腫瘍で，腫瘍発見時には胸膜，胸壁，肺に広範に浸潤し，どの部位から発生したかの判断が困難なことが多いようです。最近の遺伝子解析の研究からEwing tumor familyとよばれ，遺伝子の共通性から滑膜肉腫もこの一群の腫瘍と同類と考えられています。

胸壁胸膜の悪性腫瘍が慢性膿胸に合併することがありますが，この中で最も有名なものは悪性リンパ腫で，その発生例のほとんどが本邦からの報告です（図2）。このほかに慢性膿胸に合併する悪性腫瘍として，血管肉腫が2番目に多く報告されています。

肋骨には種々の原発性骨腫瘍が発生することが知られています。悪性腫瘍がその9割を占めています。良性腫瘍ないし腫瘍類似疾患では，軟骨腫の頻度が最も高く，続いて動脈瘤様骨嚢腫が多いと思います。このほかの良性腫瘍は線維骨異形成症，骨軟骨腫（図7），骨芽細胞腫，骨巨細胞腫などですがその頻度は低いようです。また悪性腫瘍では，転移性腫瘍（図8），

多発性骨髄腫（図4）が最も頻度が高いのですが，原発性骨腫瘍では，孤立性骨髄腫や軟骨肉腫，骨肉腫などが発生します。

このほかに胸壁腫瘍として見られるものに，乳癌や肺癌の胸壁浸潤があります。肺癌の胸壁浸潤の単純撮影による診断には限界があり，肋骨などの骨破壊がないと確実な浸潤の診断ができませんが出現頻度が低くあまり有用な所見とはいえません（図8）。Pancoast腫瘍（図5）は，肺尖部付近に発生し，胸壁方向に浸潤する肺癌の総称です。組織型は問いませんが，扁平上皮癌や未分化な癌が多くみられます。臨床的には頸部痛や肩痛，上肢痛などを訴えることがあります。単純撮影では肺尖部に腫瘤陰影を形成しますが，時に陳旧性の胸膜肥厚に類似しこれと鑑別が困難なことがあります。肋骨や椎体骨の骨破壊の存在が単純撮影での診断の決め手ですが，骨破壊は通常の胸部単純撮影の条件では不明瞭なことがあり，頸椎や胸椎の撮影条件での撮影，あるいはCTなどを必要とすることがあります。臨床症状に合わせて施行すべきでしょう。

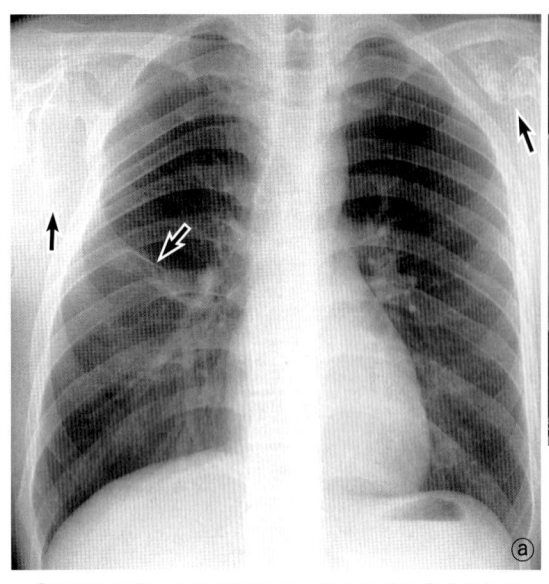

ⓐ胸部正面像では両側肩甲骨，肋骨などに多発性に骨軟骨腫と思われる骨皮質から連続するように発育する骨性の腫瘍を認める。

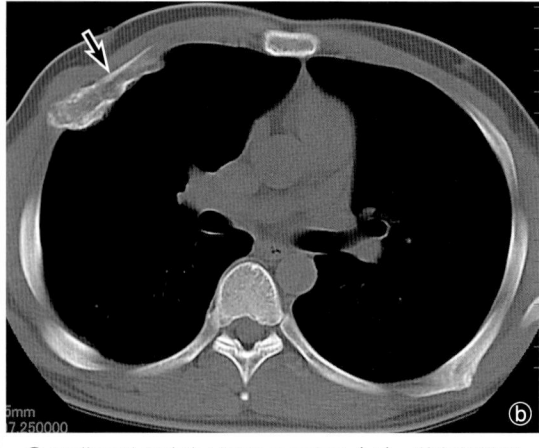

ⓑCT像で肋骨病変が明らかである（→）。軟部組織腫瘤の形成はない。

このように骨性の腫瘍で，肋骨などの皮質から連続性が追え，軟部組織腫瘤がないのが特徴である。骨皮質に不整をみたり，軟部組織腫瘤の形成を伴う場合は，悪性化を疑う。

図7 多発性骨軟骨腫症

胸壁の軟部組織が神経筋疾患などによって萎縮すると，単純撮影でも胸壁の軟部組織が萎縮し，これが高度になると単純撮影での診断も可能になります（**図9**）。

2 胸膜腫瘍

胸膜腫瘍のなかで頻度が高いものは各種悪性腫瘍の胸膜転移です。この中には血行性転移と胸膜播種が含まれます。血行性転移は乳癌や消化器系癌，肺癌などで見られます。また胸膜播種は肺癌や胸腺腫，乳癌などの胸郭内腫瘍で見られます。胸膜播種は胸水を伴う場合とこれを伴わない場合があります。胸腺腫における胸膜播種は重力に従って起き，横隔膜面の最も低い部分に起こるので，その初期にはしばしば見落とされることがあります。

悪性中皮腫（**図3**）は上皮型，二相型，肉腫型などの亜型が知られていますが，組織学的にはいわゆる biphasic pattern を示す点が重要です。石綿暴露との関連が高いといわれています。病理学的にはびまん性の胸膜肥厚あるいは結節状，腫瘤状の胸膜肥厚が見られます。単純撮影では，胸水の貯留と胸膜肥厚の所見が中心です。原因不明の胸水貯留で発見されることも多いようです。腫瘍の増殖によって線維組織の増生があり，患側の胸腔はむしろ縮小し，縦隔は患側に偏位することがまれではありません。そのためびまん性胸膜中皮腫は，実際には肺癌の胸膜播種と画像上鑑別がつかないことが多いものです。

そのほかの胸膜腫瘍として良性のものでは，限局性胸膜線維腫や脂肪腫，限局性アミロイドーシスなどが，悪性のものでは，間葉肉腫や悪性胸膜線維腫，胸膜原発の骨外性ユーイング肉腫とその類縁疾患が挙げられます。また最近では遺伝子診断の発達に伴って胸膜原発の滑膜肉腫と診断される例が増加しつつあります。

限局性胸膜線維腫はかつて良性限局性中皮腫と診断された腫瘍ですが，中皮由来の腫瘍ではなく，胸膜下線維組織由来と考えられています。またこの半数は臓側胸膜由来です。胸膜線維腫の悪性型もあります。良悪性の画像診断による鑑別は困難です。また胸壁筋の萎縮も単純写真で評価できますが（**図9**），詳細な解析にはCT

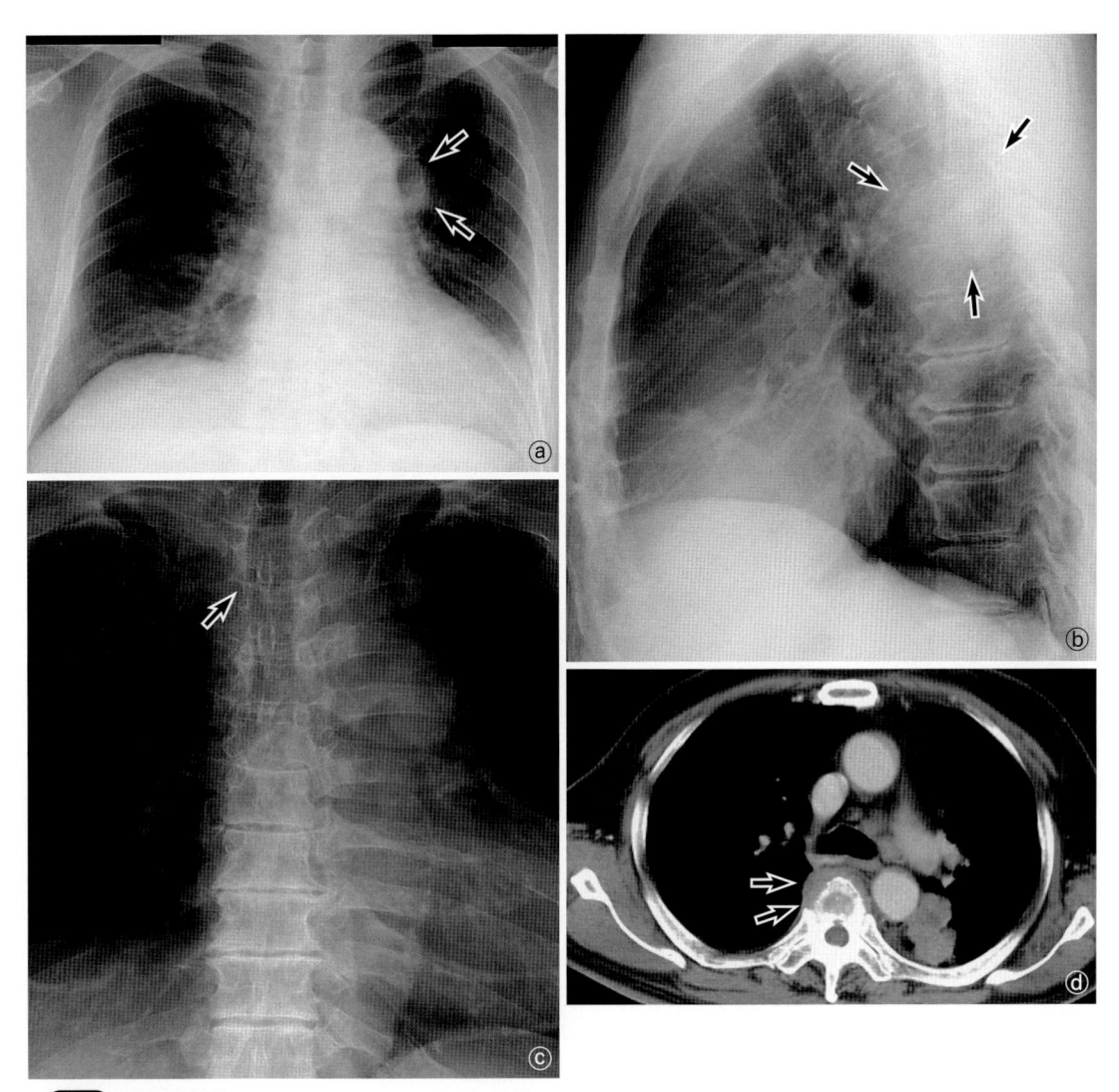

胸壁と胸膜の異常（2） 第**17**章

図8 肺癌骨転移
ⓐ胸部正面像。左肺門陰影に重なるように異常陰影が認められる。いわゆるhilum overlay sign（➡）を示しており，肺門陰影の拡大ではなく肺門に重なる異常陰影と考えられる。胸椎の異常はこの単純撮影では不明瞭である。
ⓑ胸部側面像では，異常陰影は椎体に重なる部位（➡）に見られる。
ⓒ胸椎正面像では，第3胸椎の椎体の減高と骨破壊が見られる（➡）。
ⓓCT像。これらの所見はCT像で確認される（➡）。

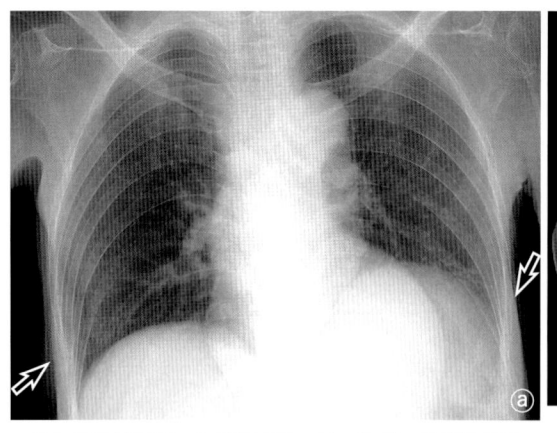

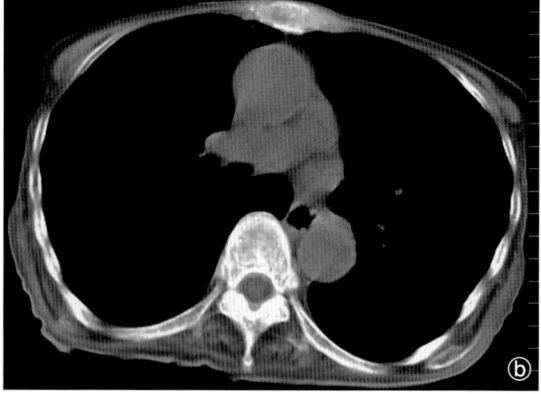

ⓐ胸部単純撮影。胸部正面像では，胸壁の軟部組織陰影の萎縮が見られる(➡)。　ⓑ単純CT像で確認される。

図9 筋萎縮性側索硬化症における胸壁軟部組織の萎縮

が必要です。

3 Rib notching

Rib notchingは肋骨辺縁のerosionが多発した像です。Rib notchingが生じる原因として，肋間動脈によるもの，肋間静脈によるもの，肋間神経によるものがあります。肋間動脈が拡張すると肋骨下縁にrib notchingを生じます。大動脈や鎖骨下動脈の狭窄，閉塞に伴う側副血行路として拡張することがあり，動脈性のrib notchingとして最も重要です。また肋間静脈が拡張蛇行すると静脈性のrib notchingが生じますが，その原因として，上大静脈や下大静脈の閉塞による側副血行路としての拡張が重要です。また肋間神経によるものでは，これが多発する多発性神経線維腫症が代表的な例です。

第18章
胸壁と胸膜の異常（3）

症例

症例 1

57歳，男性。20年間造船所で現場の仕事に従事した。胸部単純撮影で異常を指摘されていたが，今回胃癌の術前に撮影された胸部単純撮影（図1 ⓐ）でも異常を指摘された。胸部単純像の異常所見を指摘し，鑑別診断をあげてください。

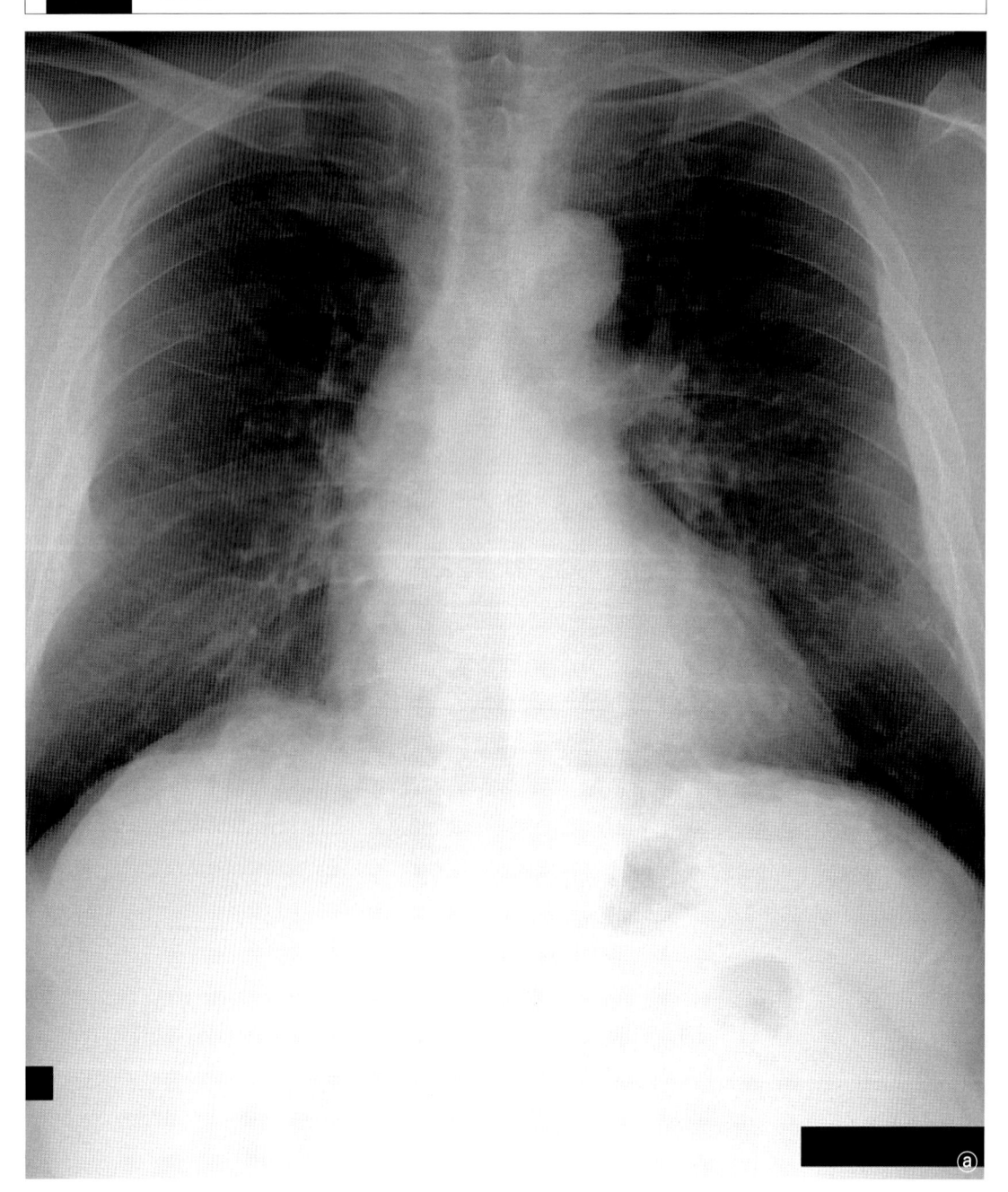

図1

第18章 胸壁と胸膜の異常(3)

症例の解説

症例 1

図1

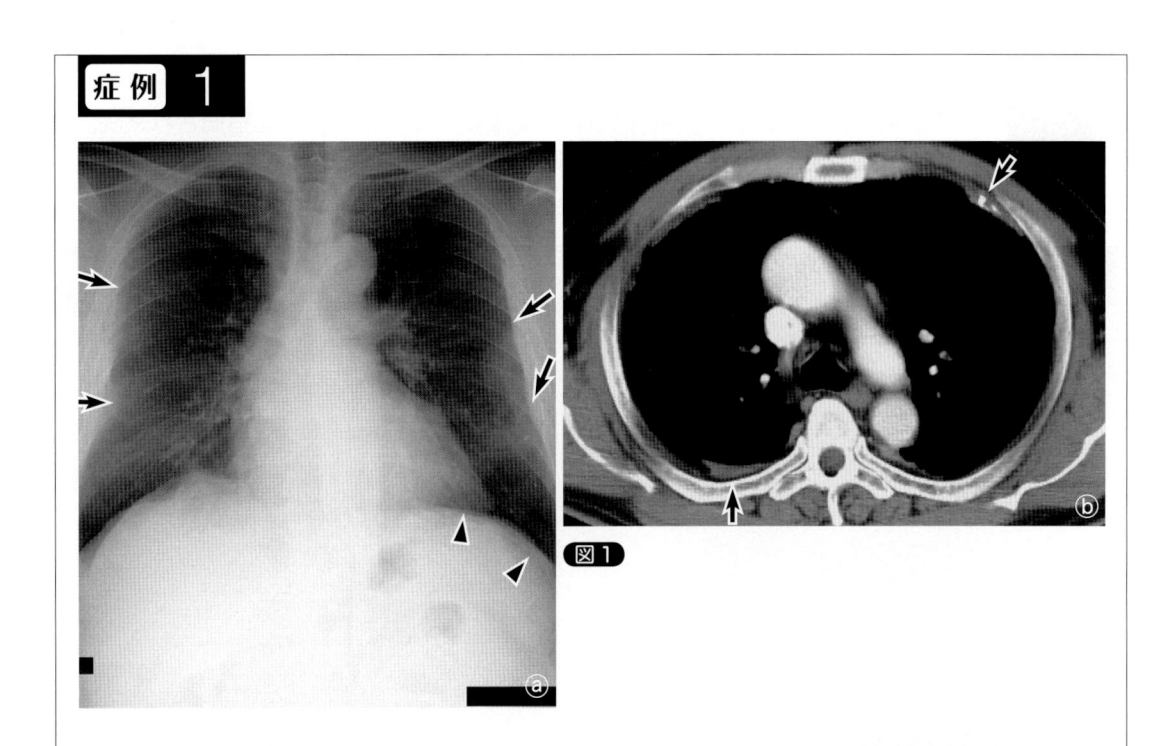

【石綿曝露による胸膜斑】

　胸部単純撮影正面像(図1ⓐ)では，胸壁沿いに胸膜の肥厚と思われる異常陰影が認められます(➡)。また横隔膜に接しても胸膜の肥厚と石灰化が認められます(▶)。CT像(図1ⓑ)では，胸膜の斑状の肥厚が認められその内部に石灰化が認められます(➡)。典型的なアスベスト吸入による胸膜プラークの像です。

症例

症例 2

57歳，男性。健康診断の胸部単純撮影（図2 ⓐ）で胸膜の肥厚を指摘され来院。胸部単純像の異常所見を指摘し，鑑別診断をあげてください。

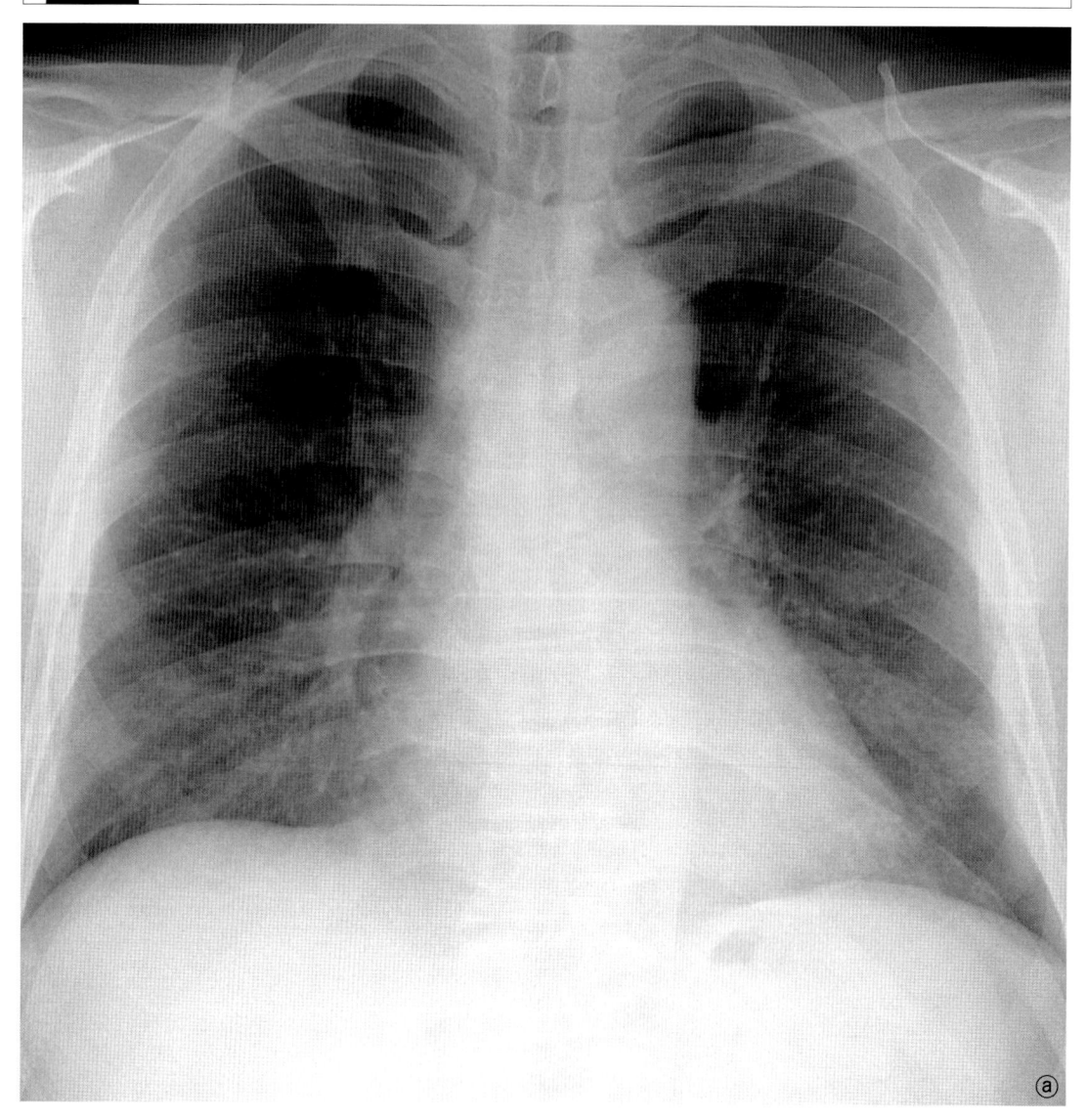

図2

症例の解説

症例 2

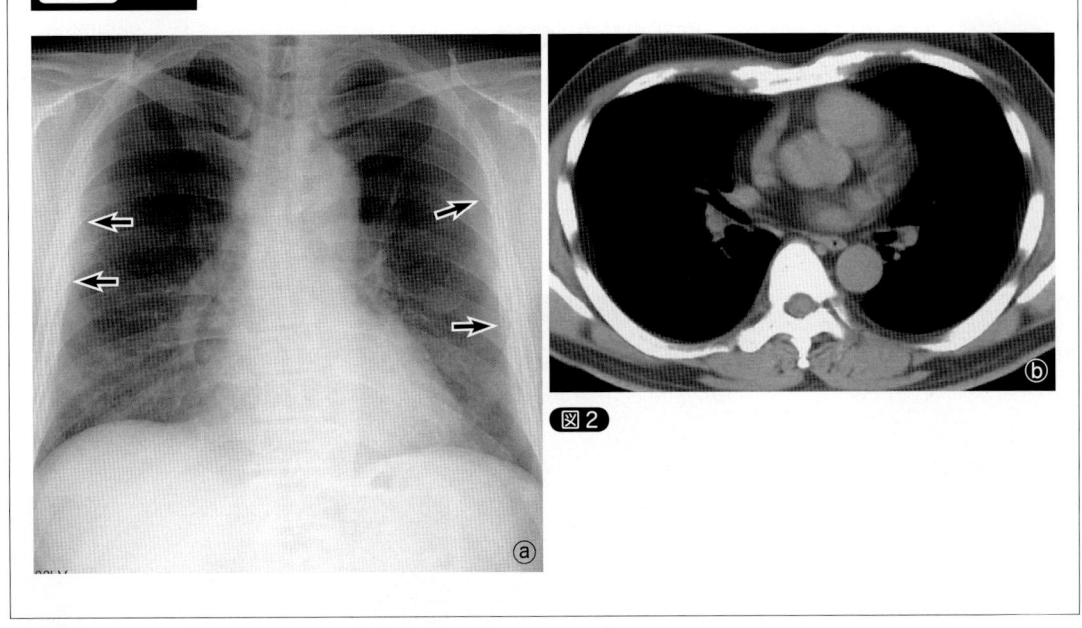

図2

【脂肪による胸膜の偽肥厚】

胸部正面像（図2ⓐ）では，胸壁下に帯状の陰影が認められ，胸膜肥厚様の所見です。CT像（図2ⓑ）では，この肥厚様所見の原因が胸膜外脂肪組織の増加によるものであることが明瞭です。

症例

症例 3

58歳，女性。高血圧，心不全で経過観察されていました。呼吸困難が増強したために来院した。胸部単純像（図3 ⓐ，ⓑ）の異常所見を指摘し，鑑別診断をあげてください。

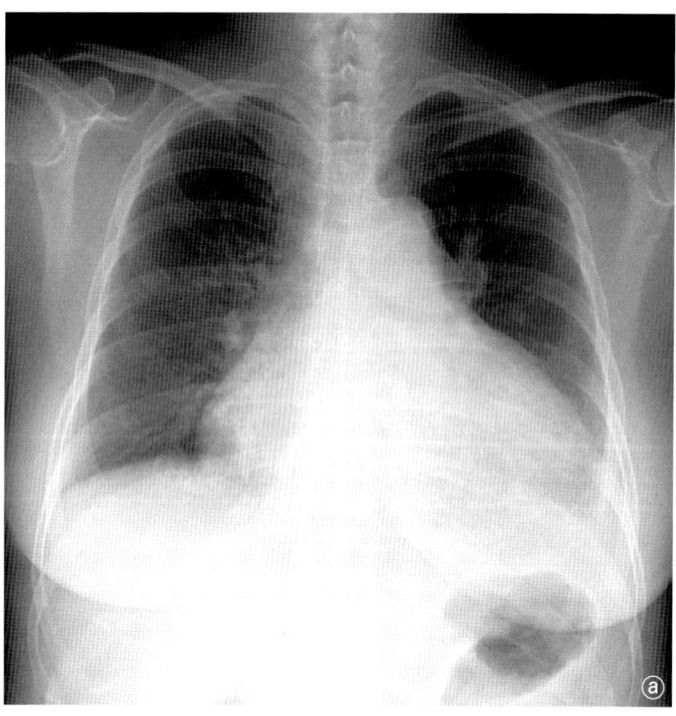

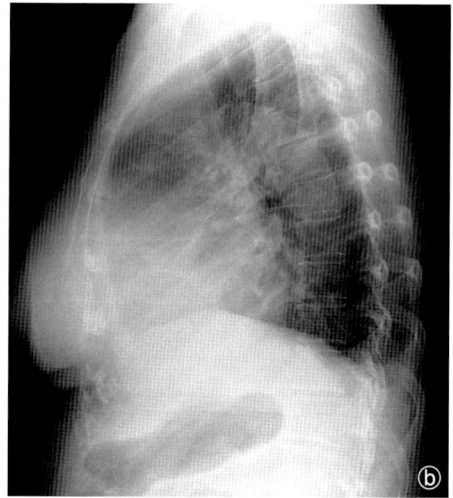

図3

症例の解説

症例 3

図3

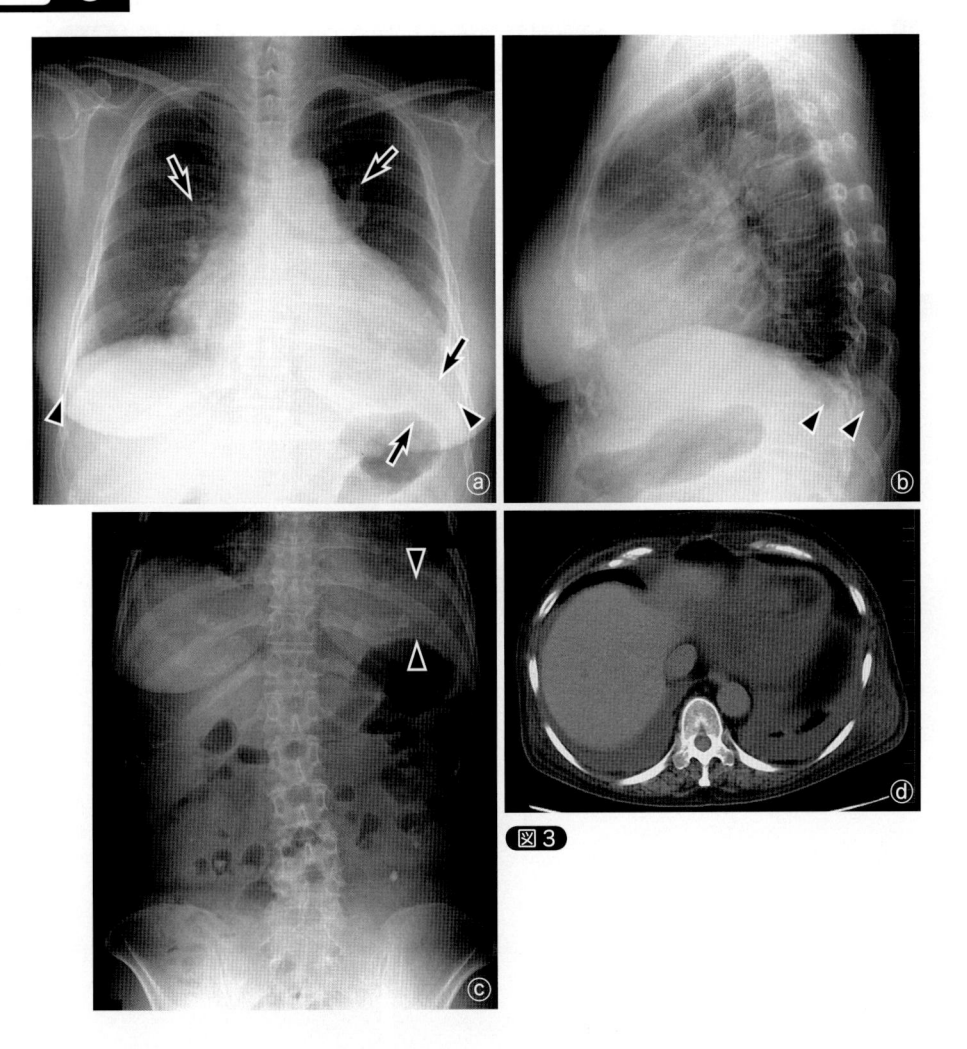

【肺下胸水】

　胸部正面像（図3ⓐ）では，心陰影の拡大が見られ，上肺野で血管陰影の増強が見られます（➡）。うっ血性心不全の所見です。右，左とも肋骨横隔膜角は鈍化し胸水貯留が疑われます（▶）。特に左では胃泡と横隔膜の距離が開大し（➡），側面像（図3ⓑ）では後部肋骨横隔膜角の鈍化が見られます（▶）。立位腹部単純撮影（図3ⓒ）で見ると横隔膜と胃泡の開大がより明瞭です（▶）。胸部CT（図3ⓓ）では両側の胸水の貯留が確認されます。左側は典型的な肺下胸水の例であり，思ったより大量の胸水貯留があることが分かります。

症例

症例 4

71歳，男性。30年以上前に肺結核で手術を受けた既往があります。今回は感冒症状で近医を受診。胸部異常陰影を指摘された。胸部単純像（図4 ⓐ，ⓑ）の異常所見を指摘し，鑑別診断をあげてください。

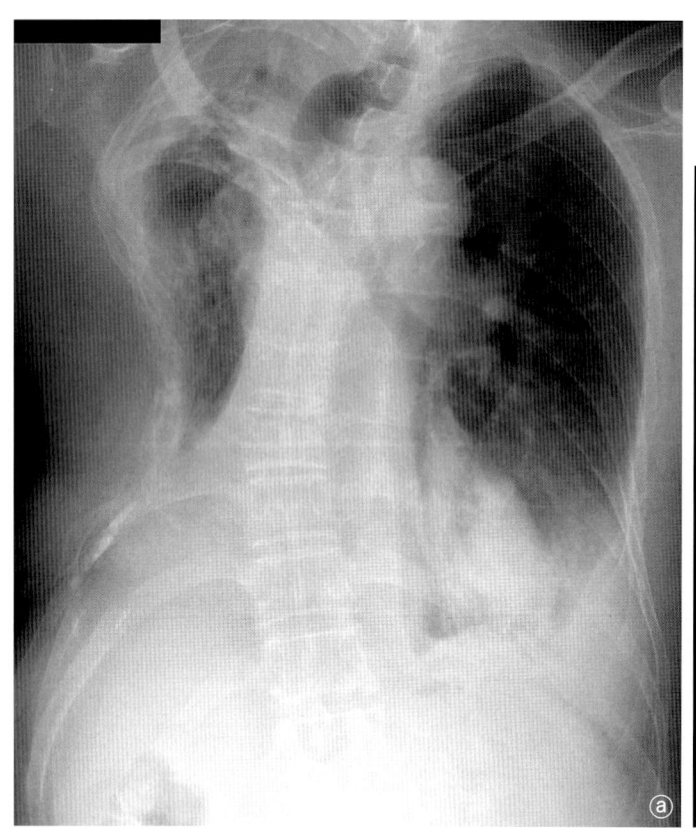

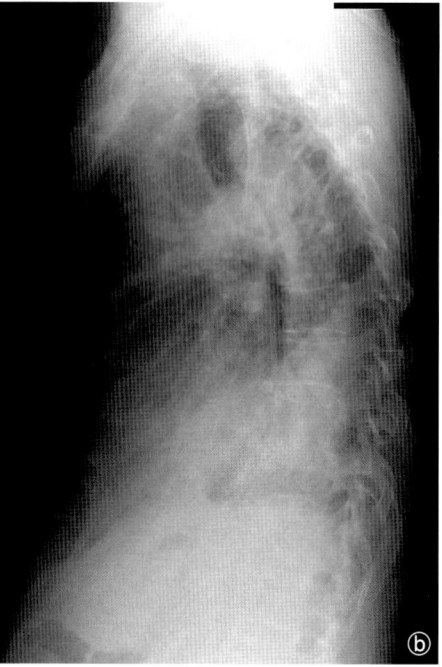

図4

第18章 胸壁と胸膜の異常(3)

症例の解説

症例 4

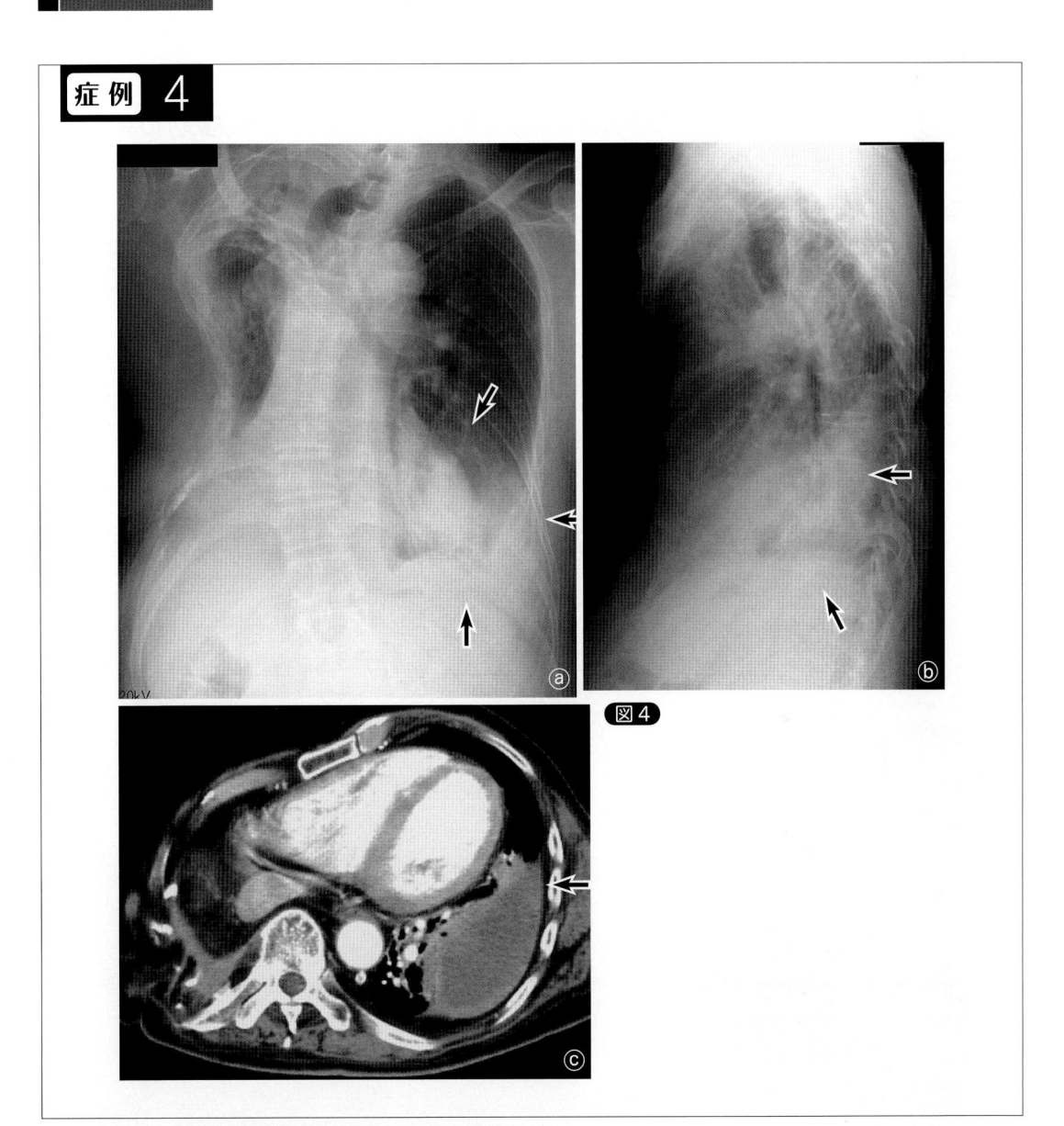

図4

【膿胸】
　胸部単純正面像（図4ⓐ）では右胸郭形成術が行われています。左下肺野には異常陰影が認められます（→）。側面像（図4ⓑ）では，両側の横隔膜陰影は不明瞭ですが，胸郭下部に陰影（→）が認められます。造影胸部CT像（図4ⓒ）では，左胸腔下部の膿胸（→）が認められます。

症例

症例 5

56歳，男性。胸痛で救急外来を受診しました。胸部単純像（図5 ⓐ）の異常所見を指摘し，鑑別診断を あげてください。

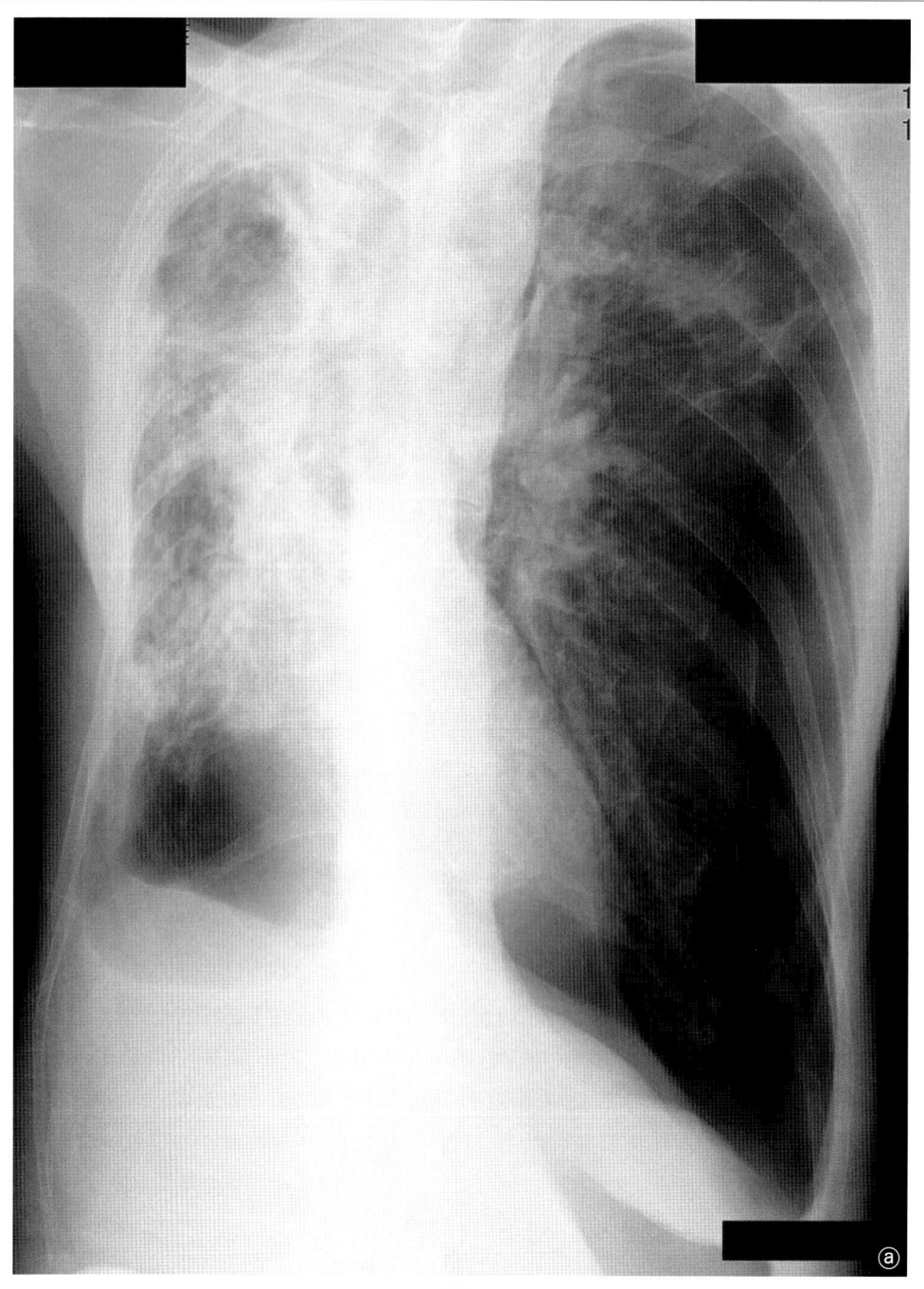

図5

症例の解説

症例 5

図5

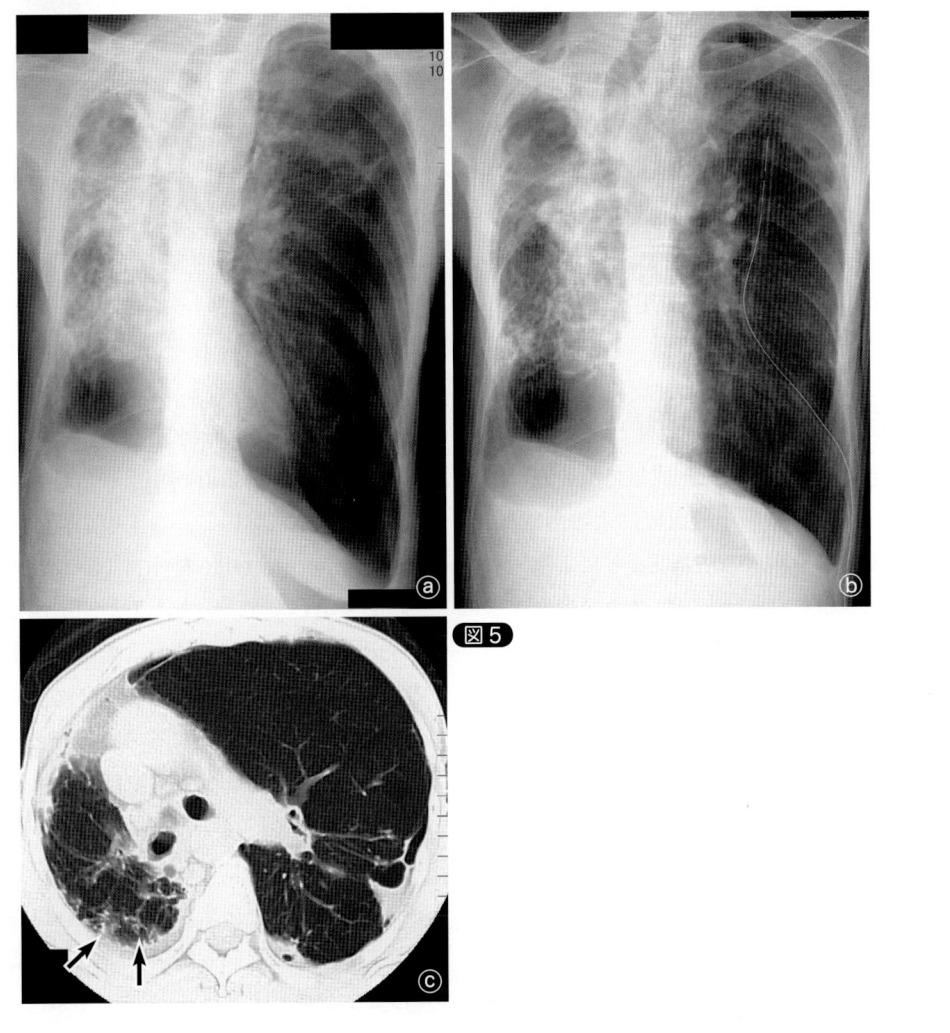

【気胸】

　胸部正面像（図5ⓐ）では，左気胸が見られます。左胸郭は大きく拡大し，縦隔は右に偏位しています。右肺は小さく，右肺内部に索状などの異常陰影が見られます。緊張性気胸が疑われますが，右肺が気管支拡張症などの破壊性病変により縮小萎縮しているためかもしれません。左胸腔ドレナージ後の正面像（図5ⓑ）では，縦隔偏位は改善しているので，やはり緊張性気胸があったものと考えられます。しかし，右肺はまだ小さく，縦隔の偏位は残存しています。胸部CT像（図5ⓒ）では，右肺に気管支拡張（➡）が見られます。

1 胸膜肥厚に類似する正常像

胸膜肥厚に類似する正常像の原因には，胸壁の筋肉などの軟部組織，胸膜外脂肪組織などによるものが多くあります。筋肉の発達の良好な患者では，前鋸筋の肥大が胸膜肥厚に類似します。前鋸筋の肥大は，胸部正面像でボウリングのピン状の陰影を示すので，単純撮影でも診断が可能です。また胸膜外脂肪組織が増生すると，これが斑状またはびまん性の胸膜肥厚に類似することがあります。これらの状態と胸膜肥厚や胸膜腫瘍との鑑別にはCTが有用です。

2 胸水，胸膜炎

胸水は通常メニスカスを形成して胸腔内に貯留します。胸水貯留の単純撮影による形態は，胸膜癒着の有無や胸水の粘調度などにより異なります。胸膜癒着があるとメニスカスは形成しません。癒着のない胸水では，メニスカスの形成がみられ，正面像では外側のcostophrenic angle（肋骨横隔膜角）が鈍化します。内側のcostophrenic angleにも鈍化がみられます。側面像では後部のcostophenic angleが鈍化して見られます。もちろん実際には肺を取り巻くように全周性にメニスカスが形成されています。癒着のある場合は，その部に限局した胸水が被包化胸水として認められます。

特殊な胸水の貯留の仕方として肺下胸水（subpulmonary effusion）（図3，図6）があります。これは肺下面と横隔膜の間に胸水が貯留し，横隔膜の形態が比較的よく保たれるものです。横隔膜の形態は比較的よく保たれるとはいえ，costophrenic angleは軽度に鈍化します。正常では右の横隔膜下の肝臓と肺の重なりによるグレーの領域が見られますが，肺下胸水の貯留ではこのグレーの領域が消失します。これは，肺下胸水が主に背側よりに貯留する傾向にあるためです。左では，肺下胸水の貯留により胃泡と横隔膜の距離が開大します。正常人では，胃泡と左横隔膜の距離は1cm以下がほとんどで2cmを超えることは約0.5％以下とされます。したがって胃泡と左横隔膜の距離が2cmを超える場合には，胃泡と肺下面の間に何らかの異常な腫瘤が存在する可能性が大きく，その中では肺下胸水の頻度が最も高いと考えられます。また肺下胸水が貯留した場合には，横隔膜ドームの頂上は外側へ偏位します。

肺下胸水が貯留する場合，横隔膜は正常のドームを形成していることが多いのですが，横隔膜ドームが反転し下方に凸の形態を示すと，胸水が下方に貯留し，肺下面の上昇から受ける印象よりは多量の胸水が貯留していることになります。(inversion of the diaphragma)

葉間胸水において，右上中葉間の胸水では両側がtapering edgeを示すbiconvex shapeの陰影を示します。また上下葉間胸水では膿盆様(kidney-bowl shape)の陰影を示します。心不全による葉間胸水では，心不全による胸水貯留が比較的急速に消失するのでvanishing tumorの別名があります。立位では，胸水がメニスクスを形成して貯留するのに対して，臥位撮影では胸水は背側よりに貯留し，正面像で肺野全体の透過性の低下を来します。これは均等な陰影ですが，肺実質病変による陰影との鑑別が困難なことがあります。

3 膿胸

胸膜腔に膿が貯留した状態が膿胸です。粘調な液体の貯留であり，しばしば癒着を伴うので非定型的な胸水の貯留を示しやすいです。しばしば胸膜の肥厚を伴います。また，肺実質への炎症の進展などにより肺組織の破壊が進行し，気管支胸膜瘻を伴うと水気胸の状態となり，膿胸内部に水平面の形成がみられます。

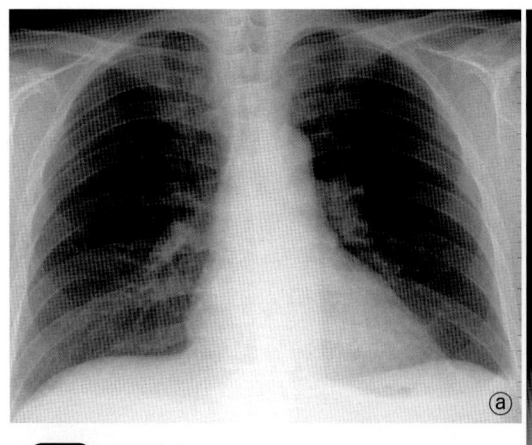

図6 両側胸水
正面像（ⓐ）では右横隔膜の濃度がグレーを示す部分がなく突然完全に低濃度を示す部分に移行する。これは側面像で横隔膜後部近傍により多くの胸水が貯留していることを考えれば容易に理解できる。

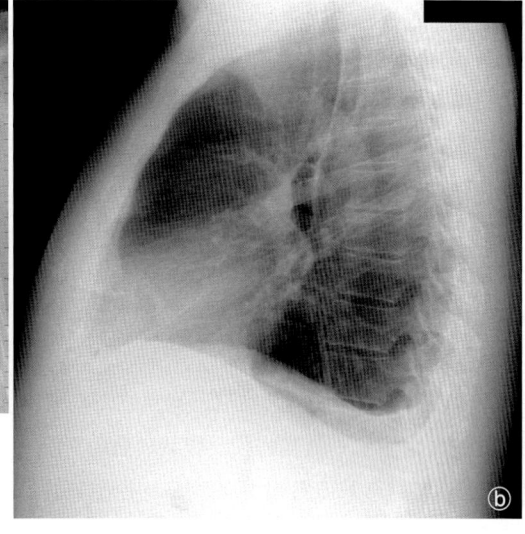

石灰化膿胸は，結核性胸膜炎によるものがほとんどです。胸膜の肥厚と厚い石灰化したpeelを認め，胸膜外脂肪組織の増生を伴います。時に乳び胸水の貯留を伴います。また慢性膿胸に合併して悪性腫瘍が発生することが知られていますが，本邦では悪性リンパ腫の頻度が圧倒的に高く世界の報告例のほとんどは，日本からによるものです。しかし，その他の間葉系肉腫，特に血管肉腫や未分化癌など各種の悪性腫瘍が発生することが知られています。鑑別診断として膿胸の増悪や非特異炎症の合併，出血性膿胸などが挙げられます。出血性膿胸は一種のexpanding hematomeで，膿胸内部に繰り返し出血を起こすことにより次第に増大し，巨大な胸膜腔内の血管に富む腫瘍を形成することがあります（**図5**）。

4 石綿関連胸膜病変

石綿曝露により，斑状またはびまん性の胸膜肥厚が生じます（**図1**）。斑状の肥厚をプラークとよびます。これはしばしば石灰化を伴います。びまん性の胸膜肥厚はその他の多くの病態で生じますが，斑状の胸膜肥厚は麦角製剤の薬剤性障害を除けば石綿曝露に特徴的です。石綿曝露による斑状の胸膜肥厚は，これを側面から見れば肺実質外の陰影であることが明瞭ですが，en faceに見た場合には肺実質病変と区別がつきません。また石綿曝露では，横隔膜胸膜に肥厚や石灰化が強いのが一つの特徴とされます。石綿曝露では同時に肺線維症を生じることがありますが，胸膜の肥厚は比較的低用量の曝露でも生じますが，典型的な肺線維症は比較的高用量の曝露がないと生じないとされます。しかし大量に石綿に曝露しても石綿の種類によっては胸膜肥厚が形成されないこともあります。また石綿に関連した悪性腫瘍であるびまん性中皮腫や肺癌の合併に注意する必要があります。

鑑別診断は，その他の原因による胸膜肥厚や胸膜下脂肪組織の増生などです。びまん性に胸膜が肥厚した場合は，その他の原因による胸膜肥厚と画像的に鑑別することは困難です。胸膜肥厚の状態や分布をより正確に見るためにはCTが必要になることがほとんどです。

5 気胸の診断

　気胸は胸膜腔にガスが貯留した状態のことをいいます。気胸を単純撮影で診断するのに最も適した撮影方法は立位での呼気時の撮影です。立位で撮影することで胸膜腔の空気は肺尖部に貯留し，また呼気時にすることにより胸腔内圧が上昇して気胸がより明瞭に見えるようになります（図7）。

　定型的な所見は，肺内の空気と胸膜腔の空気の境界線に相当する臓側胸膜が線状の陰影（毛髪線）として見られるものです。この毛髪線が証明できれば気胸の診断が可能です。逆に毛髪線をいかに明瞭に示すことができるかが，気胸の診断をより明瞭に行えるかどうかを決定することになります。臥位では，胸膜腔の空気が腹側で縦隔側よりに貯留するため正面像では毛髪線が証明できにくいので，少量の気胸の診断は困難です。側臥位正面として側胸壁下に貯留した空気による毛髪線を示す手法や，同様に臥位側面像であるcross table lateral viewにより前胸壁下の毛髪線を証明する方法もあります。

　また縦隔気腫から空気が胸膜外組織に侵入すると，一見して気胸に類似した胸壁下の透亮像を示すことがありますが，気胸のような毛髪線は示しません。時に胸壁の皮膚のしわ（skin fold）が気胸に類似することがありますが，気胸のように辺縁がsharpな毛髪線ではないこと，skin foldの外側にも肺血管陰影が見られることなどが鑑別点となります（図8）。

　非定型的な所見では，肺底部の穿通性外傷で肺底部に限局した気胸がみられることがあります（basal pneumothorax）。また，胸膜に癒着のある場合には気胸が胸膜腔全体に広がらずに限局します。胸水と気胸が併存する水気胸では，気胸と水平面の形成がみられます。

　通常の気胸では，空気が胸膜腔に貯留するに従い胸膜腔の内圧が上昇し，肺からの空気の漏

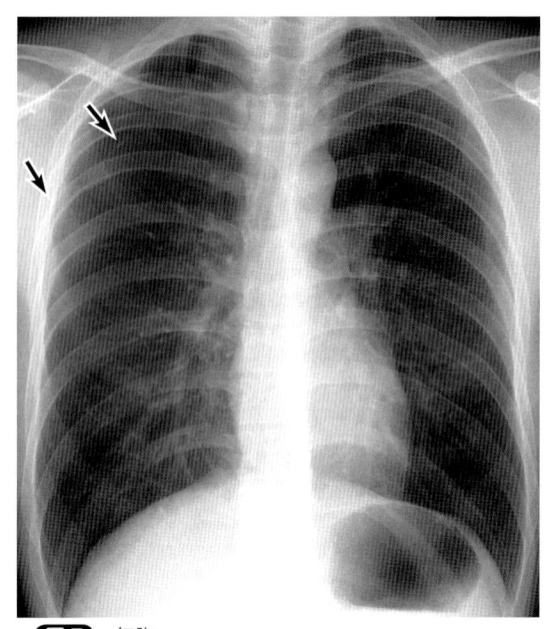

図7 気胸
胸膜腔の空気は肺尖部よりに貯留し，毛髪線（➡）の形成がみられる。

出が停止します。しかし空気の漏出がチェックバルブにより胸腔内圧の上昇が起こっても停止しない場合が緊張性気胸です。胸腔内圧が高度に上昇するので急速に呼吸循環動態が悪化します。緊張性気胸の単純所見として縦隔の反対側への偏位が挙げられますが，軽度の縦隔の偏位は緊張性気胸でなくともみられることがあります。また肺線維症のように肺のコンプライアンスが低下している場合は，緊張性気胸が起こっても縦隔の偏位が起こりにくい点にも注意しなければなりません。また縦隔が偏位してもその偏位が別の原因による場合もあり，縦隔が偏位するからといっても必ずしも緊張性気胸があるわけではありません（図5）。

6 臥位での気胸

　臥位正面像では，立位に比べて胸腔内の空気が腹側で縦隔よりに貯留するので毛髪線が証明しにくく少量の気胸の検出には困難を伴います。気胸の量が増加し，肺の外側まで空気が貯

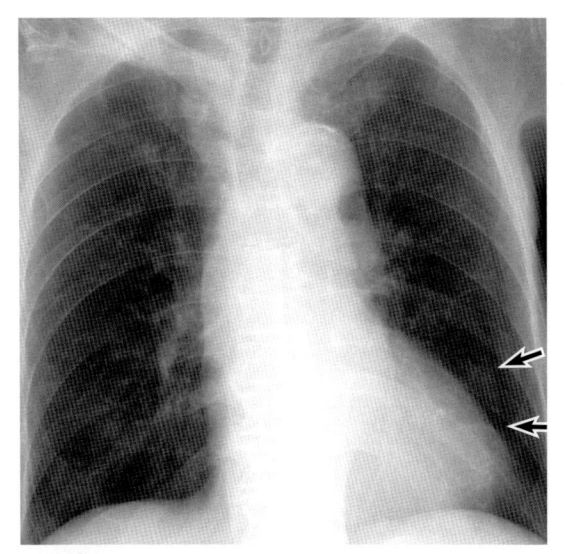

図8 Skin fold "皮フのシワ"
Skin fold（➡）は気胸による毛髪線に比べて鮮鋭ではなく，またその外側にまで肺血管陰影が同定できる点が鑑別点である。

留すると立位と同様に毛髪線が証明できるようになります。臥位撮影での気胸の所見として，肋骨横隔膜角が深く見えるdeep sulcus signが有名ですが，そのほかに横隔膜の前縁が見えるようになったり，心陰影が異様に明瞭に見える所見，心外膜脂肪塊が明瞭になる所見，疾患によりopaqueとなった肺の下縁がより明瞭に見える所見などがあげられます。これは，これらの軟部組織と胸膜腔の空気が直接境界を接するようになるために生じる所見です。水気胸では胸水量が少ない場合に毛髪線が見えますが，胸水量が増えると毛髪線が不明瞭になります。これは胸水と気胸の相対的な量により肺に接する胸膜腔内の空気の量が変化し毛髪線が明瞭になったり不明瞭になったりするためです。

いずれにせよ臥位の少量の気胸，ないし水気胸の発見は困難であり，加圧呼吸などの補助呼吸を行う必要のある場合は，CTなどでの評価が必要になることがあります。

第19章
ポータブルフィルムの読影

症 例

| 症例 1 | 34歳，男性。交通事故による右胸部の打撲で救急車で搬送された。図1 ⓐに胸部臥位正面像を示す。どのような所見がありますか？ |

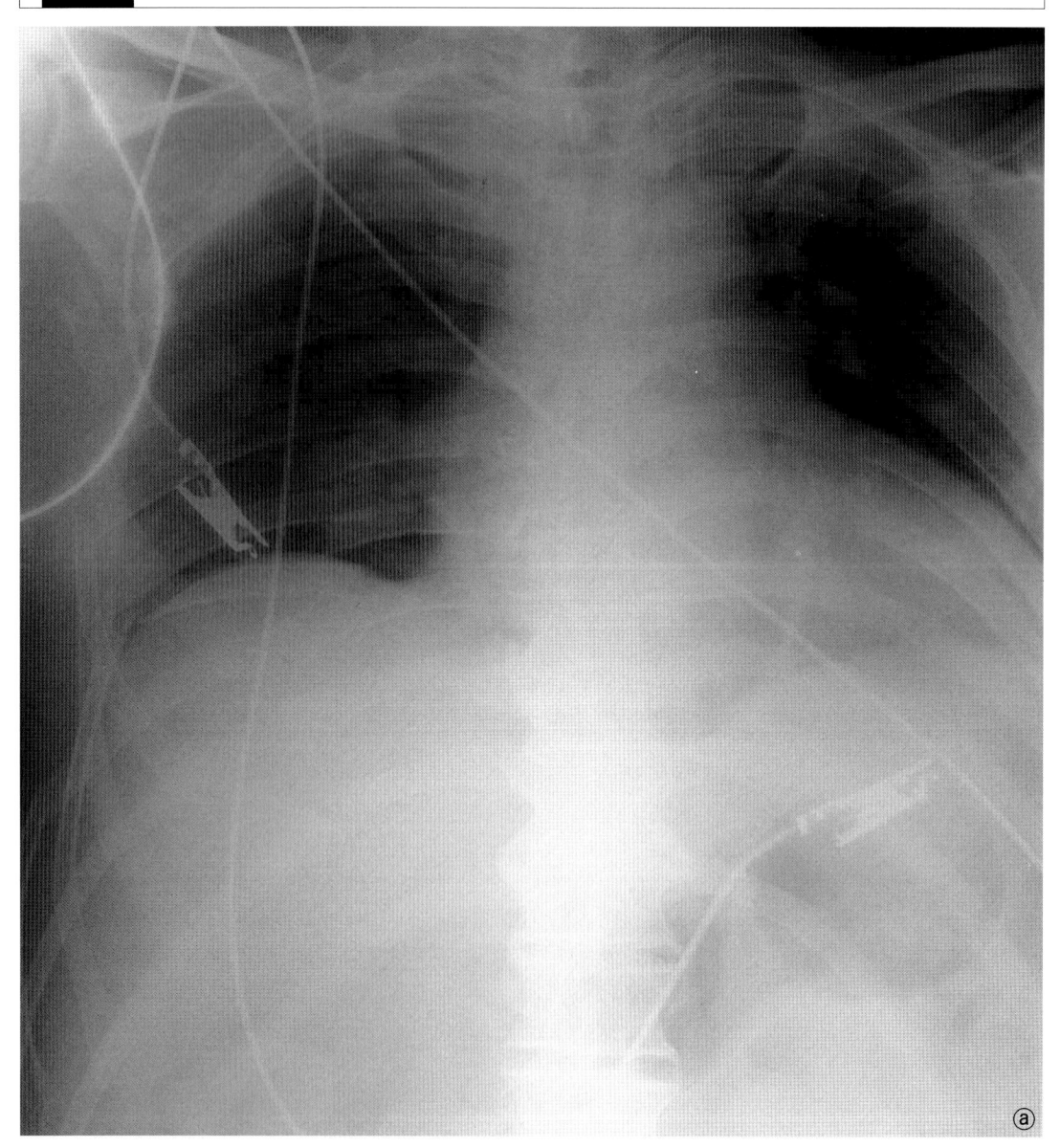

図1

症例の解説

症例 1

図1

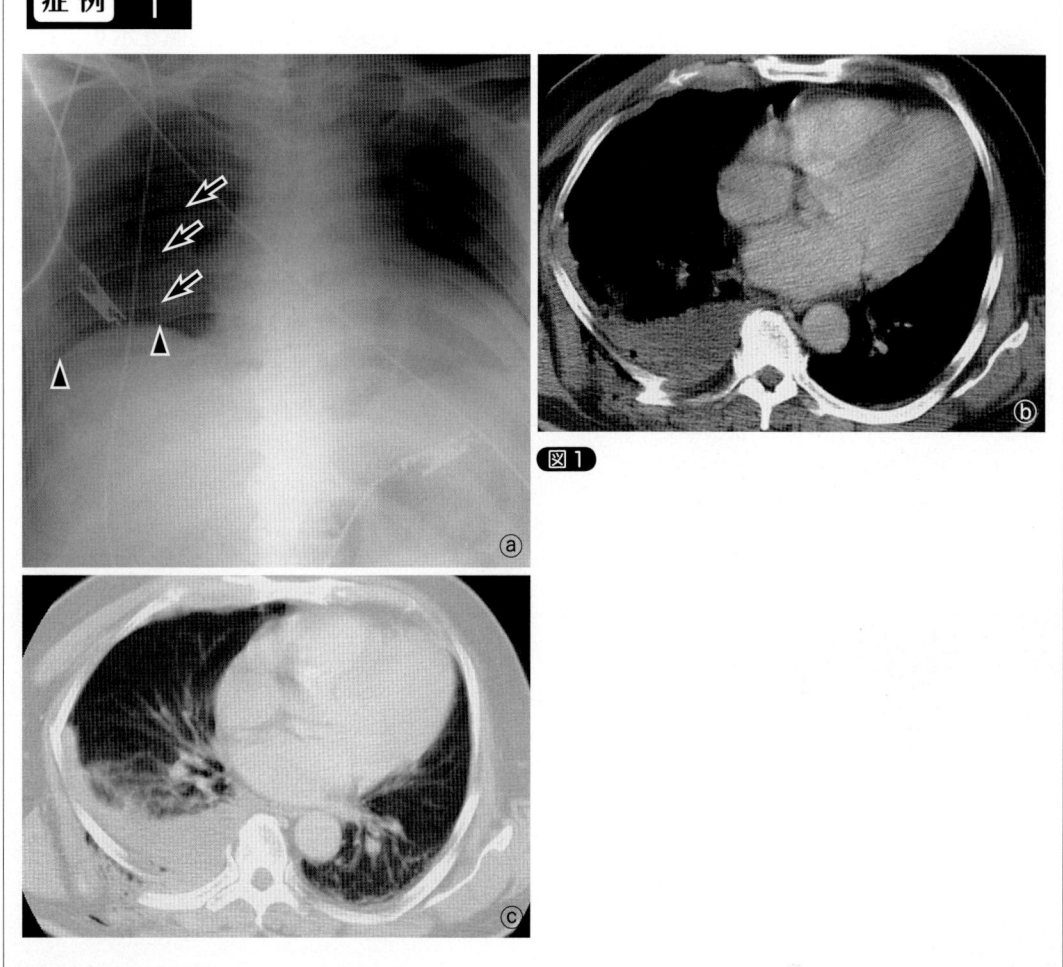

　胸部正面像(図1ⓐ)では右下位肋骨の骨折(➡)が認められ，右下肺野で肺野の透過性が低下(▶)しており，何らかの病変が疑われます。胸部CT縦隔条件表示(図1ⓑ)では，右肋骨の骨折とその周囲の軟部組織内の空気像，胸水，軟部組織の腫脹が見られます。肺野条件表示(図1ⓒ)では，肺野の陰影は軽度の肺挫傷であり，胸部単純撮影で見られた右下肺野の陰影の大部分は胸水によるものと考えられます。

症例

症例 2

56歳，男性。強い左胸部痛で外来受診した。図2 ⓐに胸部正面像を示す。どのような所見があり，鑑別には何を考えますか？

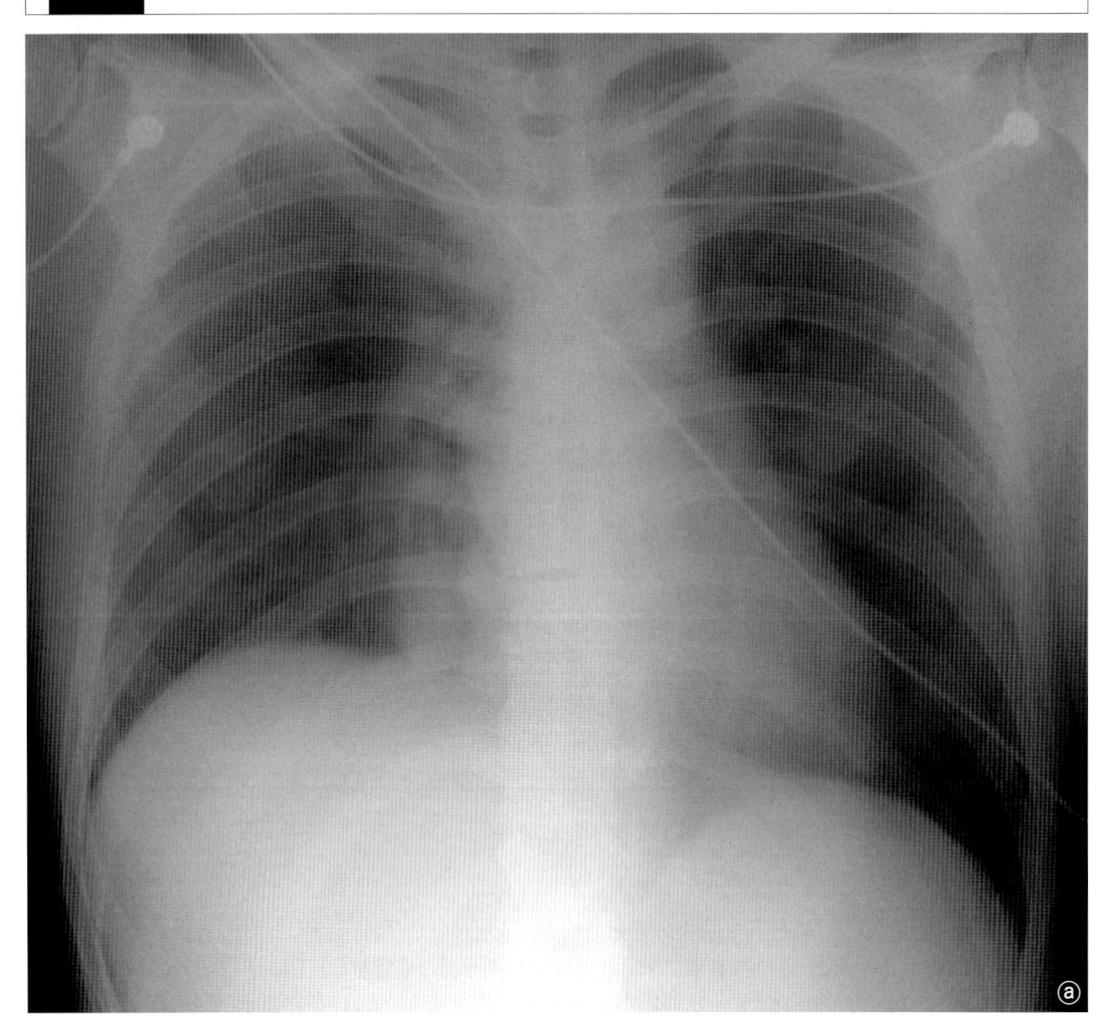

図2

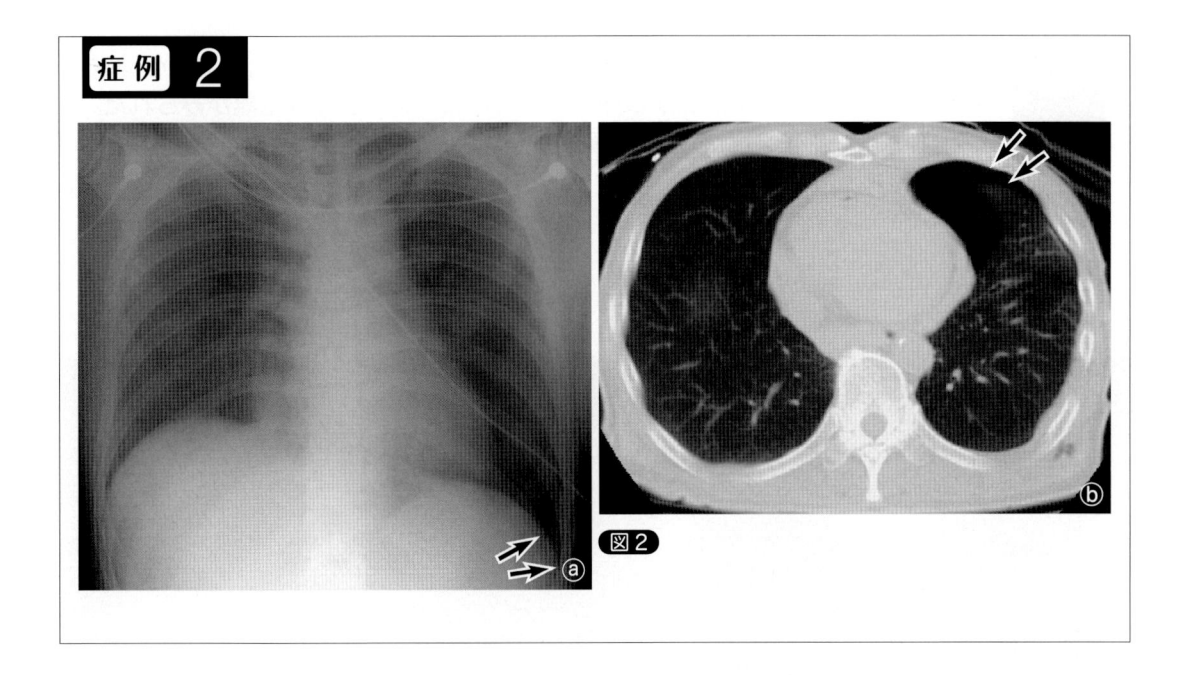

ポータブルフィルムの読影 第19章

症例の解説

症例 2

図2

　胸部正面像(図2ⓐ)では，左下肺野の透過性は亢進し，左横隔膜はやや低下，また左で心横隔膜角が深く(➡)気胸の存在が疑われます。CT像(図2ⓑ)では，左に気胸がみられます。胸膜腔の空気は内側よりに存在しています(➡)ので，いわゆる毛髪線は認められません。

症例

症例 3

76歳，女性。大腸癌多発肝転移，リンパ節転移の化学療法のために中心静脈カテーテルが右鎖骨下静脈から挿入された。点滴開始後呼吸困難がみられた。CVP挿入前(図3 ⓐ)と挿入後の胸部単純撮影正面像(図3 ⓑ)を示す。所見と鑑別を考えてください。

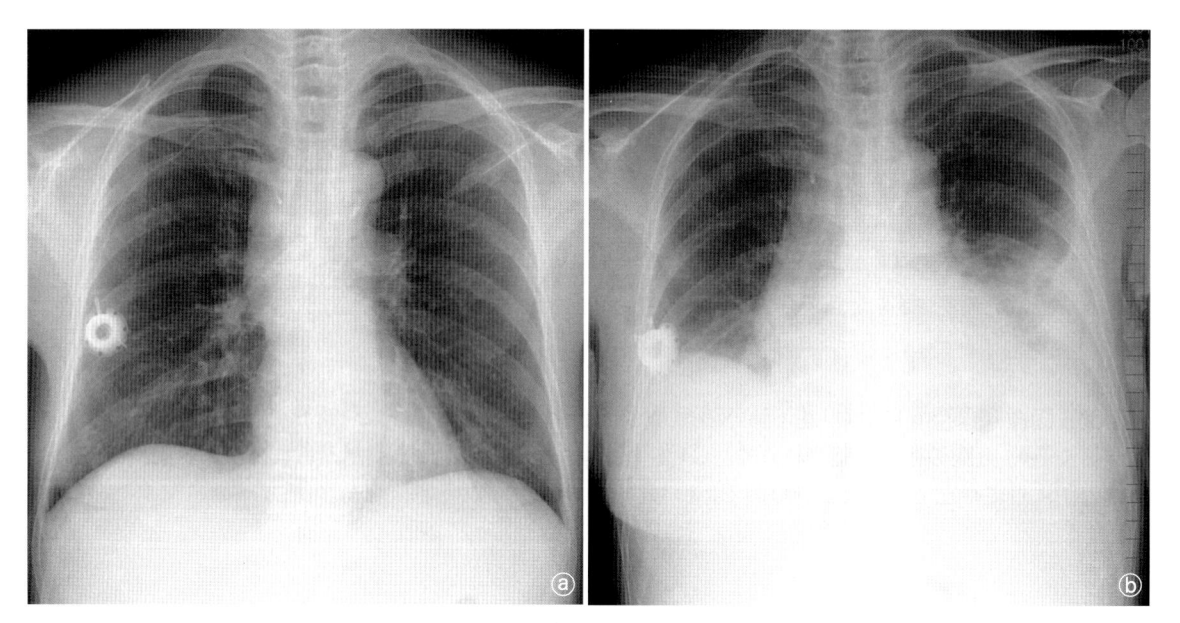

図3

症例の解説

症例 3

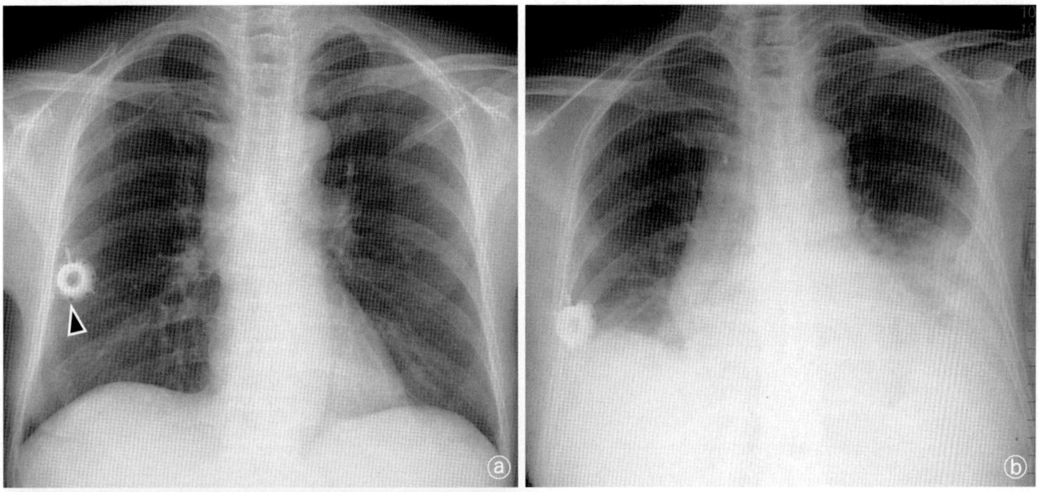

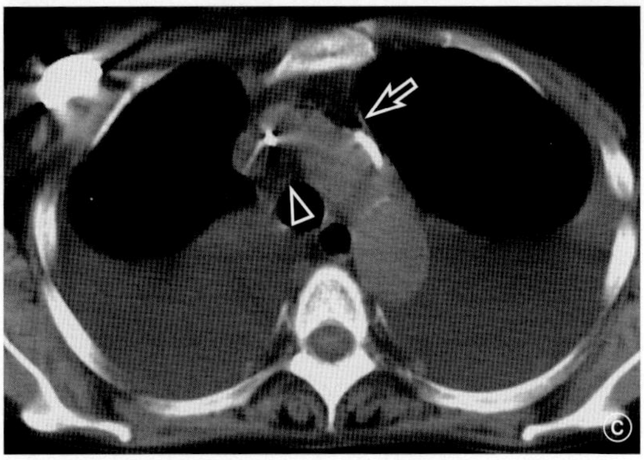

図3

　胸部単純像（図3 ⓐ）では明らかな異常陰影はありません。右前胸部にIVH留置のポート（▶）が認められます。単純像（図3 ⓑ）では縦隔陰影の拡大と大量の両側胸水が見られます。CT像（図3 ⓒ）では，両側大量胸水が見られます。縦隔内に少量のガス（➡）と液体（▶）が見られます。IVHカテーテルからのいわゆるectopic infusionによるものと考えられます。

症例

症例 4　65歳，女性。食道癌の術後。右気胸がみられたために chest tube が挿入された。ドレナージはやや不良である。胸部正面像を図4 ⓐに示す。所見を考えてください。

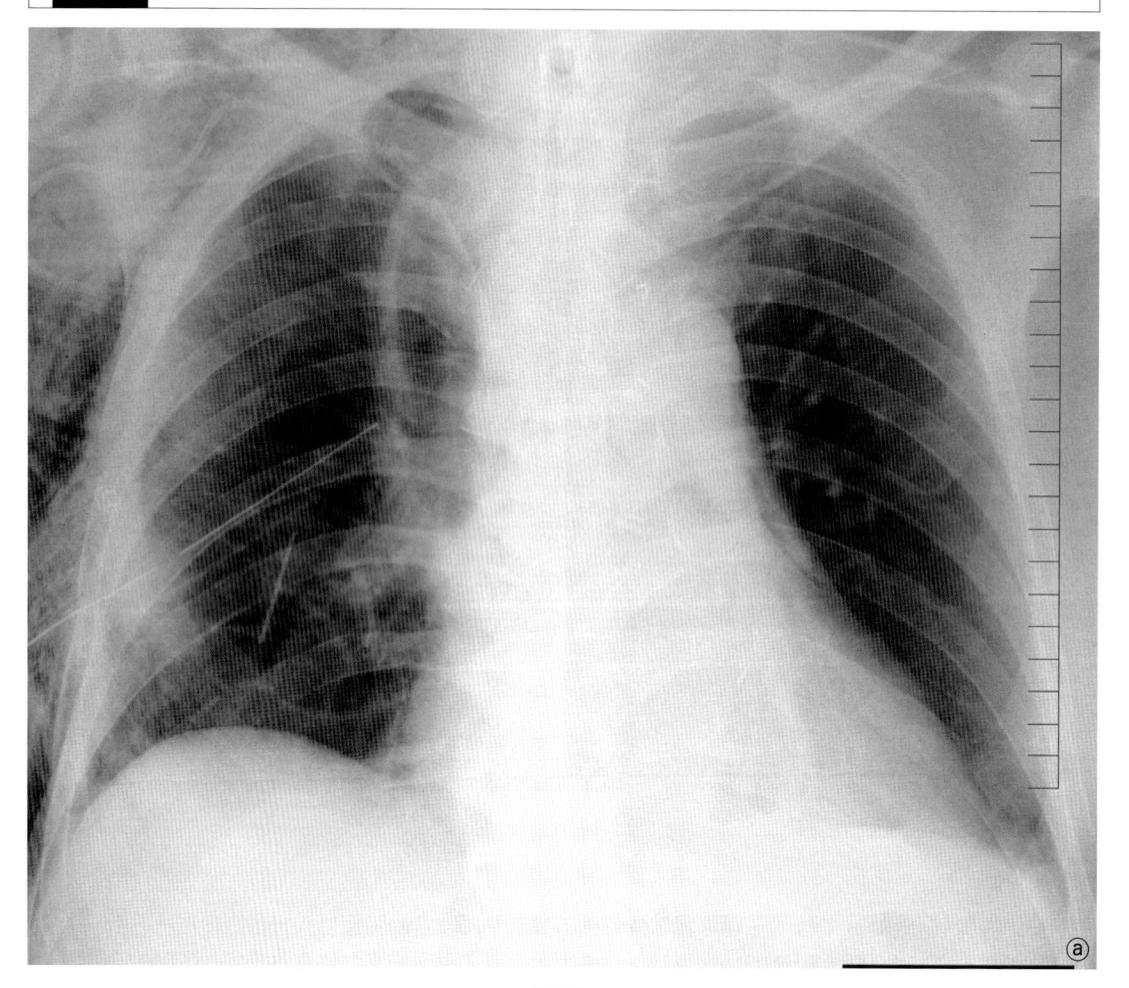

図4

症例の解説

症例 4

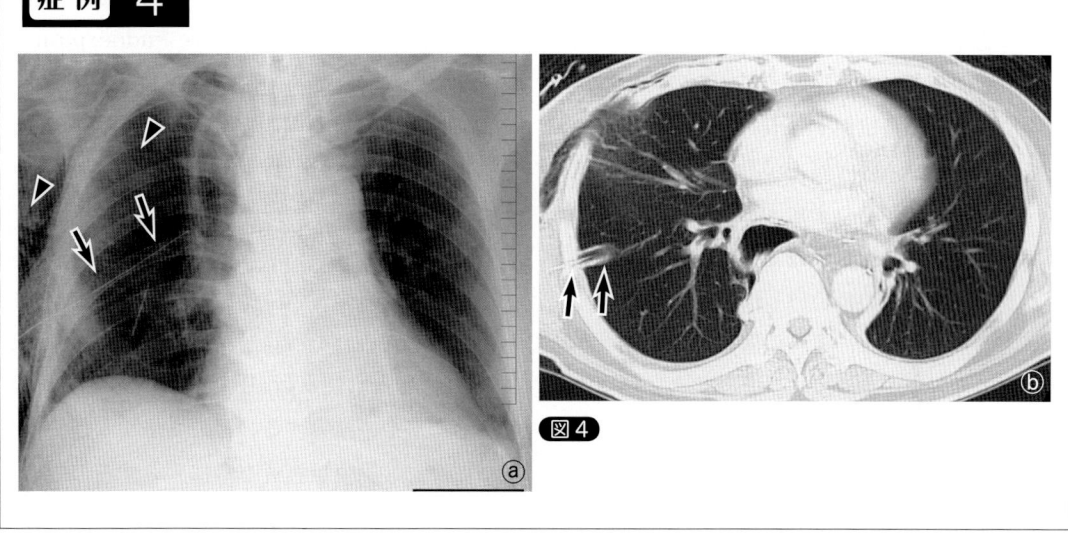

図4

胸部正面像(図4ⓐ)では，右胸腔にchest tubeが挿入されていますが，その走行は不自然に直線的(➡)です．葉間に位置していることが考えられます．気胸や胸水は明瞭ではありませんが皮下気腫(▶)が高度にみられます．CT(図4ⓑ)では，chest tube(➡)が葉間に存在しているのが明瞭に分かります．

1 はじめに

今回は，ポータブル撮影の特殊性と読影にあたっての注意点について解説します。病室ポータブル撮影の対象となる患者はICU入室者などの重症例が多いのが特徴です。このために撮影体位のための整位が十分取れない，十分な深吸気が取れない，呼吸停止が不十分なことがあるなどの悪条件があります。また，撮影装置の側ではポータブル撮影装置ですので低圧撮影しかできず，透過度の低い白っぽい単純撮影になりやすい傾向にあり，所見の確実性や信頼度が低いという欠点があります。それゆえに，可能な限りポータブル撮影は避けて撮影室での撮影をオーダーされることをお勧めします。このような事情のために放射線科側ではできる限り再現性のよい撮影を心がけなければなりません。また読影にあたっては，その限界を十分にわきまえて診断する必要がありますので，所見の意味づけについては，臨床所見をよく勘案して判断しなければなりません。

またICU入室患者では，呼吸状態が悪いことも多く，気管内チューブをはじめとして多種のチューブ類やモニタ類が装着されています。これらのチューブやモニタ装置の位置異常，これらによる合併症の診断などは放射線診断の守備範囲です。このようにICUなどでの胸部単純撮影の読影にはやや特殊な面がありますので，十分な読影には多少の慣れが必要です。単純撮影のみで答を出さなければならないことも多く，ある意味で放射線診断医の腕のみせどころでもあります。

また挿管が行われ，調節呼吸下にある患者では，撮影時の呼吸の位相や換気条件がいつも一定になるようにする必要があります。これは吸気状態により肺野の陰影が変化して見えるために，所見の比較を行う場合には前回のフィルムと吸気状態が同一であるかどうかが重要だからです。吸気状態が不良であれば陰影は一見して悪化したように見えます。また換気条件の設定も重要です。すなわち換気条件が変化すると肺野の陰影が変化して見えます。例えば肺水腫などの陰影は，PEEP（positive endoexpiratory pressure）が加えられると一見して改善したように見えてしまう点は特に注意を要します。

2 ポータブル撮影での正常像

ポータブルの背臥位撮影では，立位画像では異常と考えられる所見が正常でも認められることに注意しなければなりません。臥位になると心陰影がやや拡大するのと，フィルムが背中側に置かれX線束が腹背方向に入射するので拡大率がやや大きくなるため，心胸郭比は立位では50％まで正常ですが，臥位では55％まで許容されます。また立位撮影では，上肺野の血管陰影は下肺野の血管陰影より細く見られ，上肺野の血管陰影が下肺野と同等またはこれより著明になる場合は，左心不全などの左房圧の上昇する病態が考えられます。臥位では正常でも上肺野の血管陰影が著明で下肺野の血管陰影と同等にみえるので，この所見は必ずしも異常ではあ

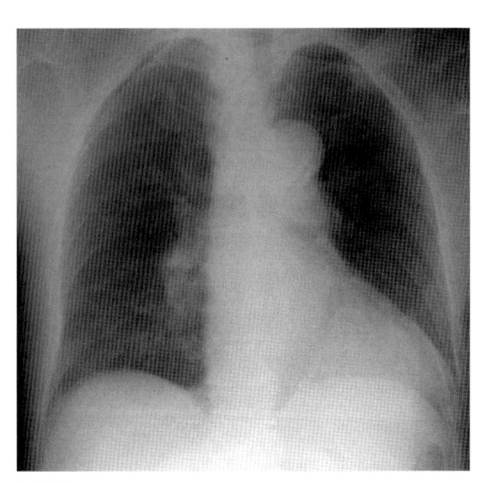

図5 臥位正面像
臥位ではCTは55％まで許容される。また正常でも上肺野の血管陰影は増強して見える。

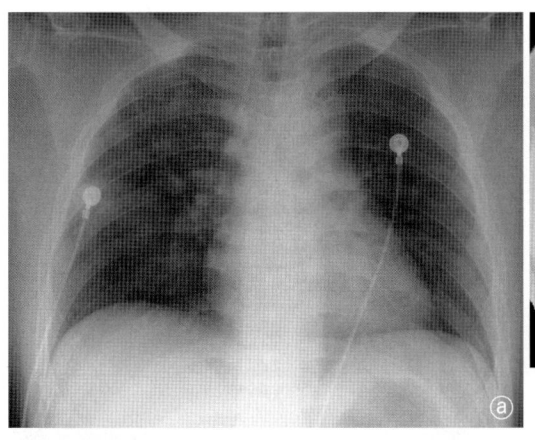

ⓐ胸部正面臥位像では，右肺野に挫傷と思われる浸潤影が見られる。

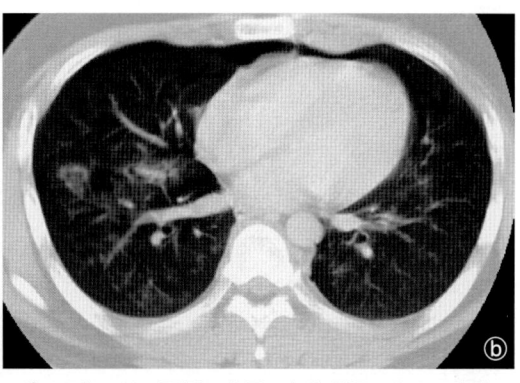

ⓑCT像では，両側に少量の気胸が見られる。胸膜腔内の空気の貯留部位が腹側よりであることが明瞭で胸部単純臥位像では気胸が見えない理由がよく分かる。

図6 胸部外傷例

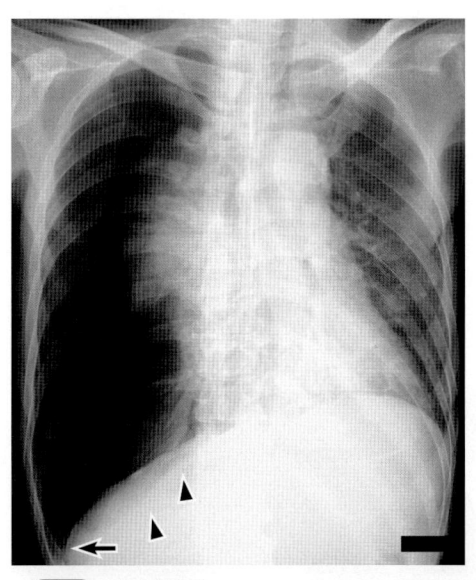

図7 右大量気胸
右気胸は明瞭であるが，右心横隔膜角は深く（→），横隔膜の前縁（▶）が明瞭に見える。

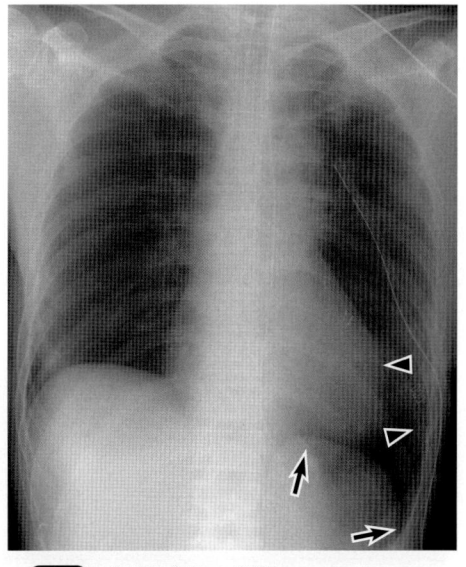

図8 左開胸術後の状態
左胸腔にchest tubeが挿入されている。左心横隔膜角は深く（deep sulcus sign, →），心陰影の辺縁が不自然に明瞭（▶）である。

りません。また奇静脈弓陰影も立位に比べて臥位で拡大する傾向にあり，正常値の上限は立位で7mm，臥位で10mmまで許容されます。

3 読影にあたっての注意点

1）臥位撮影における胸水

臥位撮影では，癒着のない限り胸水は背側から外側よりに貯留します。このために正面像では，肺野全体にわたる異常陰影あるいは胸壁沿いの帯状の陰影として見られ，立位正面像のようにメニスカスを形成して貯留することはありません。少量の胸水は背臥位撮影では発見しにくく，また肺実質の異常陰影に類似することがある点に注意しなければなりません（**図1**）。少量の胸水の検出には患側を下にし

た側臥位撮影 (lateral decbitus view) が適していることはいうまでもありません。

2) 臥位撮影における気胸

以前にも述べているように気胸が最も見えやすいのは呼気立位撮影です。呼気時には胸腔内圧が上昇し気胸が目立つようなり，立位では肺尖部に空気が貯留して胸膜腔の空気と肺の空気に挟まれた臓側胸膜による毛髪線が見えやすくなります。臥位では，胸膜腔の空気は腹側の内側よりに貯留するために正面像で毛髪線が見えにくく，少量の気胸は臥位撮影では証明できません。特に調節呼吸が行われる患者では，少量でも気胸の有無は重要ですが，その発見には側臥位撮影やCTが有用です (**図6**)。

しかし，ある一定以上の空気が胸膜腔に貯留すれば，臥位撮影でも気胸の検出が可能になります (**図2**)。臥位撮影における気胸ではいくつかの単純撮影上のサインが知られています。気胸では患側の肋骨横隔膜角が深く見え (deep

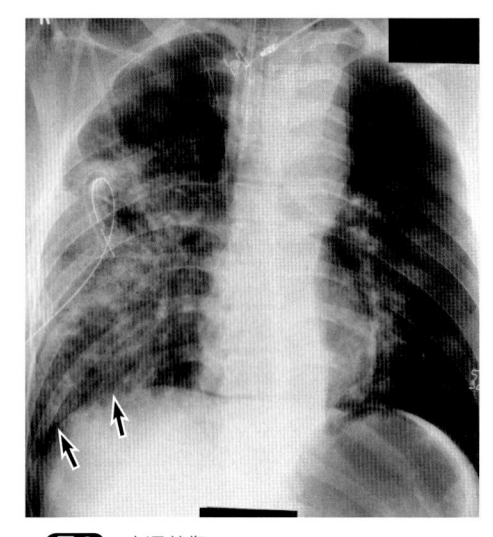

図9 交通外傷
右肺挫傷，右気胸，縦隔血腫，大動脈損傷例であるが，右気胸のために挫傷を含む右肺の下縁が明瞭に見える (➡)。

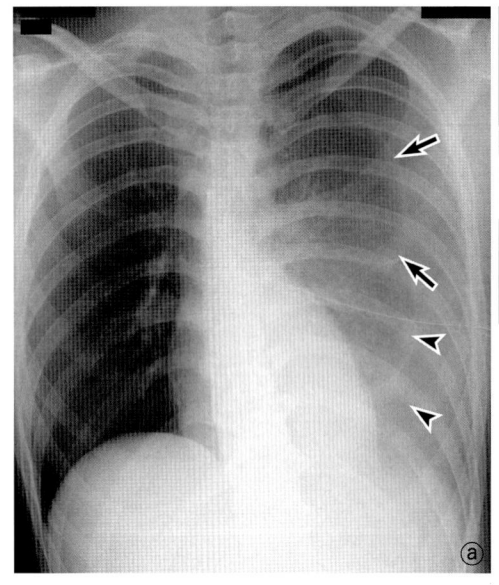

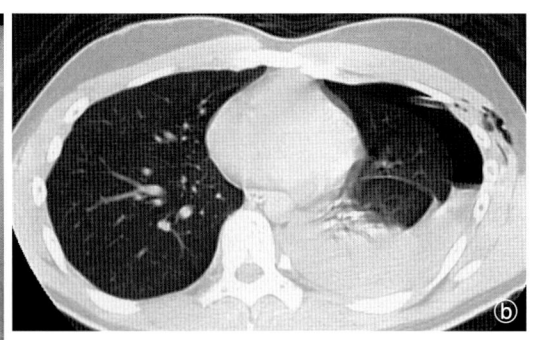

図10 左水気胸
ⓐ胸部臥位単純正面像ではすでに chest tube が挿入されているが，水気胸が見られる。胸腔の上部では毛髪線がみられるが，胸腔下部では毛髪線がわかりにくい。
ⓑCT像を見ると，気胸と胸水の相対的な量により気胸が明瞭か不明瞭かの理由が理解できる。すなわち胸水量が相対的に少なければ，胸水の外側縁が気胸の内側縁に及ばず気胸は明瞭に見える。しかし，胸水が大量になり，胸腔の多くを占めるようになると気胸による毛髪線はみえなくなることになる。

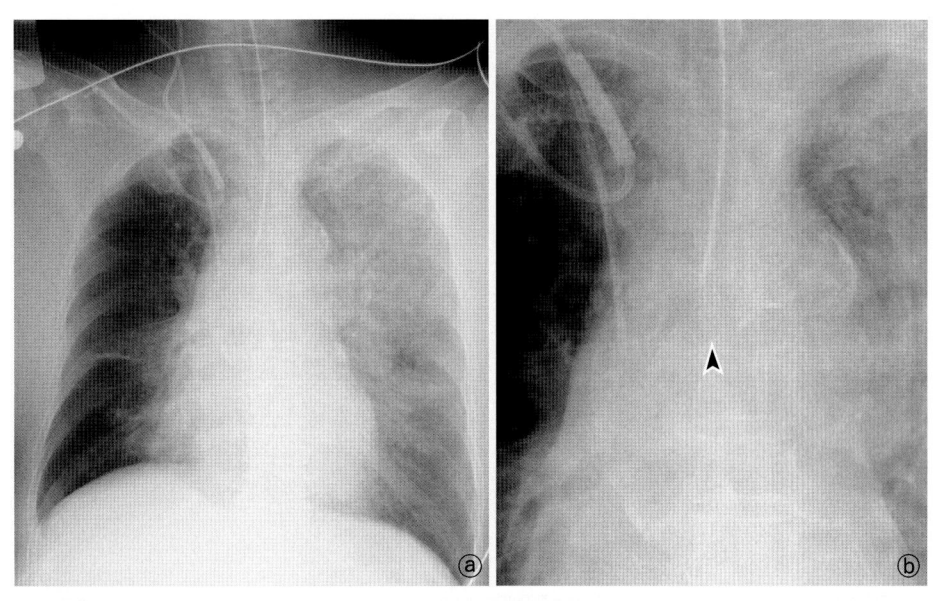

ポータブルフィルムの読影 第19章

図11 片側挿管症例
気管チューブの先端は気管分岐部の直上にあり右主気管支に入りかけている。頸の屈曲の程度ではさらに先端が深く進み右主気管支に挿入される。ⓑはⓐの拡大像で分岐部下縁を(▲)で示す。

sulcus sign)，また通常は見えない横隔膜の前縁が明瞭に見えるようになります(図7)。また，心横隔膜角部に見られる心外膜脂肪塊や心陰影，縦隔大血管の辺縁が異様に明瞭に見えるようになります(図8)。これは胸腔内の空気が肺を介さずに直接これらの組織に接するためです。また肺炎や肺挫傷などで肺の下面に接する下葉に異常陰影が見られる場合は肺の下縁が胸腔内の空気に浮き出されて明瞭に認識できるようになります(図9)。これらの所見は特に胸部外傷の診断時に重要になります。

臥位撮影における水気胸はさらに複雑な所見を示します。気胸の量がある程度多く，肺の外側まで胸膜腔の空気が存在する場合を考えてみましょう。胸水の量が少ない場合は，肺の外側に存在する気胸と肺の空気に挟まれて毛髪線が胸水に重なって同定できます。しかし，胸水量が多くなると肺の空気と胸膜腔の空気の境界を超えてその腹側，内側まで胸水が及び，毛髪線は見えなくなってしまいます。つまり毛髪線が認識できるかどうかは気胸と胸水の相対的な量に依存して状況が変化することになります(図10)。

4) ICU radiologyの要点

ICUなどで挿管して呼吸管理を受けている患者の胸部単純撮影を読影する場合には，換気条件や吸気の状態が一定かどうかをチェックする必要なことは述べました。挿管人工呼吸管理下の患者においても撮影時にできる限り十分な吸気をとることが陰影の経過を観察する場合に必須ですので，撮影時の吸気状態には十分注意してください。またPEEPがかけられると肺炎や肺水腫などの陰影は一見して改善したように見えるので，読影時には注意が必要です。またこのような重症の患者では，種々のモニタ類やチューブが挿入されており，これらのモニタ類やチューブ，カテーテル類の位置が正常であるか，あるいはこれらに起因する合併症がないかということも重要な放射線診断の対象です。

気管内チューブの先端の位置は，気管分岐部の上方約4cm程度に位置するのがよく，あま

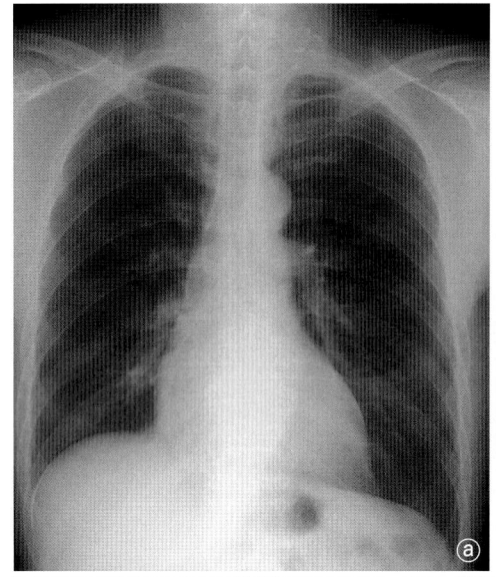

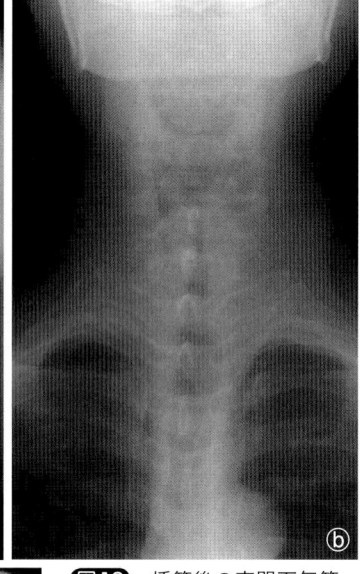

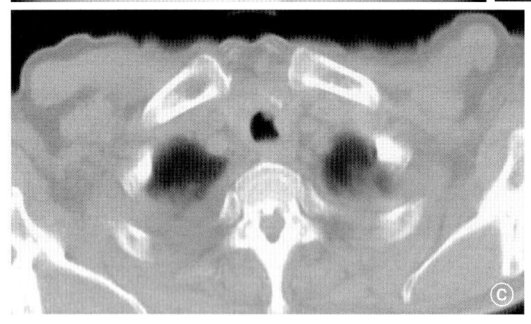

図12 挿管後の声門下気管狭窄症例
ⓐ胸部正面像では，声門下の気管に狭窄が見られる。
ⓑ頸部単純正面像でその所見はより明瞭である。
ⓒCTでは狭窄が明らかである。

り上方に位置すると喉頭にカフがかかり，また下方に位置すると片側挿管になってしまいます。チューブの先端は頸の伸展の程度により2～3cm程度上下しうるので，頸部が伸展された状態で撮影された時には気管内部にその先端があっても頸部が屈曲すると先端が片側の気管支に挿入されてしまうことがあります（**図11**）。片側挿管になる場合は，成人では右主気管支に挿入されることが多いです。この場合は，右肺が過膨張を示し，左肺の含気は低下します。また最近は低圧カフが用いられますが，それでもカフを必要以上に膨張させると気管粘膜のpressure necrosisを来し，後から気道狭窄の原因になります。長期挿管後に気道狭窄を起こすことがありますが，カフの当たっていた部位やチューブ先端の部位，声門下に起こしやすいとされます（**図12**）。

気管切開チューブもその軸が気管の長軸にあっていないと気管にチューブの先端が当たり，粘膜壊死による気道狭窄や，気管壁の壊死による気管と腕頭動脈のfistulaの形成による大出血などが起こりえます（**図13**）。気管切開後の気道狭窄は気管切開部位とカフの部位に多いとされます。カフを必要以上に膨張させないことは気管内チューブと同様の注意が必要です。

CVPカテーテルの先端の位置は，上大静脈の最後の弁を超えた部分から右房に入るまでの間に位置すべきで，胸部正面像では，第2前肋間に位置するのがよいとされています。挿入しないで最後の静脈弁より末梢に先端が位置する場合は，正確な中心静脈圧を反映しないことになります。また必要以上に深く挿入され，右房

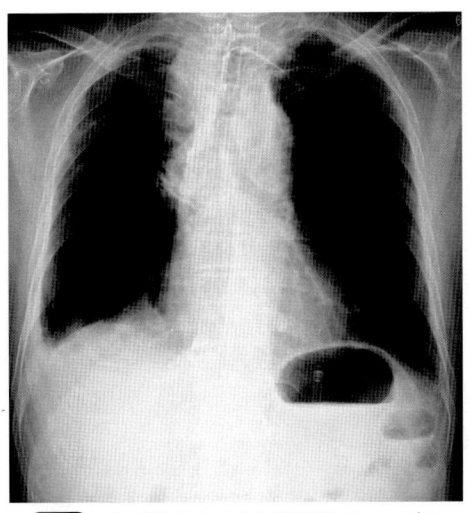

ポータブルフィルムの読影　第19章

図13　ほぼ満足すべき気管切開チューブの位置
チューブの軸と気管の軸が一致し，チューブが壁に当たらないようにすることが，合併症を防ぐうえで重要である。

や右室，肺動脈内に挿入されることがあり，これは不整脈の原因にもなります．先端の位置異常で最も多いのは，頸静脈，奇静脈，肝静脈，縦隔の細静脈などに先端が挿入される場合です（図14）．また，まれに縦隔の動脈分枝に挿入されることがあります．カテーテルの先端が血管外に位置すると輸液の血管外漏出 ectopic effusion が生じ，縦隔陰影の拡大や胸水の原因になります（図3）．

　胸腔チューブの最適な位置は，目的により異なります．気胸のドレナージを目的にする場合は，肺尖部近くに位置するのがよく，胸水のドレナージを目的にする場合は肺底部近く背側よりに位置するのがよいとされるのが一般的ですが，症例によりやや異なるのは当然です．チューブが，葉間に位置するとドレナージ不良の原因となることがあります．正常ではチューブは前胸壁または後胸壁沿いに挿入されますので，上方か下方に軽度に彎曲した走行を示します．葉間に位置するとチューブの走行が不自然に直線的になります（図4）．また気胸腔に挿入された

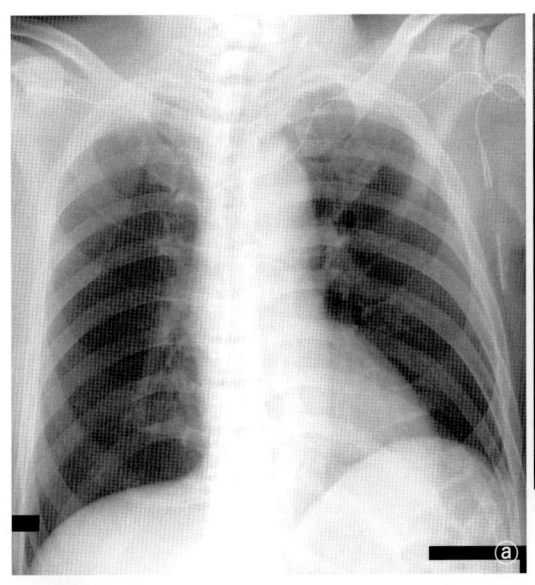

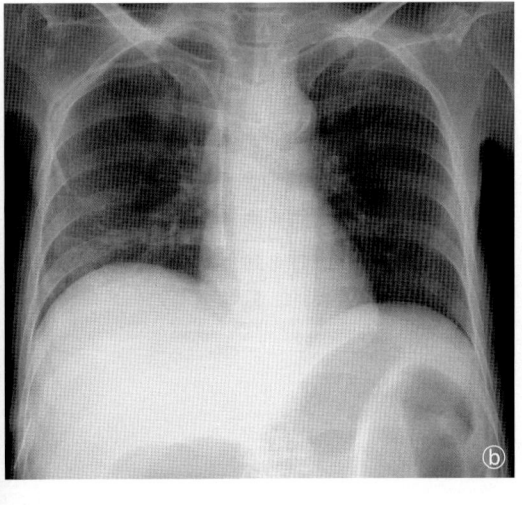

図14　CVP line の位置異常
ⓐ中心静脈カテーテルの先端が鎖骨下静脈にあり明らかに浅い．
ⓑカテーテルの先端は逆に深すぎて右房にその先端が位置している．

285

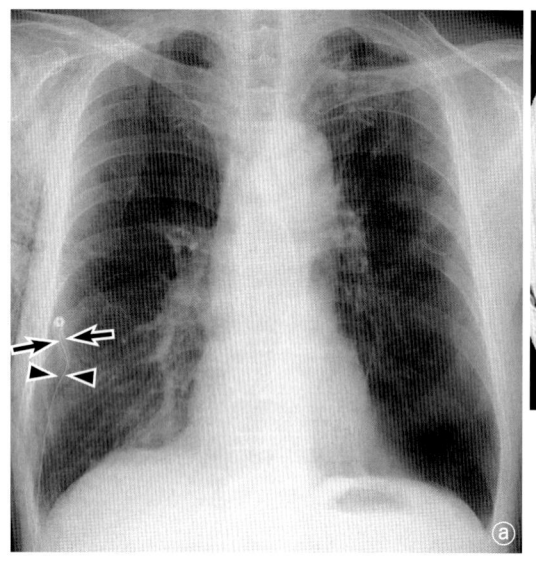

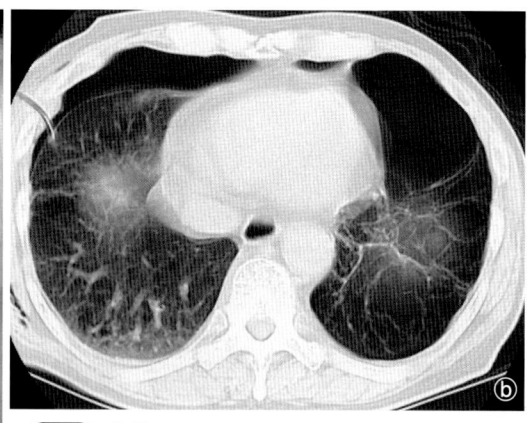

図15 気胸 chest tube
ⓐ正面像でチューブの輪郭は胸腔内にある部分で明瞭(→)であるが，胸壁内の部分では不明瞭(▶)である。これは胸壁の軟部組織とチューブのシルエットサインによる。
ⓑCT像でその関係がよく分かる。

チューブは肺や気胸に囲まれ，その輪郭が明瞭ですが(図15)，誤って胸壁内に挿入されるとその輪郭が不鮮明になります。合併症として肺への刺入による肺損傷が起こることがあります。

Swan-Ganzカテーテルは，どちらかの主肺動脈にその先端が位置するのがよく，あまり深く挿入されたり，先端のバルーンが膨らんだままだとその末梢に肺梗塞を来すことがあります。肺動脈楔入圧測定時以外は，主肺動脈まで先端を引き戻しバルーンをdeflateしておくことが必要です。

参考文献

全 般

1) Felson B, Reeder M. Gamuts in radiology. Audiovisual Radiology of Cincinnati Inc, 1987.
2) Felson B. Chest Roentogenology. WB Saunders, Philadelphia 1973.
3) Fraser RG, Pare JAP, Pare PD, Fraser RS, Genereux GP. Diagnosis of Diseases of the Chest, 4th Ed. WB Saunders, Philadelphia 1999.
4) Goskin SA. Heitzman's lung radiologic pathologic correlation. Mosby, St Louis 1984.
5) Heitzman ER. The mediastinum radiologic anatomic correlation, 2nd ed. Springer Verlag, New York 1988.
6) Reed JC. Chest radiology patterns and differential diagnosis year book. Medical Publishers
7) Eisenberg RL. Clinical imaging: An atlas fo differential diagnosis. Heinemann Medical Books, London 1987.
8) Armstrong P, Wilson AG, Dee P, Hansell DM. Imaging of disease of the chest, 2nd ed. Mosby, 1995.
9) Dahnert W. Radiology Review Manual, 2nd ed. Williams & Wilkins, 1993.
10) Tuddenham WJ. Glossary of terms for thoracic radiology: Recommendations of the Nomenclature Committee of the Fleischner Society. AJR 1984; 143: 509-517.
11) 曽根脩輔, 編著. 呼吸器疾患の画像診断. 南江堂 1984.
12) 大場 覚. 胸部X線写真の読み方. 中外医学社, 1999.
13) 林 邦昭, 中田 肇, 編著. 新版胸部単純X線診断. 秀潤社 2000.

第1章 基礎編：読影をする前にちょっと知っておいたほうがよい知識Q＆A

1) Haus AG. The AAPM/RSNA physics tutorial for residents. Measures of screen-film performance Radiographics 1996; 16: 1165-1181.
2) Barnes GT. Contrast and scatter in x-ray imaging. Radiographics 1991; 11: 307-323.
3) JA Seibert. The AAPM/RSNA physics tutorial for residents. X-ray generators. Radiographics 1997; 17: 1533-1557.
4) Kundel HL, Revesz G. Lesion conspicuity, structured noise, and film reader error. AJR Am J Roentgenol 1976; 126: 1233-1238.
5) Kundel HL. Peripheral vision, structured noise and film reader error. Radiology 1975; 114: 269-273.
6) Kundel HL. Images, image quality and observer performance: New horizons in radiology lecture. Radiology 1979; 132: 265-271.
7) Revesz G, Kundel HL. Psychophysical studies of detection errors in chest radiology. Radiology 1977; 123: 559-562.

第2章 シルエットサインの原理とその応用, 基礎補追

1) Felson B, Felson H. Localization of intrathoracic lesions by means of the posteroanterior roentogenogram: Silhouette sign. Radiology 1950; 55: 363-368.
2) Ellis R. Incomplete border sign of extrapleural masses. JAMA 1977; 237: 2748.
3) Mendelson E. Abdominal wall mass: The usefulness of the incomplete border sign. Radiol Clin N Amer 1964; 2: 161-178.
4) Samuel S, Kundel HL, Nodine CF, Toto LC. Mechanism of satisfaction of search: Eye position recordings in the reading of chest radiographs. Radiology 1995; 194: 895-902.

5) Antonuk LE, Yorkston J, Huang W, Siewerdsen JH, Boudry JM, et al. A real-time, flat-panel, amorphous silicon, digital x-ray imager. Radiographics 1995; 15: 993-1000.

6) Beute GH, Flynn MJ, Eyler WR, Samei E, Spizarny DL, et al. Chest radiographic image quality: Comparison of asymmetric screen-film, digital storage phosphor, and digital selenium drum systems: Preliminary study. Radiographics 1998; 18: 745-754.

7) Kundel HL, Gefter W, Aronchick J, Miller W Jr, Hatabu H, et al. Accuracy of bedside chest hard-copy screen-film versus hard- and soft-copy computed radiographs in a medical intensive care unit: Receiver operating characteristic analysis. Radiology 1997; 205: 859-863.

8) Goo JM, Choi JY, Im JG, Lee HJ, Chung MJ, Han D, et al. Effect of monitor luminance and ambient light on observer performance in soft-copy reading of digital chest radiographs. Radiology 2004; 232: 762-766.

9) Tigges S, Roberts DL, Vydareny KH, Schulman DA. Routine chest radiography in a primary care setting. Radiology 2004; 233: 575-578.

第3章　肺野結節陰影

1) Samei E, Flynn MJ, and Eyler WR. Detection of subtle lung nodules: Relative influence of quantum and anatomic noise on chest radiographs. Radiology 1999; 213: 727-734.

2) Sherrier RH, Chiles C, Wilkinson WE, Johnson GA, Ravin CE. Effects of image processing on nodule detection rates in digitized chest radiographs: ROC study of observer performance. Radiology 1988; 166: 447-450.

3) Chakraborty DP, Breatnach ES, Yester MV, Soto B, Barnes GT, Fraser RG. Digital and conventional chest imaging: A modified ROC study of observer performance using simulated nodules. Radiology 1986; 158: 35-39.

4) Johkoh T, Kozuka T, Tomiyama N, Hamada S, Honda O, Mihara N, et al. Temporal subtraction for detection of solitary pulmonary nodules on chest radiographs: Evaluation of a commercially available computer-aided diagnosis system. Radiology 2002; 223: 806-811.

5) Giger ML, Doi K, MacMahon H, Metz CE, Yin FF. Pulmonary nodules: Computer-aided detection in digital chest images. Radiographics 1990; 10: 41-51.

第4, 5, 6章　無気肺と均等陰影(1)(2)(3)

1) Kattan KR, Eyler WR, Felson B. The juxtaphrenic peak in upper lobe collapse. Radiology 1980; 134: 763-765.

2) Proto AV, Tocino I. Radiographic manifestations of lobar collapse. Semin Roentgenol 1980; 15: 117-173.

3) Webber M, Davies P. The Luftsichel: An old sign in upper lobe collapse. Clin Radiol 1981; 32: 271-274.

4) Kattan KR, Felson B, Holder LE, Eyler WR. Superior mediastinal shift in right-lower-lobe collapse: The "upper triangle sign". Radiology 1975; 116: 305-309.

5) Holbert JM, Chasen MH, Libshitz HI, Mountain CF. The postlobectomy chest: Anatomic considerations. Radiographics 1987; 7: 889-911.

6) Woodring JH. Determining the cause of pulmonary atelectasis: A comparison of plain radiography and CT. Am J Roentgenol 1988; 150: 757-763.

7) Woodring JH, Reed JC. Types and mechanisms of pulmonary atelectasis. J Thorac Imag. 1996; 11: 92-108.

8) Berdon WE, Dee GJ, Abramson SJ, Altman

RP, Wung JT. Localized pneumothorax adjacent to a collapsed lobe: A sign of bronchial obstruction. Radiology 1984; 150: 691-694.
9) Ashizawa K, Hayashi K, Aso N, Minami K. Lobar atelectasis: Diagnostic pitfalls on chest radiography. Br J Radiol 2001; 74: 89-97.
10) Lee KS, Logan PM, Primack SL, Muller NL. Combined lobar atelectasis of the right lung: Imaging findings. Am J Roentgenol 1994; 163: 43-47.
11) Robbins LL, Hale CH, Merrill. Roentogen appearances of lobar and segmental collapse I: Technique of examination. Radiology 1945; 44: 471-474.
12) Robbins LL, Hale CH, Merrill. Roentogen appearances of lobar and segmental collapse II: Normal chest as it paertains to collapse. Radiology 1945; 44: 543-548.
13) Robbins LL, Hale CH, Merrill. Roentogen appearances of lobar and segmental collapse III: Collapse of entire lung or major part Radiology 1945; 45: 23-26.
14) Robbins LL, Hale CH, Merrill. Roentogen appearances of lobar and segmental collapse IV: Collapse of the lower lobes. Radiology 1945; 45: 120-127.
15) Robbins LL, Hale CH, Merrill. Roentogen appearances of lobar and segmental collapse V: Collapse of right middle lobe. Radiology 1945; 45: 260-266.
16) Robbins LL, Hale CH, Merrill. Roentogen appearances of lobar and segmental collapse VI: Collapse of upper lobes. Radiology 1945; 45: 347-355.

第7章 斑状陰影，気道病変

1) Felson B. The roentogen diagnosis of disseminated pulmonary alveolar disease. Semin Roentogenol 1967; 2:

第8章 間質陰影

1) McLoud TC, Carrington CB, Gaensler EA. Diffuse infiltrative lung disease; A new schema fpr description. Radiology 1983; 149: 353-363.

第9章 肺野の明るさの異常

1) Blair DN, Coppage L, Shaw C. Medical imaging of asthma. J Thorac Imag 1986; 1: 23-35.
2) Kuhlman JE, reyes JE, Hurban RH. Abnormal air filled space in the lung. Radiographics 1993; 13: 47-75.

第10章 縦隔(1)：正面像のチェックポイント
第11章 縦隔(2)：側面像のチェックポイント
第12章 縦隔(3)：縦隔腫瘍の診断

1) Proto AV. Conventional chest radiographs; 1 Anatomic understanding of newer observations. Radiology 1992; 183: 593-603.
2) Goldwin RL, Heitzman ER, Proto AV. Computed tomography of the mediastinum. Normal anatomy and indications for the use of CT. Radiology 1977; 124: 235-241.
3) Sone S, Higashihara T, Morimoto S, Yokota K, Ikezoe J, Masaoka A et al. Normal anatomy of thymus and anterior mediastinum by pneumomediastinography. AJR Am J Roentgenol 1980; 134: 81-89.
4) Proto AV. The eft lateral radiographs of the chest I. Med Radiogr Photogr 1979; 55: 30-42.
5) Proto AV. The eft lateral radiographs of the chest II. Med Radiogr Photogr 1980; 56: 38-50.
6) Zylak CM, Standen JR, Barnes GR, Zylak CJ. Pneumomediastinum revisited. Radiographics 2000; 20: 1043-1057.
7) Ishikawa T, Saeki M, Tsukune Y, Onoue M,

Nakajima Y, Imanishi Y et al. Detection of paraesophageal varices by plain films. Am J Roentgenol 1985; 144: 701-704.
8) McLoud TC, Isler RJ, Novelline RA, Putman CE Simeone R , Stark P. The apical cap. Am J Roentgenol 1981; 137: 299-306.
9) Savoca CJ, Austin JH, Goldberg HI. The right paratracheal stripe.Radiology 1977; 122: 295-301.
10) Muller NL, Webb WR, Gamsu G. Paratracheal lymphadenopathy: Radiographic findings and correlation with CT. Radiology 1985; 156: 761-765.
11) Dennie CJ, Coblentz CL. The trachea: Normal anatomic features, imaging and causes of displacement. Can Assoc Radiol J 1993; 44: 81-89.
12) Woodring JH, Loh FK, Kryscio RJ. Mediastinal hemorrhage: An evaluation of radiographic manifestations.Radiology 1984; 151: 15-21.
13) Ravenel JG, Erasmus JJ. Azygoesophageal recess.Thorac Imaging 2002; 17: 219-226.
14) Muller NL, Webb WR, Gamsu G. Subcarinal lymph node enlargement: Radiographic findings and CT correlation. AJR Am J Roentgenol 1985; 145: 15-19.
15) Bachman AL, Teixidor HS. The posterior tracheal band: A reflector of local superior mediastinal abnormality. Br J Radiol 1975; 48: 352-359.
16) Lane EJ, Heitzman ER, Dinn WM. The radiology of the superior intercostal veins. Radiology 1976; 120: 263-267.

第13章　肺門陰影の読影

1) Glazer GM, Gross BH, Aisen AM, Quint LE, Francis IR, Orringer MB. Imaging of the pulmonary hilum: A prospective comparative study in patients with lung cancer. Am J Roentgenol 1985; 145: 245-248.
2) Webb WR, Hirji M, Gamsu G. Posterior wall of the bronchus intermedius: Radiographic-CT correlation. Am J Roentgenol 1984; 142: 907-911.
3) Naidich DP, Khouri NF, Scott WW. Computed tomography of pulmonary hila, normal anatomy. J Comput Assist Tomogr 1981; 5: 459-465.

第14章　心大血管陰影の読影

1) Thomason JW, Ely EW, Chiles C, Ferretti G, Freimanis RI, Haponik EF. Appraising pulmonary edema using supine chest roentgenograms in ventilated patients.Am J Respir Crit Care Med 1998; 157: 1600-1608.
2) Milne EN, Pistolesi M, Miniati M, Giuntini C. The radiologic distinction of cardiogenic and noncardiogenic edema.AJR Am J Roentgenol 1985; 144: 879-894.
3) Milne EN, Pistolesi M, Miniati M, Giuntini C. The vascular pedicle of the heart and the vena azygos. Part I: The normal subject. Radiology 1984; 152: 1-8.

第15章　肺血管陰影の読影

1) Miller SW. Cardiac radiology :The requisite. Mosby, St Louis, 1997.
2) Henschke CI, Mateeseu I, Yankelevitz DF. Changing practice patterns in the diagnosis of pulmonary embolism. Chest 1995; 107: 940-945.

第16, 17章　胸壁と胸膜の異常(1)(2)

1) Gurney JW, Olson DL, Schroeder BA. The gastric bubble: Roentgen observations. Radiographics 1989; 9: 467-485.
2) Woodring JH, Heiser MJ. Detection of pneumoperitoneum on chest radiographs: Comparison of upright lateral and posteroanterior projections. Am J Roentgenol 1995; 165: 45-47.

3) Cole TJ, Turner MA. Manifestations of gastrointestinal disease on chest radiographs.Radiographics 1993; 13: 1013-1034.
4) Stapakis JC, Thickman D. Diagnosis of pneumoperitoneum: Abdominal CT vs. upright chest film. J Comput Assist Tomogr 1992; 16: 713-716.

第18章　胸壁と胸膜の異常(3)

1) Choi BG, Park SH, Yun EH, Chae KO, Shinn KS. Pneumothorax size: Correlation of supine anteroposteriorwith erect posteroanterior chest radiographs. Radiology 1998; 209: 567-569.
2) Onik G, Goodman PC, Webb WR, Brasch RC. Hydropneumothorax: Detection on supine radiographs.Radiology 1984; 152: 31-34.
3) Gordon R.The deep sulcus sign. Radiology 1980; 136: 25-27.
4) Kong A. The deep sulcus sign. Radiology 2003; 228: 415-416.
5) Ziter FM Jr, Westcott JL. Supine subpulmonary pneumothorax. AJR Am J Roentgenol 1981; 137: 699-701.
6) Godwin JD, Vock P, Osborne DR. CT of the pulmonary ligament. AJR Am J Roentgenol 1983; 141: 231-236.
7) Henscke CI, Davis SD. Pleural effusions, radiologic evaluation and therapy. J Thorac Imag 1989; 4: 49-60.
8) Moskowitz H, Platt RT, Schachar R. Roentgen visualization of minute pleural effusions. Radiology 1973; 109: 33-35.
9) Ruskin JA, Gurney TW, Thoren MK, Goodman LR. Detection of pleural effusion on supine chest radiographs. AJR 1992; 148: 681-683.

第19章　ポータブルフィルムの読影

1) Goodman RG, Putman CE. Critical care imaging, 3rd ed. WB Saunders, Philadelphia, 1992.
2) Cascade PN, Kazerooni EA. Aspects of chest imaging in intensive care unit. Crit Care Clin 1994; 10: 247-263.
3) Zarshenas Z, Sparschu RA. Catheter placement and misplacement. Crit Care Clin 1994; 10: 416-435.
4) Mirvis SE, Templeton P. Imaging in acute thoracic trauma. Seminars Roentogenol 1992; 27: 184-210.
5) Brunel W, Coleman DL, Schwartz DE, Peper E, Cohen NH. Assessment of routine chest roentgenograms and the physical examination to confirm endotracheal tube position.Chest 1989; 96: 1043-1045.
6) Baldt MM, Bankier AA, Germann PS, Poschl GP, Skrbensky GT, Herold CJ. Complications after emergency tube tracheostomy: Assessment with CT. Radiology 1995; 195: 539-543.
7) Tarnoff M, Moncure M, Jones F, Ross S, Goodman M. The value of routine posttracheostomy chest radiography. Chest 1998; 113: 1647-1649.
8) Taljanovic MS, Hunter TB, O'Brien MJ, Schwartz SA. Gallery of medical devices Part 2: Devices of the head, neck, spine, chest, and abdomen. Radiographics 2005; 25: 1119-1132.
9) Hunter TB, Taljanovic MS, Tsau PH, Berger WG, Standen JR. Medical devices of the chest. Radiographics 2004; 24: 1725-1746.
10) Miller JA, Singireddy S, Maldjian P, Baker SRA. Reevaluation of the radiographically detectable complications of percutaneous venous access lines inserted by four subcutaneous approaches. Am Surg 1999; 65: 125-130.

11) Goskin SA. Selected topics in chest trauma. Radiology 1992; 183: 605-617.
12) Kuhlman JE, Pozniak MA, Collins J, Knisely BL. Radiographic and CT findings of blunt chest trauma: Aortic injuries and looking beyond them. Radiographics 1998; 18: 1085-1106.
13) McLoud TC, Barash PG, Ravin CE. PEEP: Radiographic features and associated complications. Am J Roentgenol 1977; 129: 209-213.

和文索引

あ
悪性中皮腫　252
悪性リンパ腫　267

う
右心系の拡大　200
右肺門陰影の挙上　43

え
円形無気肺　56

お
横隔膜　233
────ヘルニア　236

か
臥位撮影における気胸　282
臥位撮影における胸水　281
臥位での気胸　268
下大静脈　202
────陰影　152
かぶり　6
間質性陰影　73
間接フィルム　8

き
気管　132
────後部帯　150
────支血管束の肥厚　102, 103
────支透亮像　73
────支肺炎　88
────食道帯あるいは気管後部帯　150
────切開チューブ　284
────内チューブ　283
気胸　268
奇静脈　202
────陰影　204
────弓部　204
輝尽性蛍光体　7
胸腔チューブ　285
胸骨後部陰影　154

胸骨後部透亮像　154
胸骨部　233
胸水　266
胸膜腫瘍　252
緊張性気胸　268

く
空気とらえ込み現象　118

け
結節陰影　102
結節状陰影　102
限局性アミロイドーシス　252
限局性胸膜線維腫　252
原発性肺高血圧症　218

こ
光学的濃度　4
高度の無気肺　73
高濃度　28
広範な肺血栓症　118
誤嚥性肺炎　88
呼気撮影　10
コントラスト　3, 4
コントラスト分解能　4

さ
細気管支肺炎　88
細葉性陰影　73
細葉性結節陰影　73
左心系の拡大　200
左心不全　218
左右肺動脈陰影　151

し
脂肪　172
脂肪腫　252
主気管支　132
出血性膿胸　267
上下葉間の胸水　266
焦点の大きさ　6
上大静脈　203
上大静脈陰影　152

小葉性陰影　73
食道奇静脈陥凹　134
食道の透亮像　132
シルエットサイン　16
心外膜脂肪組織　155, 236
進行した右左シャント　218
浸潤影　41, 73
心切痕　155
心嚢液の貯留　201
心不全　218

す
スピクラやノッチ　31
すりガラス陰影　102, 103

せ
正常肺門陰影　184
石綿関連胸膜病変　267
石綿曝露　267
石灰化　31, 172
────膿胸　267
鮮鋭度　3
前後接合線　133
線状陰影　102
前大動脈線　135
先天性囊胞性腺腫様奇形　236
前部横隔膜リンパ節腫大　155

そ
僧帽弁狭窄症　218
側臥位撮影　10
曽根らによるCTでの縦隔における各区分　171

た
大動脈肺動脈窓　135, 151
対比度　3
大葉性肺炎　88

ち
チェックバルブ機構　118
中間気管支幹後壁　151
中心小窩部　29

て

低濃度　28
────部　4

に

二次性肺高血圧症　217
二重輪郭　201
ニューオルソフィルム　6
乳頭陰影　17
乳房陰影　17

の

膿胸　266

は

肺下胸水　266
肺気腫　118
肺血管陰影の拡張　186
肺血流の減少　118
肺高血圧症　217
肺尖撮影　10
肺底撮影　10
肺嚢胞性疾患　236
肺の過膨張　118
肺胞性陰影　73
肺門に重なる結節陰影　187
肺門のぼけ　18
肺野結節陰影検出の限界　28
肺野の血管陰影の減少　118
斑状陰影　88
板状無気肺　57

ひ

ピクセル（画素）サイズ　5
左下葉無気肺　56
左主気管支後壁　151
左上葉無気肺　55
左第3号　201
皮膚のしわ　268
非閉塞性無気肺　41

ふ

複数の肺葉の無気肺　56
不整形陰影　102

へ

閉塞性肺気腫　118
閉塞性無気肺　41
平面検出器　7

ほ

傍気管線　133
傍胸骨陰影　154
傍食道線　134
傍脊椎線　135
傍大動脈線　134
ポータブル撮影　9，280

ま

マイコプラズマ肺炎　88
慢性肺血栓塞栓症　218

み

右下葉無気肺　55

右上中葉間の胸水　266
右上葉無気肺　43
右中葉無気肺　44

む

無気肺　41

も

網状陰影　103
────（網状結節状陰影）
　102
毛髪線　268
網膜錐体細胞　29

め

目立ちやすさ　29
メニスカス　266

よ

腰椎部　233

り

粒状性　4

ろ

肋間神経神経鞘腫　250
肋骨部　233

わ

腕頭動脈蛇行　153

欧文索引

A
air esophagogram 133
air trap 118
airbronchogram 73
anterior and posterior junction line 133
aorticopulmonary window 135
aortopulmonary window 151
Askin 腫瘍 251
atelectasis 41
azygoesophageal recessus 134

B
basal pneumothorax 268
biconvex shape 266
Bohdaleck ヘルニア 236
buckling 153
―― of the innominate artery 201
bulla 118

C
calcium sign 201
cardiac incisura 155
cardiothoracic ratio 200
caudalization 216
CCAM 236
cephalization 216
cervicothoracic sign 18, 172
Chialaiditi 症候群 233
collateral air drift 41
commet tail sign 57
consolidation 41, 73
conspicuicy 5, 29
continious diaphragma sign 233, 236
costiphrenic angle 266
CR 7
cross table lateral view 268
CTR 200
CT の被曝量 2

cuffs sign 187

D
deep sulcus sign 269, 282
doubling time 31

E
Eisenmenger 症候群 218
equalization 216
Ewing tumor family 251
expanding hematome 267
extrapleural sign 168, 250

F
Felson の縦隔区分 170
flat panel detector（FPD） 7
Fleischner line 57

G
Golden S サイン 43

H
Heitzman の縦隔区分 170
hilar haze 18
―― sign 186
hilum convergence sign 168, 169, 184
hilum overlay sign 168, 184

I
ICU radiology 283
incomplete border sign 17
inversion of the diaphragma 266

J
juxtaphrenic peak sign 42, 43, 55

K
Kerley 線 102
kidney-bowl shape 266
Kohn 孔 41, 73

L
Lambert 管 73
Luftsichel 55

M
mediastinal wedge 42, 43
morgagni の傍胸骨ヘルニア 155
Morgagni ヘルニア 236

O
optical density O. D. 4

P
Pancoast 腫瘍 251
paraaortic line 134
――, paraesophageal line（azygoesophageal recessus）, paraspinal line などの偏位 172
paraspinal line 135
parasternal line 154
paratracheal stripe 133
pars costalis 233
pars lumbaris 233
pars sternalis 233
passive atelectasis 41
pericardial fat pad 155, 236
plexiform angiopathy 217
PNET 251
postcapillary hypertension 218
posterior wall of the left main bronchus 151
preaortic line 135
precapillary hypertension 218
primitive neuroectodermal tumor 251
pulmonary arteries 151
pulmonary venoocclusive disease 218

R

retrosternal clear space　154
retrosternal stripe　154
retrotracheal stripe　150
rib notching　254
right intermediate bronchus　151
right paraesophageal line　134

S

scallopping　233
skin fold　268
subpulmonary effusion　266

summation 重積効果　103
superior and inferior vena cava　152
Swan-Ganz カテーテル　286
swiss cheese appearance　75
Swyer-James-McLeod 症候群　120

T

tapering edge　168, 250
third mogul sign　172
tracheoesophageal stripe　150
──── の肥厚　172
tram line　88, 89

2 year rule　31

U

unilateral hyperlucent lung　118
──── syndrome　119

V

vascular incisura　153
vascular pedicle width　202, 204
VPW　202, 204

【著者略歴】

酒井文和（さかい ふみかず）

昭和53年3月　信州大学医学部医学科卒業
関東逓信病院(現NTT東日本病院)放射線科, 信州大学医学部放射線医学講座, University of California San Francisco, Department of Radiology, Thoracic Imaging Section
東京女子医科大学放射線科（中央診断部），東京都立駒込病院放射線診断部を経て
平成19年4月より埼玉医科大学国際医療センター放射線画像診断科教授

医学博士（信州大学），日本医学放射線学会専門医
環境省中央環境審議会委員（石綿健康被害救済部会）
NPO法人胸部放射線医学研究機構理事

CTから学ぶ胸部単純撮影　　　〈検印省略〉

2008年 6月 6日　第1版第1刷発行
2009年12月 8日　第1版第2刷発行

定価（本体5,200円＋税）

著　者　酒井文和
発行者　今井　良
発行所　克誠堂出版株式会社
〒113-0033　東京都文京区本郷3-23-5-202
電話(03)3811-0995　振替00180-0-196804
URL http://www.kokuseido.co.jp/
印刷 三報社印刷株式会社
DTP ソフト・エス・アイ株式会社

ISBN978-4-7719-0338-8 C 3047 ￥5200 E
Printed in Japan © Fumikazu Sakai 2008

・本書の複製権・翻訳権・上映権・譲渡権・公衆送信権（送信可能化権を含む）は克誠堂出版株式会社が保有します。
・JCOPY＜(社)出版者著作権管理機構　委託出版物＞
本書の無断複写は著作権法上での例外を除き禁じられています。複写される場合は，そのつど事前に(社)出版者著作権管理機構（電話03-3513-6969, FAX 03-3513-6979, e-mail：info@jcopy.or.jp）の許諾を得てください。